JN190202

基礎講座
睡眠改善学
第2版

監修　白川修一郎・福田一彦・堀 忠雄

編　日本睡眠改善協議会

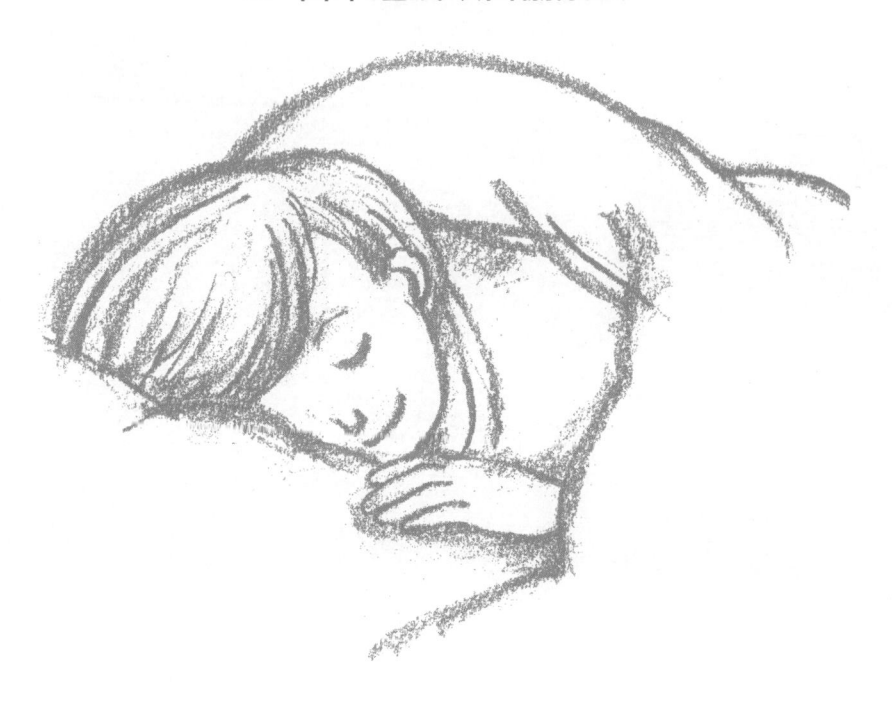

ゆまに書房

はじめに

第一版の発刊にあたって

　人類は長い進化の過程で夜は眠り、昼は起きて働くという昼行性の生活スタイルを身につけてきました。ところが現代社会では夜の間もライフラインを確保するために多くの人々が働いています。グローバリゼーションの大きな流れは地球規模の情報ネットワークを築き上げ、夜の国と昼の国の仕切りを取り外して24時間型の社会をもたらしました。このような昼も夜も眠らない社会は、24時間のいつでもどこでも好きな時に好きなだけ眠りたいという願望を生み出しました。この要望にこたえるべく多くの研究者が新しい睡眠理論と睡眠法の開発に取り組みました。その結果、ごく短期間ならば何とか対処する方法はあるが、長期にわたって不規則生活を続けることは不可能という結論を得ました。

　このような結論を待つまでもなく、先進諸国の大都市には睡眠障害に悩む人々が激増し、中でもわが国の睡眠事情は世界的にも深刻で、国民の5人に1人は不眠障害であることが判明しました。さらに睡眠に不満を感じている人々を含めるとその割合は、首都圏の成人の80%を占めるという報告もなされています。なぜわが国の睡眠管理能力がこれほど脆く、的確な対応ができなかったかが点検されました。第1の原因は世界をリードする研究成果をあげながら、それを国民レベルで周知させる努力が不足していました。第2は系統的な睡眠教育の欠如です。睡眠教育の先進国では幼児期から高齢者まで対象別に睡眠教育プログラムが作られています。わが国では幼稚園から大学まで、どの段階を見ても系統的な睡眠教育は行われていません。

　この危機的な睡眠事情を打開し、睡眠健康の増進を実現するためには、系統的な睡眠教育が重要と考えました。そこで、科学的根拠のある知識と技術に基づいて睡眠改善策の提案と助言、あるいは寝具や睡眠環境の設計開発ができる人材を養成することを目的として、日本睡眠改善協議会を設立しました。本書は現在私たちが行っている「睡眠改善インストラクター」養成講座のテキストをもとにして内容を充実させ再編集したものです。読みやすく理解しやすい内容と文章になるよう推敲を重ねました。本書との出会いを機会に睡眠改善学を志し睡眠健康に貢献したいという気持ちを持っていただけたら望外の幸せです。

監修者　堀 忠雄・白川修一郎
2007年12月

第二版の発刊にあたって

2008 年に『基礎講座 睡眠改善学』第一版が発刊されてから 10 年が経過した。この 10 年で睡眠の重要性についての認識は大きく変化してきている。2016 年 6 月の NHK スペシャルの「睡眠負債」の特集以降、2017 年にはユーキャン流行語大賞の 10 選に「睡眠負債」が選ばれている。

また、『基礎講座 睡眠改善学』をテキストとして、日本睡眠改善協議会主催の育成講座や 7 大学での睡眠改善学の講義・認定試験が行われ、睡眠改善インストラクターの認定者は 1,000 名を超えた。睡眠科学の基本的な知識に大きな変化はないが、この 10 年で新しい知識がさらに追加されている。一方で、2016 年の調査による睡眠時間の OECD（経済協力開発機構）加盟国間の比較では、日本人の睡眠時間は、中国や韓国を抜いて最短であった。厚生労働省の平成 29 年「国民健康・栄養調査」の報告でも、心身への健康被害のリスクが高まる 6 時間未満の睡眠時間の国民は、20 ～ 59 歳で 40% 以上を占めている。

このような状況からも、新しい睡眠科学の知識を追加した睡眠改善学の第二版の出版が希求され、日本の睡眠改善学の主要な専門家による第一版の刷新を行い、ここに出版を企画した。

出版にはあたっては、ゆまに書房の高井健さんに大変にお世話になりました。心から感謝申し上げます。

監修者　白川修一郎・福田一彦・堀 忠雄

2019 年 2 月

Contents

第1章
睡眠改善学とは

・この章のポイント

　本章は、睡眠改善学の基礎的知識を学習するにあたって、他の章では言及されない睡眠の基礎的知識について記述する。睡眠とは人間にとってどのような生命現象なのか、動物種によって睡眠時間は異なるのか、年齢によって必要な睡眠時間はどのくらいか、子どもと高齢者では睡眠の構造に違いがあるかなどである。睡眠は、疲労回復や心身の損傷の修復という健康を維持するうえで最も重要な生命現象であり、睡眠負債が蓄積し十分に役割を果たさなくなった場合には、脳機能、循環器機能、免疫機能、代謝機能、消化器機能など心身への影響は多大である。睡眠と健康との関係については、この章でとりまとめて概観する。

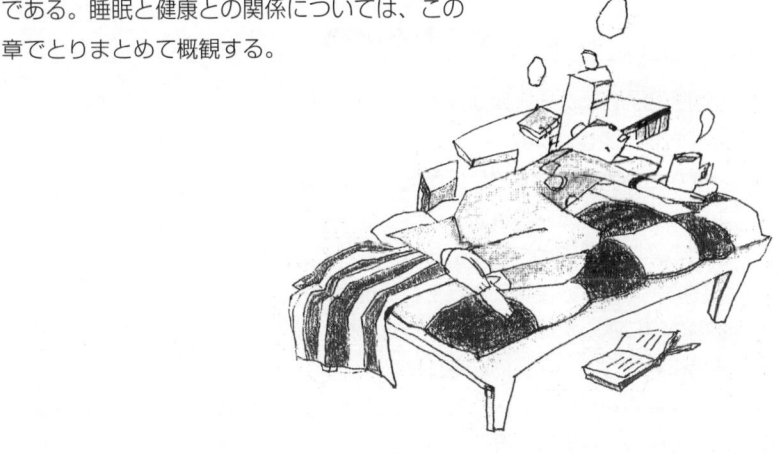

1．人間の睡眠の定義

　睡眠は単なる静止状態ではない。単に覚醒できなくなった状態でもない。人間の睡眠は、複雑な過程が関係した生命現象である。人間の睡眠は、進化の過程で動物として獲得した形質と、人間が脳を特異的に発達させてきた過程で獲得した形質が混在した現象である。特に人間の脳においては、前頭連合野（前頭葉の一部）と頭頂連合野（頭頂葉の一部）の発達はニホンザル以下の動物種とくらべ特異な発達を示し、大脳皮質で占める割合が極めて高い。人間の睡眠を一行で定義することは困難であり、定義にかえ、**表1**のようにその特徴で示すと理解しやすい。

　進化の過程で動物として獲得した睡眠の形質の特徴の多くは、摂食行動と強く結びついている。十分なエネルギーが食物として摂取できない環境状態を回避するための手段として、進化の過程で、両生類、は虫類、鳥類、ほ乳類が積極的に獲得してきた形質が睡眠と考えられている。また、睡眠に類似した動物の生命現象として冬眠や夏眠がある。

　昼行性の動物では、夜間に筋を弛緩させて活動水準を低下させ、エネルギー消費を抑え、エネルギー代謝回路をエネルギー蓄積方向へ切り替える。このような状態では敵に対する防御能力は低下している。そこで、外界からの軽度な刺激に反応せずあまり動かずに、種特異的な一定の寝姿勢（防御姿勢）で、攻撃されにくい場所（巣穴など）で眠るものが、種として生き延びてき

表1　睡眠の特徴

（1）動物個体の行動の活動水準が低下した状態
（2）骨格筋が弛緩した状態
（3）外界からの刺激に対する反応が低下した状態
（4）エネルギー保存方向の状態
（5）脳内の睡眠中枢の働きで発生し調節されている現象
（6）個体の生理的な必要性により生じた現象
（7）脳の休息により意識水準が低下した状態
（8）容易に覚醒しうる可逆的な生理現象
（9）交感神経活動が低下し，相対的に副交感神経系活動が優位になった状態
（10）温熱生理学的な熱放散現象

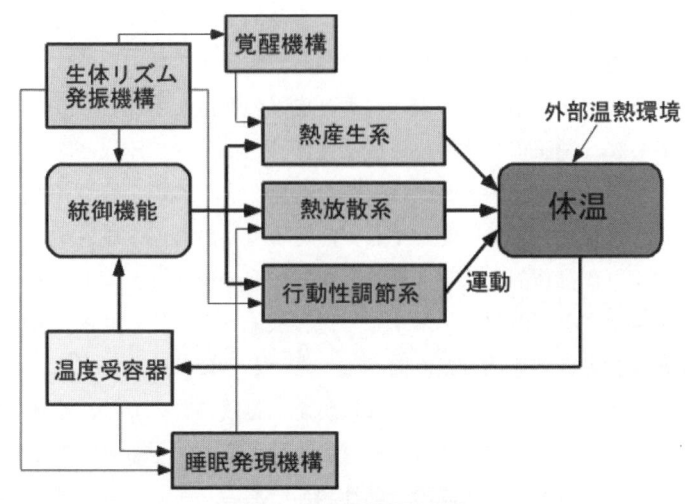

図1　ヒト体温調節機能

たと考えられている。人間にもこのような睡眠の特徴が残っており、敵対者（動物では捕食者）がない場合でも、安心できる状況にないと、しっかりと眠ることができない。動物としての進化の残渣は、食物採集行動と巣（寝環境）作りとの関係でゴリラやチンパンジーにも強く残っており、人間でも過去の採集・狩猟民族の就眠行動などの比較文化人類学の報告にもしばしばみられる。

　人間の場合、脳が他の動物とくらべ極端に発達したことで、睡眠構造は複雑化してきたと考えられている。特にノンレム（NREM: non rapid eye movement）睡眠では、覚醒時に働かせた脳を積極的に休息させ、活動中に筋や神経細胞から発生し蓄積された熱を放散している。睡眠中の極端な熱放散現象は、毛皮を持たない恒温動物である人間の特徴的な現象ともいえる。図1は、人間の体温調節機能を模式的に示したものである。恒温動物である人間は、体温を一定にし、筋や神経を効率的に働かせる機能を持つ。小児や高齢者や個人間で異なるが、ほぼ0.5〜1.5℃の振幅範囲におさまる体温の日内変動を示す。体温の温度受容器や統御機能の中枢は脳の視床下部に存在すると考えられている。この統御機能の中枢は視床下部の視交叉上核に存在する体内時計に支配され、睡眠や覚醒に関係なく日中に上昇し夜間に低下するサーカディアン・リズム（約24時間リズム）を示す。一方で、覚醒中の行動で発生し蓄積された熱は、睡眠により積極的に放熱される。覚醒は熱

産生系であり、睡眠は熱放散系として、生体内でのエネルギー代謝に伴い産生される熱量をバランスよく調節している。睡眠中の熱の放散は、交感神経の活動低下による末梢動脈の拡張により皮下の血流を増加させ外部に熱を逃がす。さらに、睡眠前半を中心に機能性汗腺（構造的に汗腺と同定されるもののうちで、温度や精神的動揺に反応して発汗する機能を持つ汗腺）から大量に発汗し、気化熱で皮膚を冷やし、熱をより一層外部へ放散する。これらの働きにより深部体温を低下させる。深部体温の低下は、エネルギー代謝を下げる働きがあり、睡眠のエネルギー保存機能とも密接に関係している。体温調節には行動性調節系も強く関与し、暑いときには日陰に入る、寒いときには衣服を重ねるなどの行動がこれに属す。睡眠においては、寝具の使用やパジャマの着用、チベットなどの極寒の高地で赤ん坊を布でぐるぐる巻きにして体温を保つ行動も、体温の行動性調節である。また、敷寝具との接触点の温度や湿度が上昇した時に生じる寝返りも、寝床内気候を適正に保つための反射的な無意識の行動性調節である。

　生命維持にかかせない自律神経系も、人間で高度に精密化しており、攻撃や防御（血液流出の抑制や神経免疫による抗菌など）には交感神経系が強く関与する。活動時に積極的に交感神経系を働かせるためには、睡眠で交感神経系を休息させ疲労から回復させる必要がある。

　睡眠と昏睡や麻酔状態とは明瞭に異なり、容易に覚醒状態に移行する可逆的な生理現象である。そのため、図2の高齢者の睡眠経過にみられるように、深い睡眠が少なく、睡眠紡錘波による覚醒刺激の抑制力が低く、睡眠の状態

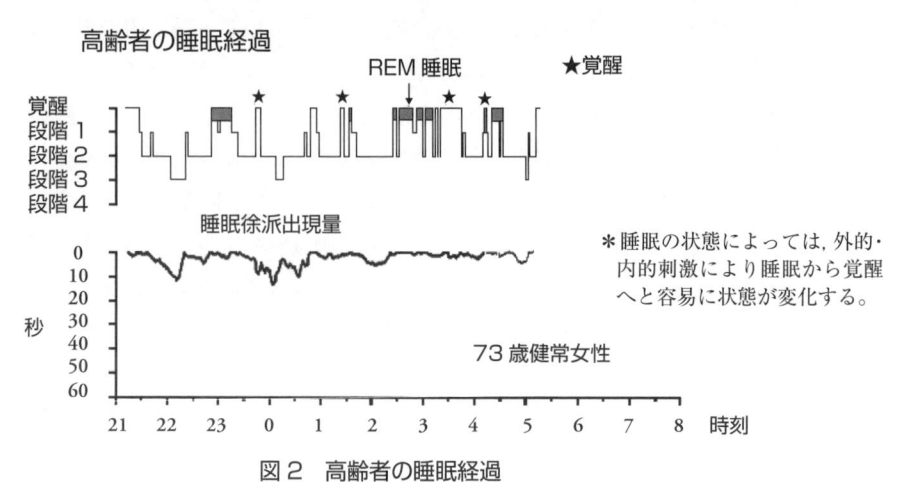

図2　高齢者の睡眠経過

が良好でない場合、体内外からの刺激により覚醒が生じ、睡眠の安定性が障害され熟眠感が得られない状況も生じる。一方で人間の場合、脳が極端に疲労した状況では、他動物とくらべ容易に覚醒させることが困難となる。脳の疲労回復が優先され、外界からの刺激に対して脳の応答性が低下するためである。このように、昏睡や麻酔状態、催眠状態と睡眠が根本的に異なるのは、睡眠が個体の生理的な必要性により生じた現象であり、容易に覚醒しうる可逆的な生理現象であることであるが、極度に脳が疲労した場合には、その境界線はあいまいになる。

　睡眠を観察する場合に、脳波的睡眠観察と行動的睡眠観察があり、行動的睡眠観察においても、睡眠は骨格筋などの抗重力筋が弛緩した状態を示し、脳の反応性が低下しており、詳細に観察すれば覚醒と区別することができる。

2.　動物種と人間の睡眠時間

　Zepelin らがまとめた、ほ乳類の 1 日の総睡眠時間とレム（REM: rapid eye movement）睡眠の時間を**表 2** に示す。コウモリは 19 時間も眠り、中南米に分布する有袋類のオポッサムは 18 時間も眠る。人間は、ウサギやモグラと同じくらいの睡眠時間で、ウマ、ゾウ、ジラフなどの草食大型動物は短時間しか眠っていない。原則として、体が小さく基礎代謝の高い動物種ほど長い睡眠時間を必要とし、エネルギー摂取効率が悪く食べ続けなければ体を維持できない草食動物で大型の種ほど睡眠時間は短い。一方で、レム睡眠時間は、体の大きさやエネルギー代謝には関係せず、出生時の脳重量が成体にくらべ少なく未成熟の動物種ほど長いことが知られている。レム睡眠が記憶の整理や手続き記憶（技能や運動や技芸などの操作に関する習熟など）の学習と密接に関係していることの根拠の 1 つである。

　人間の成人で健康に被害のない睡眠時間は 6 時間 30 分から 8 時間未満であることが、米国の 100 万人以上の追跡調査で明らかとなり、日本での 10 万人以上の調査も含め健康維持にとって最適な睡眠時間は 7 時間であると推定されている。健常成人での短時間睡眠者、長時間睡眠者の比率は極めて少なく、7 時間前後は大多数の成人が必要とする睡眠時間である。また、これまでの睡眠科学研究の成果から、米国睡眠財団が 2015 年に報告した、推

表2　動物種と睡眠時間

動物種	和名	一日総睡眠時間（hr）	一日総REM睡眠時間（hr）
Echidna	ハリモグラ	8.5	?
Platypus	カモノハシ	14	7
Opossum	オポッサム	18	5
Koala	コアラ	14.5	?
Mole	モグラ	8.5	2
Bat	コウモリ	19	3
Baboon	ヒヒ	9.5	1
Humans	ヒト	8	2
Armadillo	アルマジロ	17	3
Rabbit	ウサギ	8	1
Rat	ラット	13	2.5
Hamster	ハムスター	14	3
Dolphin	イルカ	10	?
Seal	アザラシ	6	1.5
Guinea Pig	モルモット	9.5	1
Cat	ネコ	12.5	3
Ferret	フェレット	14.5	6
Horse	ウマ	3	0.5
Elephant	ゾウ	4	?
Giraffe	ジラフ	4.5	0.5

出典：Zepelin H, Siegel JM, Tobler I: Mammalian sleep. In: Principles and practice of sleep medicine. Fourth Edition (Kryger MH, Roth T, Dement WC eds.), p95, Elsevier Saunders、Philadelphia, 2005.

奨される睡眠時間は、次の通りである。出生後3ヵ月までの新生児で14〜17時間、4〜11ヵ月で12〜15時間、1〜2歳で11〜14時間、3〜5歳で10〜13時間、6〜13歳で9〜11時間、14〜17歳で8〜10時間、18〜64歳で7〜9時間、65歳以上で7〜8時間の睡眠時間が必要であるとされている。睡眠時間と死亡率との関係も数多く研究されている。45〜74歳の63,257名のシンガポールの中国系住民を平均で12.7年間にわたり追跡調査した疫学研究では、7時間の人と比べ5時間以下の人の死亡危険率は1.27倍、9時間以上の人では1.47倍と報告されている。睡眠は質だけではなく睡眠時間も重要な要素である。

3.　睡眠構造の発達と老化

　正常な睡眠はノンレム睡眠から始まり、次いでレム睡眠が出現する。ノン
レム睡眠とレム睡眠のブロックを睡眠周期と呼んでいる。睡眠周期は乳幼児
では40 ～ 60分、2 ～ 5歳では60 ～ 80分、5 ～ 10歳で成人と同様に70 ～
110分になり、発達とともに睡眠周期が延長していく。なお、哺乳類では小
動物ほど睡眠周期は短いことが知られており、子どもの睡眠周期の変化も発
達にともなうものである。図３は、検査室にて睡眠ポリグラフィで計測さ
れた就寝（消灯）から起床（点灯）までの睡眠段階について、年齢層ごとの
出現量（分）を示したものである。睡眠の構造も発達とともに変化し、小児
期ではノンレム睡眠の段階3 & 4（徐波睡眠）の出現量が多い。レム睡眠の
出現量は、10歳以前と以後で変化がみられる。成人以降では加齢によるレ
ム睡眠の大幅な減少は見られない。40歳を過ぎると、加齢とともに徐波睡
眠の出現量は急激に減少していく。一方で、60歳を過ぎる頃から中途覚醒
や浅いノンレム睡眠の段階1の出現量が顕著に増加してくる。高齢者での中
途覚醒や浅睡眠の増加は、睡眠の持続・安定性の低下を示しており、この睡
眠構造の加齢変化が、睡眠維持困難性による不眠愁訴を高齢者で増加させる
原因の1つである。子どもでは、中途覚醒や睡眠段階1は少なく、一度眠り
ついてしまうと目覚めさせるのが困難な場合も多い。

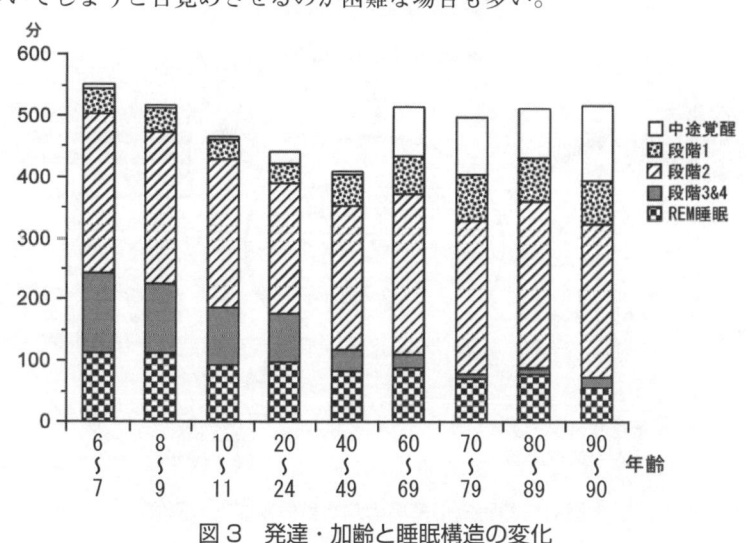

図３　発達・加齢と睡眠構造の変化

4. 人間における睡眠の役割

　人間の睡眠の役割を記述する場合、睡眠不足あるいは睡眠障害が心身にどのような影響を及ぼすか記述した方が理解しやすい。睡眠は健康や安全に強く影響を及ぼす基本的な生命現象である。睡眠障害を含む様々な疾患による主睡眠（主にまとまってとる睡眠、健常成人では原則として夜間睡眠を指す）の妨害は睡眠負債を引き起こす。図４は、睡眠負債が蓄積し、十分に役割を果たさなくなった場合に生じる健康被害をまとめたものである。脳機能への影響として、集中力・注意維持の低下、記憶・学習・認知機能の低下、感情制御機能の低下、抑うつ症状のリスク上昇、創造性・論理的思考力の低下、意欲の低下、自己評価の低下、精神性ストレスの蓄積、アミロイド β タンパク蓄積増加によるアルツハイマー型認知症発症リスク上昇、脳血管性認知症発症リスク上昇などが報告されている。循環器機能への影響としては、高血圧の発症リスク上昇、虚血性心疾患のリスク上昇が報告されている。免疫機能への影響としては、乳がんの発症リスク上昇、直腸結腸癌（大腸癌）の発症リスク上昇、ウィルスや細菌感染による発症リスク上昇、アレルギー性疾患の発症リスク上昇が報告され、代謝機能への影響としては、肥満リスクの上昇とタイプⅡ型糖尿病の発症リスク上昇が報告されている。消化器機能

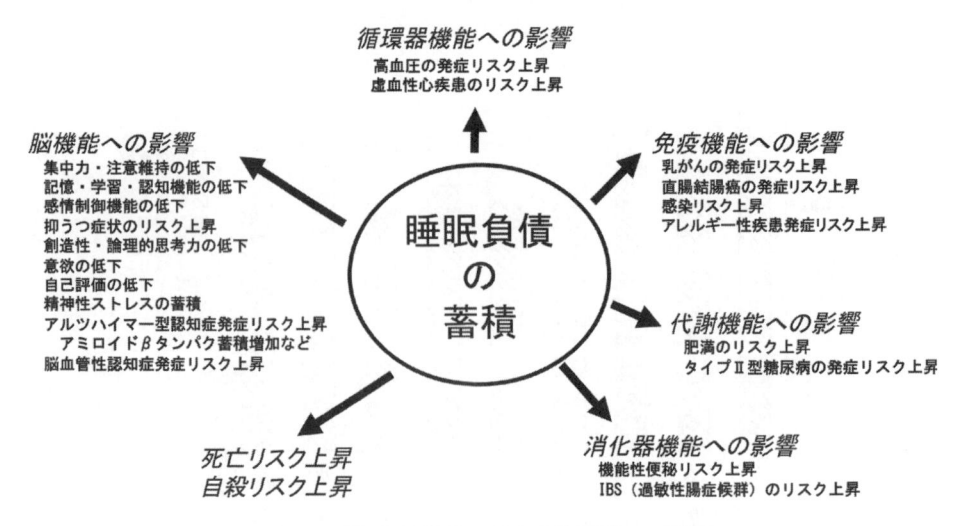

図４　睡眠負債蓄積の脳や身体機能への影響

への影響としては、機能性便秘のリスクの上昇と IBS（過敏性腸症候群）のリスク上昇が報告されている。事故の危険率や疾患による罹病の危険性が高まるため、睡眠負債の蓄積は死亡率も上昇させる。また、うつ病との関連や自殺率の上昇にも影響する。

（1）免疫と睡眠

主睡眠が分断あるいは妨害されると、神経免疫（脳・神経系が関与する免疫、副腎皮質由来の抗炎症作用をもつコルチゾール、小腸インターニューロン由来のインターロイキンなどもこれに含まれる）や液性免疫（免疫グロブリンなど）機能は減弱し、生体防御や生体維持機能が低下し健康全般に影響がでる。過去一週間に 7 時間以上の睡眠時間を確保していた人と比較して、5 〜 6 時間の人の風邪をひく確率は 4.24 倍、5 時間未満の人では 4.50 倍になるとの報告、鼻風邪のライノウィルスを鼻腔に付着させ 2 週間以内に発症する確率を調べた研究では、アクチグラフでの睡眠効率が不良な人は 50％以上が発症し、良好な人との比較では 5.2 倍にもなるとの報告がある。免疫系の機能が減弱すると、ダニ死骸や花粉などの抗原が体内に入った場合、抗原—抗体反応も正常な反応を示さず、アトピー性皮膚炎や花粉症の発症リスクを増大させる。

（2）成長ホルモンと睡眠

タンパク合成に重要な働きをもち、細胞分裂や損傷した身体細胞の再生を促す成長ホルモンの分泌も睡眠と直接的に関係しており、生体リズムの支配下にはない。入眠期の深部体温低下時に出現する睡眠徐波がトリガーとなって成長ホルモンは群発的に分泌され血中濃度が上昇する。成長ホルモンの働きには、タンパク質の合成を促進し細胞の再生を促し、子どもの発育・成長にかかせない脳神経系・筋肉の発達や軟骨発育の促進、強力な脂肪分解作用による肥満防止と抗酸化作用などが知られている。睡眠の分断や妨害により、集中的な分泌が阻害され効率的に身体を回復する働きが低下する。成人の血中の成長ホルモン量が最も多くなる総睡眠時間は 7 時間前後で、短くても長くても分泌量は減少する。35 歳ころから 75 歳ころまでの睡眠中の成長ホルモン分泌能には大きな差は見られない。すなわち、短すぎる睡眠時間や睡眠の分断は、成長ホルモンの分泌を減少させ、長期間になると身体修復への悪影響が生じてくる。

（3）肥満と睡眠

睡眠障害や睡眠不足は代謝系や食欲にも影響し、重要な生活習慣病である肥満の重大な原因の1つであることが、近年明らかとなった。コロンビア大学による疫学調査では、32 〜 59 歳の男女 8,000 名以上を対象としたフォローアップ研究で、7 〜 9 時間の睡眠時間の者に比べ4時間以下の睡眠者では肥満率が73％も高く、5時間の睡眠者では肥満率が50％も高いと報告している。さらに、30 〜 60 歳の男女 1,024 名を対象としたスタンフォード大学医学部の疫学調査で、8時間睡眠者と比べて5時間睡眠者では、血中グレリン（Ghrelin、食欲亢進ホルモン）が 14.9% 増加し、血中レプチン（Leptin、食欲抑制ホルモン）が 15.5% 減少することが判明した。サーカディアン・リズムの不規則性も代謝系を介して肥満のリスクを上昇させることも知られており、睡眠と肥満の関係は国際的に注目され、『*Nature*』においても 2006 年に特集記事が組まれた。一般に睡眠が極度に不足すると、起床時には強い眠気により食欲が抑制され朝食欠食率の増大することが判明している。さらに、眠気は運動意欲を低下させ、易疲労感を増大させ日中運動量を減少させる。すなわち、覚醒時のエネルギー消費が低下する。睡眠欲求が強い場合には、睡眠が本来持つ特質であるエネルギー消費を抑え蓄積方向へ糖質代謝パターンが切り替わることになる。糖質は ATP に変換されにくく、肝臓にグリコーゲンとして蓄積され、さらには脂質に変換される。朝食欠食や午後からの食欲亢進が食事パターンを変化させ、夕食の摂取カロリー量を増加させる傾向が強くなる。このようにして、睡眠不足は肥満をもたらすことになる。

（4）消化器系の働きと睡眠

消化器系への影響も調べられており、睡眠時間が極端に短いあるいは睡眠健康が障害されている女性では機能性便秘の発症率が高いことが判明している。睡眠と機能性便秘との関係では、どちらが原因であるか特定することはできない。人間の便は主に夜中に作られている。睡眠中に、人間の胃や小腸は、ほぼ 90 分周期で活動をゆるやかに繰り返し、消化しきれなかった食物のかす、腸内細菌の死骸、繊維質などで便が作られ、腸の蠕動運動により下部に送られ、大腸で水分が吸収され、最後に結腸に到達する。朝食を欠食している中学生では、朝の排便の少ないことが知られている。人間では、本来朝に排便欲求が生じ排便がおこる。食物が空虚な胃に入ると、胃結腸反射が生じ、

便を直腸に送り出す強い蠕動がおこり、便が直腸に到達して腸壁を圧迫し排便反射がおこる。胃の中に食物がまったく入っていない時、胃腸が十分に休息をとった後、すなわち十分な睡眠をとった朝に食物が胃に入ると、胃結腸反射は最も強くあらわれる。就寝時刻の極めて遅い者、睡眠不足や不規則な睡眠習慣を持つ者は、一般に夕食（夜食）を就寝間近にとる傾向がみられる。また、睡眠も質的に悪化していることが多く、朝食を欠食するような場合には、胃結腸反射も当然弱い。日中に便意を催しても、胃結腸反射は弱く直腸に便があまり送られず、容易に我慢できてしまい排便回数が少なくなり、不規則にもなる。このような状態は、機能性便秘を引き起こす誘因になりやすいと考えられている。

（5）前頭連合野の働きと睡眠

　人間の睡眠は、極度に発達した脳を効果的に休息させるように進化してきた生命現象である。前述したように、人間の脳は大脳皮質が大きな比重を占め、なかでも認知機能をつかさどる前頭連合野や感覚の処理や運動をつかさどる頭頂連合野は、サルと比べても極度に発達している。睡眠が不足すると、この前頭連合野と頭頂連合野の脳機能がまず低下する。特に、前頭連合野の働きは、人間が人間らしくあるための機能の大部分に関与している。

　前頭連合野の働きの第一に、外界情報の意味をとらえ保持し、その情報に基づいて計画し、状況の変化に柔軟に対応し推理し、適切な行動や方向性を判断し、意思を決定し、状況によって不必要な行動を抑制するなどの認知・実行機能がある。脳内に蓄積された記憶を適切に引き出し、論理的に思考して、創造的に物事を考え出す能力も、前頭連合野の働きである。また、目標を求める意欲ややる気、目標が満たされたか否かを捉えその結果を自己評価する機能、対象の好ましさの評価をする機能、情動に関わる状況を捉える機能、他人の感情を読み取る機能、自分の感情をコントロールする機能などの情動・動機づけ機能も前頭連合野の働きである。他人がどのように思っているか、協調や共同作業にかかせない他者のこころの状態を推し量る能力も前頭連合野の働きである。日本人の好きな「気合い」も、前頭連合野がしっかりと働いている時にこそ出せる能力であり、前頭連合野の働きが低下した状態では気合いも入らない。前頭連合野は、下位脳の活動を抑制することで、その働きを適切なレベルに調整している。情動中枢である大脳辺縁系も前頭

連合野から抑制的な調節を受けている。前頭連合野の働きが低下すると情緒的に不安定になり、切れやすく涙もろくなる。前頭連合野には、注意を維持する働きもあり、睡眠障害や睡眠不足は、注意の維持を強く障害し事故のリスクを極端に増大させる。図5は、明かりが点灯すれば手元のボタンを押すという単純作業を、十分に眠った後の起床後からほぼ40時間連続して男子学生に行わせた結果である。起床直後の反応時間は0.2秒程度だが、本来就寝している時間帯の午前4時前後では0.3秒程度まで遅延し、明かりがついたという情報の脳内処理とボタンを押すという脳からの命令で指が動くまで、50%近く延長している。30分ごとの5分程度の単純作業は、脳にそれほど負担をかけるものではないが、長時間覚醒を持続したことで脳は疲労し、脳内の情報処理機能が低下した結果である。長時間覚醒し持続的に単純作業を行った後の回復夜では、脳の疲労を回復するために睡眠時間が延長し睡眠徐波が増え深い睡眠が増加している。単に覚醒していても脳が疲労すること、睡眠が脳の疲労回復の役割を担っていること、これらのことは断眠と単純なボタン押し作業の経過を睡眠とともに観察するとよく理解できる。睡眠負債が累積し覚醒中に強い眠気や居眠りが混入しやすい状態で、ヒューマンエラーが起こりやすくなる現象も、長時間覚醒が持続するとボタン押しという単純作業で遅延が生じる上記の現象とほぼ類似する。作業中の居眠りの混入も単純作業を行っている場合に多く、運転中の居眠り事故も複雑な運転動作を行っていない時の方が多くなる傾向がある。2005 〜 2007年の米国7,234人のドライバーのサンプルから、自動車事故の発生オッズ比と過去24時間の睡眠時間との関係が報告されている。7時間以上の睡眠時間を確保していたドライバーにくらべ、4時間未満の睡眠しかとっていなかったドライバーの事故を引き起こす危険率は11.5倍にもなると報告されている。交通事故の多くに、睡眠負債が強く影響していることは明らかである。

(6) 記憶と睡眠

　睡眠は、記憶や学習とも密接に関係する。夜間睡眠が分断され日中に強い眠気が混入する睡眠関連呼吸障害の患者では、記憶が障害されることが数多く報告されている。睡眠不足や睡眠障害により発生する眠気の多くは、覚醒への睡眠（主にノンレム睡眠）の混入である。ノンレム睡眠には、不必要な記憶を消去し、あるいは強度を低減し、精神性ストレスを消去する役割が本

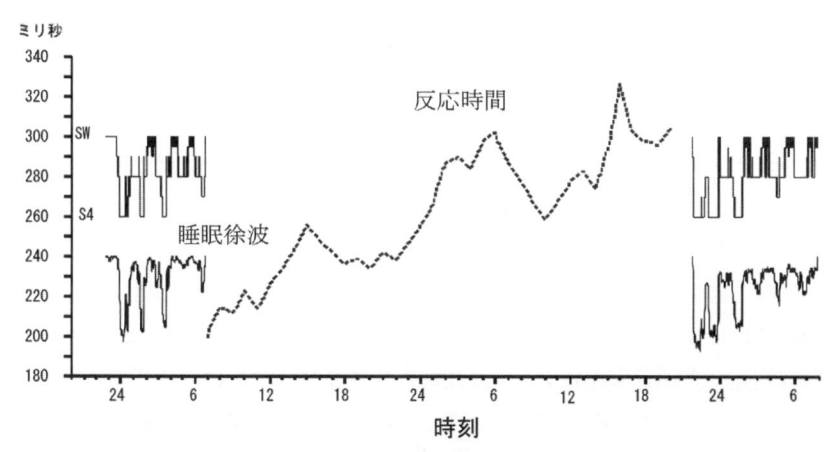

図5　断眠中の単純反応時間の変化と断眠前夜と
　　　断眠後回復夜での睡眠経過と睡眠徐波の出現量

来存在する。ベンゾジアゼピン系睡眠導入剤、非ベンゾジアゼピン系睡眠導入剤の服用による副作用の1つである一過性の前向性健忘は、この現象の一例である。また、入眠期の記憶定着についての実験から、入眠数分前の記憶は、わずかでも眠ると大幅に欠落すること、10分以上眠ってしまうと完全に消去されることも判明している。ノンレム睡眠が記憶を消去すること、あるいは記憶の定着を妨害することは、不眠障害や不適切な睡眠習慣により睡眠負債が蓄積した状態では覚醒時の記憶の障害を引き起こすことが、疫学的研究の報告によっても確認されている。すなわち、覚醒へ睡眠が混入すると前頭連合野で記憶をつかさどるワーキングメモリの機能が低下する。そのため、短期記憶（60秒くらいまで保持される記憶）や近時記憶（意識的に記銘し再生が可能な記憶で、情報の取り込みから再生まで数分以上の間隔があり、その間に外的な干渉があった後に再生される記憶や意識から一端消えた後に再生される記憶）が消去されやすく、記憶の連続性が失われ、記憶強度が低下しやすい。ワーキングメモリには、学習した記憶を引き出す機能もあり、眠気の混入が多いと記憶の引き出しにも障害が生じる。レム睡眠時には、記憶の整理や記憶強度と関係した必要な記憶（主に技能のような手続記憶）の固定、記憶を引き出すための索引の作成が行われているものと想定されている。睡眠負債が蓄積し覚醒時に強い眠気が混入すると、記憶消失や連続性の低下、記憶強度の減弱が生じ、睡眠中に記憶として固定されにくく学習が

成立しない。さらに、睡眠が不足した状態での睡眠では、脳を休息させるためにノンレム睡眠が優先的に出現し、そのためレム睡眠が減少し、睡眠中に記憶の索引の作成過程が十全に働かなくなる。ノンレム睡眠には記憶を消去する働きがあることを前述したが、一方でノンレム睡眠が学習した知識などの陳述記憶（宣言記憶）の定着に関わっていることなどが近年判明している。

（7）認知症と睡眠

　睡眠障害や不適切な睡眠習慣による睡眠不足や睡眠健康の悪化は、高齢者の認知機能にも影響する。図6に示すように、郡部に居住する教育年数がほぼ等しい高齢者155名を、睡眠健康の状態により2群に分けて認知機能を検査すると、睡眠健康が悪化した群では注意、記憶想起、弁別機能の明瞭な低下が見られている。本章を執筆している2018年の認知症の患者数は、ほぼ600万人と推定され、今後さらに増えると予想されている。さらに、日本の認知症の67.4%はアルツハイマー型認知症と推定されている。多くの過去の信頼できる医学論文をメタ分析した結果から、睡眠に問題があるとアルツハイマー型認知症の発症率は1.55倍、認知機能の悪化は1.65倍、アルツハイマー型認知症の前臨床的症状の危険性は3.78倍、アルツハイマー型認知症の15%は睡眠の問題だけが原因である可能性があると報告されている。さらに70歳以上では、睡眠に問題があるとアルツハイマー型認知症発症危険率は2.92倍になるとの報告もある。アルツハイマー型認知症は神経変性による認知症であり、その原因物質としてアミロイドβタンパクが重要視されている。アミロイドβタンパクの蓄積は、アルツハイマー型認知症発症の20〜30年前から始まると考えられている。このアミロイドβタンパクは、睡眠中に効率的に脳から排出されることも判明している。睡眠が質的に悪化しているとアミロイドβタンパクの蓄積は5.6倍にもなるとの報告がある。良質で適正な時間の睡眠を確保し続けることが、アルツハイマー型認知症の発症予防に有効な可能性はかなり高い。

　また，若年者に36時間断眠し短期記憶テストを施行した場合、テストの正解に対する自信度や連想記憶の想起能力が、高齢者のスコアまで低下するとの報告もある。さらに、不眠を訴える高齢者では，社会に対する協調性の低下や自己の生活に関する満足度などの意欲が低下する。これらのことは、睡眠の状態が悪化した高齢者では、前頭連合野の働きが低下し、良好な生活

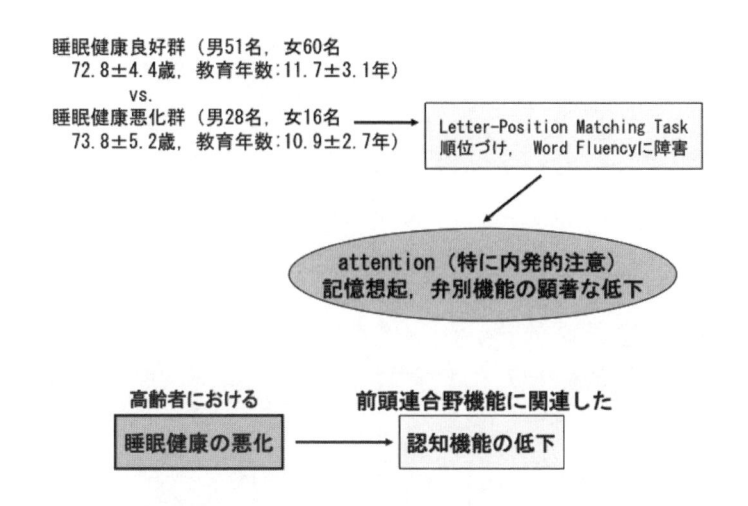

図6　睡眠健康の悪化した高齢者では認知機能が低下する

が送りにくくなっていることを示している。睡眠は前頭連合野の働き全般を維持し、良好な脳の働きを保全する上で重要な役割を担っており、生活の喜びに直結する生命現象であることを証拠だてる研究報告は多い。

（白川修一郎）

参考文献

堀 忠雄　2000　『快適睡眠のすすめ』　岩波新書

ウィリアム・C・デメント、藤井 留美（訳）　2002　「ヒトはなぜ人生の3分の1も眠るのか？─脳と体がよみがえる！「睡眠学」のABC」（原題：*The Promise of Sleep*, William C. Dement）講談社

白川修一郎（編）　2006　『睡眠とメンタルヘルス』　ゆまに書房

Kryger, M.H., Roth, T. & Dement, W.C., (eds)., 2016, *Principles and Practice of Sleep Medicine. 6th ed*, Elsevier : Philadelphia.

白川修一郎　2018　『命を縮める「睡眠負債」を解消する 科学的に正しい最速の方法』祥伝社

第2章
睡眠中の生理現象

・この章のポイント

　本章は、睡眠中におこる生理的な変化について解説する。睡眠中は脳波が大きく変化するとともに、眼球運動や筋電位にも変化がみられる。これら3つの指標を同時に記録する睡眠ポリグラム（PSG）を用いて睡眠段階を判定すると、睡眠は睡眠段階1〜4のノンレム睡眠と、レム睡眠の5段階に分類することができる。さらに睡眠中には、体温や自律神経系活動、内分泌機能にも覚醒中とは異なる変化がみられる。

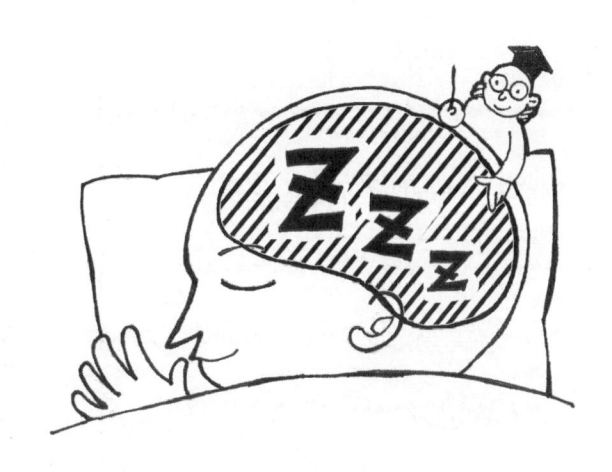

1. 睡眠中の生理的変化

（1）覚醒水準と脳波活動

　脳波（electroencephalogram: EEG）は、脳波計を用いて活動している脳の電気変動を記録したものである。目を閉じて安静にしていると、頭頂部から後頭部にかけて脳波に α 波が出現する。α 波は，周波数が約 10Hz（定義上は 8 〜 13Hz）の律動的な脳波であり、1 個の波の長さは、およそ 0.1 秒である（図 1）。α 波は目を開けると減衰するが、目を閉じていても緊張が非常に高い場合や、暗算などの精神作業を行っている場合にも減衰する。このようなときは、低振幅で、周波数が 14Hz 以上の速波である β 波が出現している。

　一方、目を閉じている間に眠くなり、覚醒水準が低下した場合でも α 波は減衰する。α 波が消失する頃から目は自分の意思とは無関係にゆっくりとした振り子運動を開始する。これを緩徐眼球運動（slow eye movement: SEM）とよぶ。後述するように、この時期には外部刺激に対する応答性は保たれていることから、眠ったという自覚は少ないが、目が振り子運動をおこしていることから、覚醒しているとも言えない。つまり、半醒半睡の状態にあると考えることができる。α 波が消失してしばらくすると、4 〜 7Hz の θ 波が出現し、さらに、頭頂部を中心に鋭波が頻発するようになる。さらに覚醒水準が低下し、2Hz 以下で高振幅の δ 波が出現すると、被験者はすでに深い睡眠状態にあり、名前を呼んでもなかなか目覚めなくなっている。

　以上のように脳波は、覚醒水準が上昇するほど周波数が上がるとともに低振幅化し、その逆に、覚醒水準が低下するほど周波数が下がり、高振幅化する。

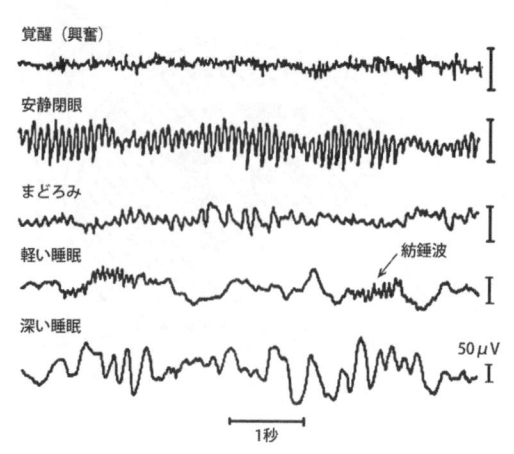

図 1　ヒトの覚醒水準と脳波
[Penfield & Jasper, 1954]

2. 睡眠ポリグラムと睡眠段階

(1) 睡眠ポリグラム

睡眠の深さとともに脳波が変化するという事実に基づいて、睡眠段階の国際判定基準が策定された ［Rechtschaffen & Kales, 1968］。睡眠段階の判定には、中心部 （central: C） の脳波 （EEG）、眼球運動 （electroocculogram: EOG）、あごのオトガイ筋の筋電図 （electromyogram: EMG） の 3 つの指標を同時に記録することが必要とされ、これを睡眠ポリグラム （polysomnogram: PSG） と呼ぶ。なお、「polysomnogram」という言葉は、複数の図という意味の「polygram」に、睡眠を意味する「somno」という言葉をつけた造語である。

(2) 睡眠段階

睡眠段階は、20 秒ないし 30 秒区間ごとに判定され、REM （rapid eye movement: 急速眼球運動） が生じるレム睡眠と、REM が生じないノンレム （non-REM：NREM） 睡眠に区分されている。ノンレム睡眠はさらに、睡眠段階 1 〜 4 に分けられている。なお米国睡眠医学会の判定マニュアルでは、ノンレム睡眠は N1、N2、N3 の 3 段階に分かれ，段階 N1 が睡眠段階 1，段階 N2 が睡眠段階 2，段階 N3 が睡眠段階 3・4 に相当する。また、同マニュアルではレム睡眠は段階 R と表記される。

・**睡眠段階 1 （段階 N1）**　α 波が出現していれば覚醒、α 波が消失していれば睡眠段階 1 と判定される。しかし，入眠期には，α 波が出現している箇所と α 波が消失している箇所が混在するため，20 〜 30 秒間の判定区間のうち、α 波の出現率が 50% 以上を占めていれば覚醒、50% 未満の場合は睡眠段階 1 と判定する。睡眠段階 1 の最中には，θ 波が出現するが、これは睡眠段階の判定には用いない。

一方、睡眠段階 1 が出現する前後から、緩徐眼球運動が出現する。睡眠段階 1 は、外部刺激に対する応答性は保たれており、起こしてみても眠ったという自覚は 40% 程度しかおこらない。しかし、はっきりと覚醒しているともいえないことから、半醒半睡の状態にあると考えることができる。

・**睡眠段階 2 （段階 N2）**　紡錘波 （spindle） と K 複合波 （K-complex） が出現する区間を睡眠段階 2 と判定する。睡眠段階 2 になると緩徐眼球運動

が停止する。外部刺激に対する応答性は低下し、眠っていたという自覚（睡眠感）は 70 ～ 85％に達する。しかし、入眠後、最初に睡眠紡錘波が出現した直後では、「眠っていた」という反応は、25 ～ 40％ 程度であることから、睡眠感の発生には、睡眠段階 2 が一定時間持続することが必要であると言える。

・**睡眠段階 3・4（段階 N3）**　δ 波の中でも、周波数が 0.5 ～ 2Hz、振幅が 75 μV 以上の徐波活動（slow wave activity: SWA）が判定区間の 20％ 以上を占めると睡眠段階 3、50％ 以上を占めると睡眠段階 4 と判定される。このように睡眠段階 3 と 4 は徐波活動の出現量によって判定されるため、両方を合わせて徐波睡眠（slow wave sleep: SWS）とも呼ばれている。徐波睡眠では、外部刺激に対する応答性は極端に低下し、目覚めにくくなる。目覚めても眠気が強く、作業成績も低レベルである。このような起床直後における覚醒レベルの低下を睡眠慣性と呼ぶ。徐波睡眠は、すべての睡眠段階の中で最も睡眠が深く、起床時の睡眠慣性も最も強い。

・**レム睡眠（段階 R）**　入眠から約 1 時間経過した頃、脳波は睡眠段階 1 の状態にあるが、骨格筋の緊張が著しく低下し、オトガイ筋の筋電位は一晩のうちの最低水準にまで低下する。さらに、REM が散発して認められるようになる。この区間がレム睡眠である。脳波だけだと睡眠段階 1 とレム睡眠を区別することができないため、睡眠ポリグラムでは、脳波のほかに眼球運動と筋電位の測定が不可欠となる。

　レム睡眠の最中に被験者を起こすと、80％ 以上の高確率で夢体験が得られる。レム睡眠中の夢は、生々しく奇怪な夢様体験であり、大半が視覚映像を伴う夢らしい夢である。ただし、レム睡眠中は、必ずしも夢を見続けるというわけではない。急速眼球運動がほとんど見られない時期（tonic 期）と、頻発する時期（phasic 期）があり、phasic 期に起こすと夢を見ていたという報告率が高くなり、夢内容の明晰度も高くなる。

　一方、レム睡眠は先述のとおり、骨格筋や抗重力筋の筋緊張が著しく低下しており、外部刺激に対する応答性も低下している。また、音刺激に対する事象関連電位を調べると、睡眠段階 2 よりも振幅が小さく、脳の応答性が低下していることがわかる。レム睡眠中は夢見があり意識が保たれていると感じることや、脳波が睡眠段階 1 と類似していることから浅い睡眠であると思

われがちであるが、上記のような特徴から必ずしも浅い睡眠であるとは言えない。

（3）一晩の睡眠経過

通常、睡眠は睡眠段階1から開始し、睡眠段階2〜4を経てレム睡眠が出現する。ノンレム睡眠とレム睡眠は周期的に交代して出現し、1回のノンレム睡眠とレム睡眠を合わせると、その長さは、約90分になる。これは睡眠周期（sleep cycle）と呼ばれ、一晩のうち、4〜5回出現する（図2）。

徐波睡眠（睡眠段階3と4）は、睡眠の前半に集中して出現し、その出現率は、最初の3時間（第2睡眠周期まで）で一晩のうちの80〜90％に達する。徐波睡眠の長さは、睡眠周期の進行とともに徐々に短くなっていく。

断眠後の回復睡眠では、徐波睡眠の出現時間は図2よりもさらに長くなる。徐波睡眠はホメオスタシスの影響を受けており、睡眠中に出現する徐波睡眠の長さは、睡眠をとるまでの覚醒時間の長さに依存するからである。昼寝をすると夜眠れなくなるのも、夜間に出現すべき徐波睡眠を昼寝の最中にとっ

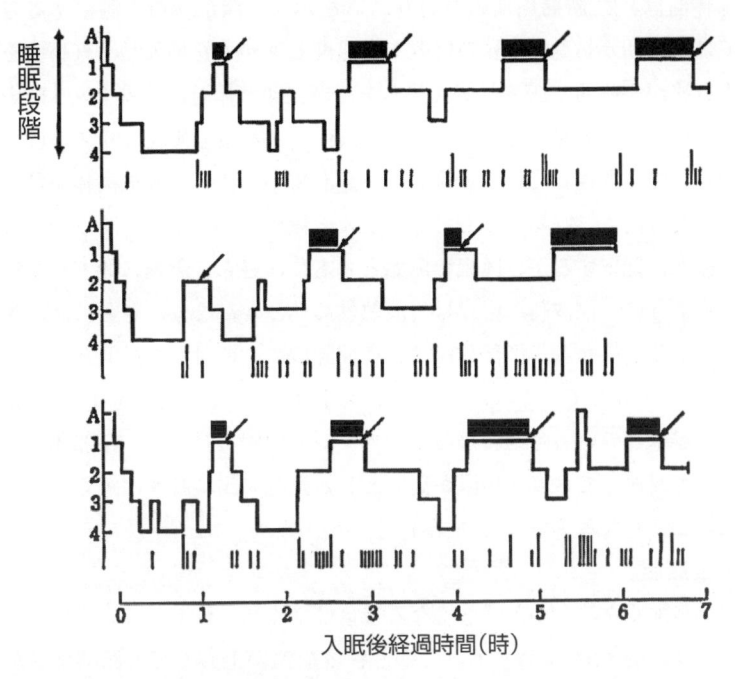

図2　3例の睡眠経過図［Dement & Kleitman, 1957］

てしまうからである。しかし、15～20分程度の仮眠であれば、徐波睡眠が出現しないため夜間睡眠に悪影響を及ぼすことないばかりか、眠気や作業成績の改善に有効であることが明らかにされている。

　夜間睡眠の後半では、主として睡眠段階2とレム睡眠が多く出現するようになる。レム睡眠の出現量は、後述する体温の概日リズム（サーカディアン・リズム）と関係しており、早朝の最低体温付近ではレム睡眠の出現量は最大になる。

　年齢によって多少異なるが、一晩のうち、それぞれの睡眠段階が占める割合は、成人では睡眠段階1が5％、睡眠段階2が50％、徐波睡眠（睡眠段階3＋4）が20％、レム睡眠が25％程度である。

3.　体温と睡眠

（1）深部体温

　深部体温は、24時間周期の概日リズムを示す。深部体温を測定する方法としては，肛門から約10cmの位置まで温度センサーを挿入し、直腸温を測定する方法が一般的である。個人差もあるが、深部体温は午前4～5時頃に最低、午後7～8時頃に最高となる（図3）。この深部体温のリズムは、睡眠の発現と強く関連している。図3に示されているように、最高体温付近では、覚醒度も高く、眠ろうとしてもほとんど眠れない。午後9時以降、深部体温は徐々に低下するが、睡眠の開始とともに、さらに急速に低下していく。後述するように、徐波睡眠中には、温熱性の発汗が高まり、さらに深部体温が低下することになる。深部体温は、夜間睡眠の中間付近で最低となり、その後、徐々に上昇していく。最低体温時からおよそ2～3時間経過すると、我々が普段、起床している時刻になる。一方、レム睡眠の長さも、深部体温の概日リズムと関連しており、体温が高いとレム睡眠の出現時間は短くなり、体温が低いと長くなる。

（2）皮膚温

　乳幼児が眠くなると手が暖かくなる現象はよく知られている。手の皮膚温は、入眠期に約1.5℃上昇する。しかし、皮膚温が上昇しても深部体温が上昇しているわけではない。入眠期には、手足の皮膚の血管が拡張することに

より放熱が盛んになる。このような放熱作用は、徐波睡眠中に発汗がおこることと同様、深部体温を低下させるのに有効な方略である。

　寝つきをよくするための方法として、「頭寒足熱」という言葉が使われることがあるが、これは、頭を冷やすことで脳温（深部体温）を下げることと、手足を温めて心身の末梢の血管を拡張し放熱を盛んにすること、という理にかなった方略である。なお、冬になると体が冷えて眠れないので、就寝直前にお風呂に入るという人がいるが、体がすっかり温まるまでお風呂に浸かっていると深部体温が上昇してしまい、入眠が妨害される。しかし、体が

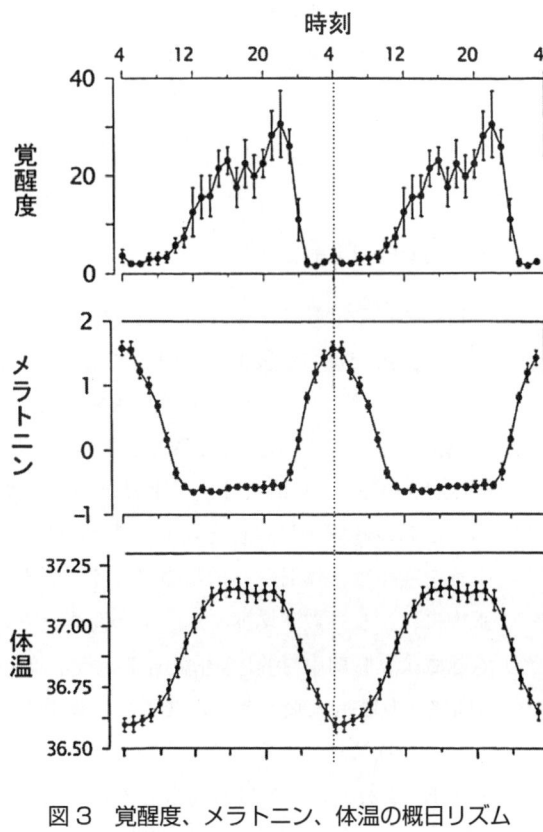

図 3　覚醒度、メラトニン、体温の概日リズム
[Dijk, D.J. & Edgar, D.M., 1999]

冷え切って皮膚温が低いままだと、手足の血管が収縮したままであり身体末梢の放熱が起こらない。したがって就寝直前にお風呂に入る場合は、ぬるま湯にして体表面を温める程度にすることが大切である。

（3）睡眠中の発汗

　発汗は、精神性発汗と、温熱性発汗に分けられる。精神性発汗は、緊張しているときや興奮しているときに、手のひらと足の裏で生じる。これにたいして温熱性発汗は、暑さに伴って手のひらと足の裏を除く全身の皮膚で生じる。睡眠中には精神性発汗はおこらないため、手のひらや足の裏では発汗が生じないが、温熱性発汗は睡眠中にも発生し、入眠とともに手の甲や胸部で

活発になる。睡眠中の温熱性発汗は、大脳皮質からの抑制解除により発生するため、徐波睡眠中にもっとも活発化する。逆に、レム睡眠中には、著しく減少する。睡眠前半は徐波睡眠が集中して出現するため、発汗量も多く、これによって体温低下がさらに促進されることになる。

4. 自律神経系活動

自律神経系活動は、睡眠中に副交感神経系活動が優位となるため、特にノンレム睡眠では、心臓血管系は落ち着き、体温や代謝も低下する。しかし、レム睡眠中は一転し、交感神経系活動が活発になる。心拍数や呼吸数が激しく動揺するため、「自律神経系の嵐」とも呼ばれている。

・**心拍（脈拍）** 心拍数は、入眠とともに減少していく。第2〜3睡眠周期のノンレム睡眠中に最低となり、それ以降は、上昇していく（**図4**）。このような変化は、体温や心拍数の概日リズムを反映している。しかし、レム睡眠中には、心拍数が増加する。1分間当たりの拍動数は、その前後のノンレム睡眠よりも約10拍高く不規則になる。

・**血圧** 血圧も入眠とともに低下し、睡眠の後半で上昇、朝方に最も高くなるという日内リズムを示す。心拍と同様、レム睡眠中にも収縮期血圧が4〜5mmHg上昇し、そのばらつきも大きくなるが、このようなばらつきは、睡

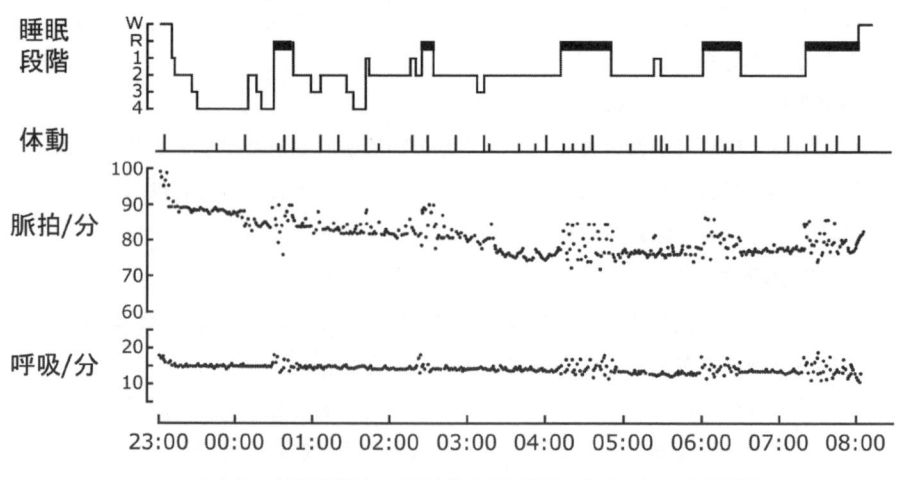

図4　夜間睡眠中の脈拍数と呼吸数の変化（41歳男性）
[Matsumoto et al., 1982]

眠後半のレム睡眠で著しく高くなる。

・呼吸　睡眠中の呼吸数は、1 分間あたり、およそ 10 〜 20 回であり、心拍数の変動に比べると比較的安定している。呼吸運動は、覚醒中には腹部優勢であるが、入眠とともに胸部が優勢となり、やがて睡眠段階 2 以降のノンレム睡眠中に規則的になる。しかし、レム睡眠中には、心拍や血圧の変動と同様、変動が大きくなり不規則になる（図 4）。レム睡眠中の呼吸数は、ノンレム睡眠よりも 10 〜 20% 増加する。

・陰茎勃起　男性では、平均してレム睡眠の開始 2.5 分前から陰茎が勃起し、レム睡眠終了の 40 秒前から萎縮し始める。この現象は、乳幼児や高齢者でも認められ、夢の内容とは無関係に起こる。神経系や血管系の器質的障害がある場合には、勃起は起こらない。機能性のインポテンツの場合には、レム睡眠中に陰茎勃起が起こるため、これを利用することによって器質性インポテンツと機能性インポテンツを鑑別することができる。女性でも、類似の現象があり、レム睡眠中に陰核が膨大し、膣収縮が起こる。

5.　内分泌機能

　内分泌機能の分析には、血中ホルモン濃度を測定する方法が用いられる。ホルモンは、生体の恒常性維持機構の中で、重要な役割を果たしている。ホルモン分泌には、成長ホルモンやプロラクチンのように、睡眠に依存して増加・減少するものと、メラトニンやコルチゾールのように概日リズムをもつものがある。しかし、成長ホルモンとプロラクチンにも若干の概日性があり、コルチゾールにも若干の睡眠依存性があることが明らかにされている。

・成長ホルモン　脳下垂体前葉から分泌される成長ホルモンは、成長作用と、タンパク質合成を促進する同化作用があり、体の成長や修復、疲労回復に重要な役割を果たしている。血中の成長ホルモン濃度は、1 日の中で 1 〜 3 時間ごとにスパイク状に増加するが、第 1 睡眠周期の徐波睡眠期に最大の分泌量を示す（図 5）。徐波睡眠の特徴である高振幅徐波が出現して数分後に、血中の成長ホルモン濃度が上昇することから、最初の徐波睡眠の出現が成長ホルモン分泌の契機となっていると考えられている。成長ホルモンの分泌は睡眠依存性であり、就床時刻を遅らせても最初の徐波睡眠期に最大分泌を示

すが、断眠すると分泌量が減少する。

・**コルチゾール**　副腎皮質から分泌されるコルチゾールは、血糖値の維持に重要な役割を果たしており、肝臓において糖新生を促進する。さらに、抗炎症、免疫抑制などの作用ももっている。ストレスにさらされると、副腎皮質刺激ホルモン（ACTH）が迅速に合成され、脳下垂体前葉から分泌される。ACTH の影響によって、コルチゾールも分泌が増大するため、ACTH やコルチゾールは、しばしば、ストレスの指標として測定されている。コルチゾールは、血中に放出されるが、唾液中にも放出されるため、比較的簡便に測定することができる。

コルチゾールは、成長ホルモンの分泌とは違い、睡眠の初期に最低値を示し、睡眠の後半に向かって分泌量が増大し、朝の起床前後に最大となる（図5）。コルチゾール分泌は概日性を示し、断眠してもその分泌パターンはほとんど変わらない。しかし、第1周期の徐波睡眠期には分泌が抑制されるため、若干の睡眠依存性も存在すると考えられている。コルチゾールは起床直後 30 分程度の間に急増することがあり、この現象は起床時コルチゾール反応（cortisol awakening response:CAR）と呼ばれている。

目覚まし時計を用いて強制的に起こされた場合には、起床時コルチゾール反応が生じ、血圧も急激に上昇する。これに対して、あらかじめ決めた時刻に目

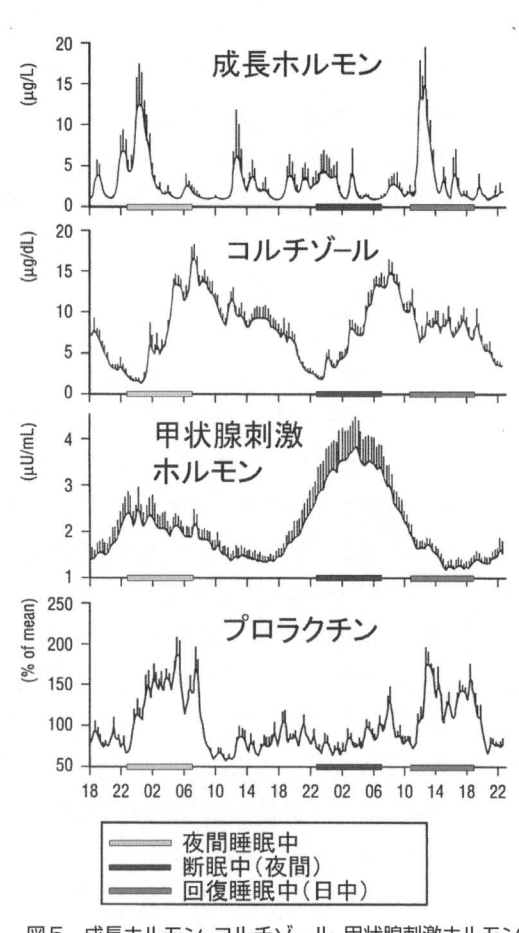

図5　成長ホルモン、コルチゾール、甲状腺刺激ホルモン、プロラクチンの血漿濃度の変化
[Van Cauter & Tasali, 2017]

覚めるよう意識して眠ると、起床予定時刻の前から ACTH の分泌や交感神経系活動が高まるため、強制的に起こされたときのような起床時の急激な生理的変化が少なくてすむ。このように自分自身で起きようとした時刻に起きることを自己覚醒と呼ぶが、自己覚醒を試みると起床直後の睡眠慣性が低減し、心地よく目覚めることができることが報告されている。

・甲状腺刺激ホルモン　下垂体前葉から分泌される甲状腺刺激ホルモンは、全身の細胞の基礎代謝量を高め、エネルギー産生量を増大させる甲状腺ホルモンの分泌を促進する。その血中濃度は、夜間睡眠が始まる 2 〜 3 時間前から上昇し始め、入眠直前に最高値を示し、睡眠開始とともに低下していく日内変動を示す。甲状腺刺激ホルモンの分泌は、睡眠によって抑制されるため、断眠すると夜間中に血中濃度が上昇を続け、早朝に最大値を示した後、低下していく（**図 5**）。しかし、日中はもともと分泌量が少なく、日中に睡眠をとっても分泌量は少ないままである。断眠後の回復睡眠時には徐波睡眠が増加するが、徐波睡眠の増加によって甲状腺刺激ホルモンの分泌量が通常の夜間睡眠よりも抑制されるため、夜間睡眠中の甲状腺刺激ホルモンの抑制は、徐波睡眠が関与していると考えられている。このように甲状腺刺激ホルモンは、概日リズムと睡眠依存性の両方の影響を受けている。

・プロラクチンと黄体形成ホルモン　プロラクチン（黄体刺激ホルモン）は性腺刺激ホルモンの 1 つであり、下垂体前葉から分泌される。成長ホルモンの分泌と同様、睡眠開始直後から分泌が開始されるが、成長ホルモンとは異なり、睡眠の後半に向かって上昇し、翌朝の覚醒後に急速に低下する（**図 5**）。プロラクチンは、成長ホルモンと同様、睡眠依存性が高く、夜間覚醒によって分泌量は低下し、昼寝でも分泌量が上昇する。

　一方、黄体形成ホルモンも下垂体前葉から分泌される。黄体形成ホルモンは、女性では、排卵と黄体の形成を促進し、男性では、男性ホルモンであるテストステロンの分泌を促進する。このホルモンは、第 2 次性徴期に限り、夜間睡眠中に分泌量が増大するが、成人すると睡眠中でも覚醒中でも、分泌量は変わらなくなる。

・メラトニン　松果体から分泌されるメラトニンには、概日リズムを調整する作用がある。メラトニンは、明瞭な概日リズムを示し、日中には抑制され、夜間に増加する（**図 3**）。血中のメラトニン分泌は、習慣的な入眠時刻の 1

〜2時間前から上昇し始め、最低体温の約1時間前に最大値に達し、その後減少する。断眠中でも夜間にはメラトニンが分泌されること、昼寝中にはメラトニンが分泌されないことから、睡眠依存性はないと考えられている。

しかし、夜間でも200ルクス程度の室内照明があると、メラトニン分泌は抑制される。ただし、光の中でもメラトニン抑制に関与するのは440〜490nm（ナノメートル）の波長の青色光である。網膜の光感受性

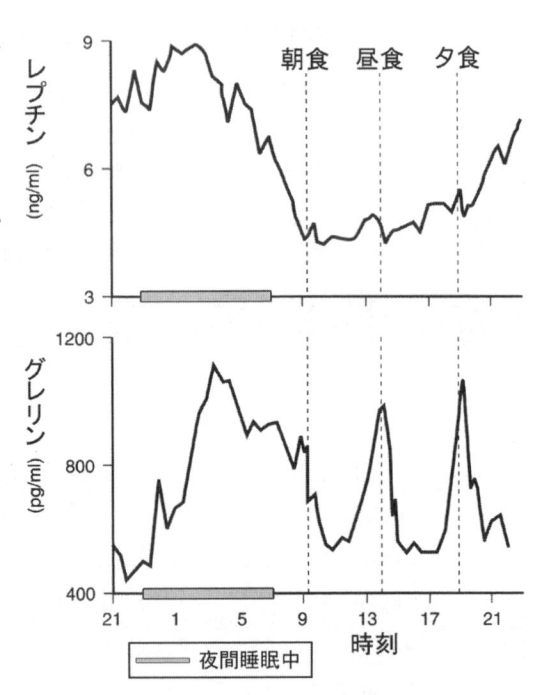

図6　レプチンとグレリンの血漿濃度の変化
[Van Cauter & Tasali, 2017]

神経節細胞に存在するメラノプシンは、460〜470nmの波長をピークとする青色光に応答する。その情報が概日リズムの中枢である視交叉上核へと送られ、視交叉上核が松果体のメラトニン分泌を抑制する。このように夜間に青色光を多く含む寒色系の光を浴びるとメラトニン分泌が抑制されるため、入眠が妨害される。

・**レプチン**　全身の脂肪細胞から分泌されるレプチンは、食欲抑制作用をもつ。レプチンは夜間睡眠中に上昇し、睡眠後半で減少していくため、夜間睡眠中の食欲は抑制される（図6）。レプチンの分泌量は、睡眠時間が短い人ほど少なく、睡眠短縮や断眠によっても低下する。

・**グレリン**　胃から産生されるグレリンは、成長ホルモンの分泌を促すとともに、視床下部に作用して食欲を亢進させる。日中のグレリンの分泌量は食事のタイミングに依存し、食事直前に急上昇し、食後後に急激に低下する（図6）。夜間は、睡眠中に増加し、起床後、朝食をとることで低下する。睡眠時間が短い人ほどグレリン分泌量が多く、睡眠制限によってもグレリン分泌

量が増え、食欲が増す。

（林 光緒）

参考文献

鳥居鎮夫（編）　1999『睡眠環境学』　朝倉書店

大熊輝雄　1999　『臨床脳波学』　医学書院

日本睡眠学会（編）　1994　『睡眠学ハンドブック』　朝倉書店

図版出典

図1　堀 忠雄　1999　「睡眠の生理心理」、鳥居鎮夫（編）『睡眠環境学』朝倉書店 , p.7.
　［原典：Penfield & Jasper, 1954, *Epilepsy and the functional anatomy of the human brain*, p. 84］

図2　阿住一雄　1982　上田・島薗・武内・豊倉・（編）『睡眠障害』南江堂 , p. 9.
　［原典：Dement & Kleitman, 1957, *Clinical Neurophysiology*, 9 : pp. 673-690.］

図 3　Dijk, D.J. & Edgar, D.M., 1999, Circadian and homeostatic control of wakefulness and sleep, In : Turek, F.W. & Zee, P.C. (eds.), *Regulation of Sleep and Circadian Rhythms*, Marcel Dekker Inc. : New York, p.138.

図4　守 和子　1991　千葉・高橋（編）『時間生物学ハンドブック』朝倉書店 , p.316.
　［原 典：Matsumoto et al., 1982, *Journal of Human Ergology*, 11 : Supplement pp. 279-289.］

図5　Van Cauter, E. & Tasali, E., 2017, Endocrine physiology in relation to sleep and sleep disturbances, In : Kryger, M.H., T. Roth & W. C. Dement (eds.), *Principles and Practice of Sleep Medicine, 6th ed*, Elsevier : Philadelphia, p. 204.

図6　Van Cauter, E. & Tasali, E., 2017, Endocrine physiology in relation to sleep and sleep disturbances, In : Kryger, M.H., Roth, T. & Dement, W.C. (eds.), *Principles and Practice of Sleep Medicine, 6th ed*, Elsevier : Philadelphia, p. 208.

第3章
睡眠中の心理現象

・この章のポイント

　睡眠中に起こる心理現象には、出現する時期によって大きく3種類ある。入眠期に現れる入眠時心像、ノンレム睡眠中に生じる夢体験、そしてレム睡眠中に生じる夢体験である。目覚めた際に「今、夢をみていた」と感じる場合、そのほとんどがレム睡眠中の夢体験である。レム睡眠中には、心霊体験のように感じられる金縛り体験や、眠っている最中に「今、夢をみている」と自覚できる明晰夢体験、そして悪夢も生じる。本章は、睡眠中に生じるこれらの心理現象を取り上げ、そのメカニズムや機能について解説する。特に金縛り体験や悪夢の解説では、これらの心理現象が睡眠および心身の不調を反映しうることを知ってもらいたい。

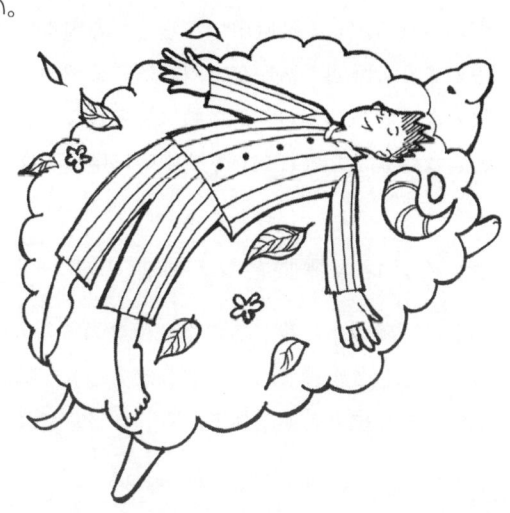

1. ノンレム睡眠とレム睡眠の特徴と心理現象

睡眠中の心理現象は、睡眠の状態によって異なることが知られている。図1は、覚醒、ノンレム睡眠、レム睡眠中におけるヒトの行動、睡眠ポリグラム、心理的体験をまとめたものである [Hobson & Stickgold, 1994]。上段のヒトの図は、睡眠中に姿勢が変化する様子を示している。2段目は睡眠経過図を示し、覚醒から睡眠へと睡眠段階が移行し、ノンレム睡眠の後にレム睡眠が生じる様子を時系列的にあらわしてしている。3段目は睡眠ポリグラムを示す。筋電図（electromyogram: EMG）は、覚醒中で最も振幅が大きく、ノンレム睡眠で中程度、レム睡眠中に最小となり、レム睡眠中に抗重力筋の脱力が生じていることを示している。脳波（electroencephalogram: EEG）と眼電図（electrooculogram: EOG）は、ともに覚醒中とレム睡眠中で活発化し、ノンレム睡眠中は非活発化する。脳波は、覚醒中とレム睡眠中で速波化するが、ノンレム睡眠中は徐波化している。また、眼電図は、覚醒中とレム睡眠中に急速眼球運動がみられる。ノンレム睡眠中にも眼電図に揺らぎが認められるが、これは眼球運動によるものではなく、徐波化した脳波の影響を受けて生じたものである。

4、5段目は、心理現象の特徴を示し、6段目は体動の特徴を示している。覚醒中の感覚と知覚は、外的な刺激によって発生し、鮮明で、思考内容は論理的で志向性も高い。これに対して、ノンレム睡眠中は感覚と知覚が鈍い、または欠如している。思考内容は論理的であるが、その内容には反復や停滞がみられる。レム睡眠中になると、心理現象は内的に発生し、あたかも覚醒中のように鮮明であるが、内容は非論理的で奇妙になる。運動指令は出ても出力が遮断されており、体動は見られない。そのため、夢の内容を行動に移すことはなく、寝言もレム睡眠中には生じない。

2. ノンレム睡眠とレム睡眠の夢

夢は「睡眠中に生じる自覚的体験のうち鮮明な感覚性心像（imagery）をもつもの」と定義される。または「ヒトが睡眠中に受容する、感覚、イメージ、感情そして思考の連続体である」と定義され、夢の特徴として、（1）幻覚様

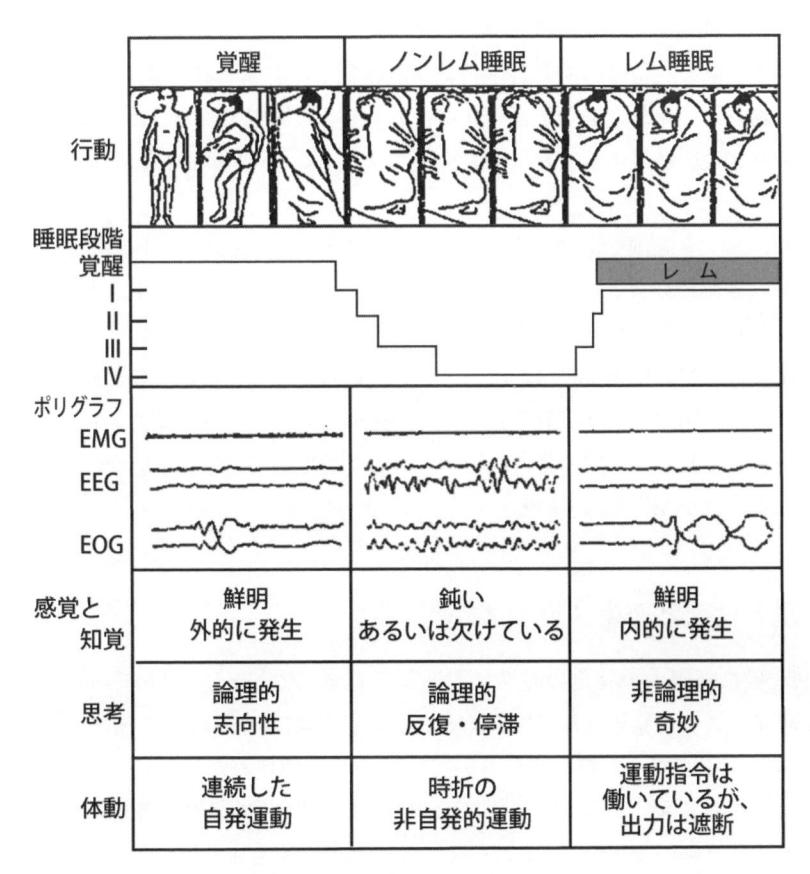

図1　覚醒・ノンレム睡眠・レム睡眠中の行動、ポリグラフおよび心理体験、体動の変化（Hobson & Stickgold, 1994 を一部改編）

＊ポリグラフ記録は、筋電図（EMG）,脳波（EEG）と眼電図（EOG）を示す。各約20秒間の記録。

のイメージ体験（主なものに視覚・聴覚イメージ）、(2) 物語風の構造、(3) 断続的で不調和、不安定な奇異的知覚特性、(4) 強烈な情動性、(5) 体験していることをあたかも現実のもののように受け入れている、(6) 忘れやすい（夢の記憶欠如）の6つの要素に分類されている。

　レム睡眠中とノンレム睡眠中では、夢の内容が異なることが報告されている。レム睡眠中には、ノンレム睡眠中よりも夢体験が多く、内容もより鮮明でありありとしており、情動要素も伴い、ストーリー性も高い。朝目が覚めて、「今、夢をみていた」と感じる時はレム睡眠中に起きた場合が多い。レム睡

眠中には、80%以上の確率で夢報告が得られ、この結果は、実験者間でも一致がみられる。これに対して、ノンレム睡眠中の夢の聴取率は、0〜54%と、実験者間で結果が異なる。これは、ノンレム睡眠中の夢の定義があいまいであり、実験者によってどこまでを夢とみなすかに違いがあるためと考えられている。

　一般に、レム睡眠の夢は、生々しく奇怪な夢様（dream-like）体験が多く、ノンレム睡眠の夢は、断片的で思考的（thought-like）体験が大半を占めると考えられている。レム睡眠中とノンレム睡眠中の夢の違いについて、①レム睡眠から覚醒した場合の報告は、ノンレム睡眠中の報告に比べて、内容が長く、より鮮明で、より活発そしてより情緒的な負荷が伴う。②ノンレム睡眠中の報告はレム睡眠中の報告に比べて、より思考的でより現実的な内容が含まれることが報告されている。

3. 夢の役割と発生メカニズム

　1953年に睡眠中の特定の時期に急速眼球運動（Rapid Eye Movements）が出現することが発見されて以来、それまで主観報告を頼りとした精神分析学的検討が中心だった夢研究において、夢の科学的検討が行われるようになった。その結果、レム睡眠とノンレム睡眠中の夢に違いが生じる原因として急速眼球運動の関与が示されている。レム睡眠中でも眼球運動が連続して出現する時期（phasic期）では出現しない時期（tonic期）よりも夢体験が多く、内容もより鮮明で情動性も高まることがわかっている。

　夢の役割に関する仮説として、本能行動を放散させるために夢が生じるとするFisher仮説、行動プログラムの作成とシミュレーションの内容を反映して起こるとする説、忘れるために夢を見るとする夢-忘却仮説、そして夢は記憶の再生と再処理過程を反映するとする説などがある。しかし、未だ夢の役割については分かっておらず、現時点で少なくとも言えることは、鮮明な夢を見るような生理活動が睡眠中、特にレム睡眠中に存在するということである（活性化-合成仮説、感覚映像-自由連想仮説）。

　1990年代後半より盛んに行われるようになった脳機能イメージング手法を用いることで、レム睡眠中の脳活動状態について検討されるようになった。

その結果、レム睡眠中には、前頭連合野など高次脳の活動が低下するが、レム睡眠の発現に関与すると考えられる橋被蓋の活動は亢進し、扁桃体などの大脳辺縁系や2次視覚野を中心とした視覚領で神経活動が活発化していることが示されている。このことは、レム睡眠中の夢が、印象的で視覚的要素も鮮明である一方、内容は奇異で非現実的なものが多いという特徴をうまく説明できる。2次視覚野が活発化していることで夢内容が鮮明になり、さらに、情動に関与する扁桃体が活発化することで、情動性が高まり、印象的なものになる。また、前頭連合野の活動が低下しているために、内容にまとまりがなく奇異で、非現実的なものになる。ただし、レム睡眠における脳内活動と夢内容との関連については、このように単純化できるものではなく、さらに詳細な検討が必要といえる。

　レム睡眠・ノンレム睡眠に限らず、夢のストーリー性・思考・感覚体験は、睡眠中に生じるオフラインの学習や記憶処理過程における1つまたは複数の要素から生じると考えられている［Stickgold & Wamsley, 2017］。近年、入眠期およびノンレム睡眠中の夢体験を対象に、就床前に行った学習内容が夢に組み込まれた場合には、記憶固定が促進されることが報告されている。一方で、特定の記憶内容が直接そのまま夢内容に組み込まれるわけでもない。夢の役割は未だ分かっていない。しかし、睡眠中の脳活動状態および就床前の記憶情報との関連を検討することで夢の発生メカニズムの解明が出来れば、そこで生じる夢の役割についても改めて検討できると考えられる。

4.　入眠時心像と発生メカニズム

　睡眠中に生じる心理的体験のうち、レム睡眠中に出現する心理的体験が鮮明でありありとした夢様（dream-like）であり、ノンレム睡眠中が思考的（thought-like）であるのに対して入眠期の心理的体験である入眠時心像（hypnagogic imagery）は、覚醒から睡眠へ移行する連続性の中で出現するため生活様（life-like）な心理体験であるとされている。入眠時心像は、情動的要素とストーリー性に富んだレム睡眠中の夢体験と異なり、断片的な視覚的要素で構成される場合が多い体験である。視覚的要素には、色彩や幾何学模様、人物や静物物体、風景や複雑な場面が出現する。音や声が聞こえたり、

体が浮かんだりする場合も報告されている。

　入眠時心像と関連する脳活動について、入眠期を 9 段階の脳波に分類した脳波段階の変化と入眠時心像の変化を検討した研究により、α 波が消失して θ 波が安定して出現する時期（脳波段階 6：頭頂部鋭波散発期）をピークに入眠時心像が出現することが示されている。脳の情報処理系は、常に何らかの処理を実行し続ける性質があり、入力情報が不足すると、自分の手持ち情報を記憶貯蔵庫から取り出して不足分を補い、情報量を最適水準に維持しようとする。このようにして発生したものが入眠期や睡眠中の心像であると考えられている。入眠時心像が出現しやすい脳波段階 6 は、安定した睡眠状態へと移行する時期であり、外界との情報のやり取りが減少するため、情報量のバランスを保とうとした脳が作り出した現象と考えることができる。

5.　レム睡眠中に特有の心理的体験

（1）金縛り

　睡眠中におこった金縛り体験の典型例として、次のような例がある。「突然目が覚めた。全く動けず、しゃべれない。目の前には、何か僧侶のような格好をした人がいて、私のお腹の上にのっかかっている。私はとても恐怖を感じた。」このように、金縛り体験の特徴は、①動けない、②しゃべれない、③不安感や恐怖感を伴う、④胸の上に何かが乗っている感覚がする、⑤誰かがいるような気配を感じる、⑥聴覚・視覚・触覚に関する幻覚症状などが生じる、があげられる。

　日本人大学生 635 名（男性 390 名、女性 245 名，平均 19.6 歳）を対象とした調査より、金縛り体験を経験したことのある人は、男性で 37.7%、女性で 51.4% おり、全体では 43.0% の人が体験していた。金縛りを初めて体験した年齢を尋ねたところ、女性では 15 歳、男性では 17 歳と回答した人が最も多いことが報告されている。

（2）金縛り体験の発生メカニズム

　金縛り体験は、入眠直後にレム睡眠が発生することで生じる。一方で、健常者はノンレム睡眠が出現した後でないとレム睡眠は発生しないため、通常、入眠時に金縛りを体験することはない。しかし、中途覚醒によって、もしレ

ム睡眠から再入眠することがあるとすれば、そのときに金縛り体験が起こると考えられる。

　そこで、金縛り体験を頻繁に経験する人を対象として、睡眠中断を行い入眠時レム睡眠を起こさせ、金縛り体験を人工的に誘発させる実験が行われた。その結果、成功率自体は低いものの、全記録のうち、9.4% で金縛り体験を誘発することに成功した。金縛り体験中は、脳波に高振幅の α 波が多く出現する。α 波は通常、覚醒中に出現する脳波であり、ノンレム睡眠中には出現しない。しかし、レム睡眠中には、しばしば α 波が出現する。この結果より金縛り体験中は覚醒水準が高く、自分は目覚めていると感じられることが予想できる。その一方で、レム睡眠中は抗重力筋の脱力が生じているため体に力が入らない。そこに、レム睡眠中に特有の鮮明でありありとした情動豊かな夢見体験が生じ、自律神経系の活動も乱れる。そのため、「胸の上に誰かがのっている」などの恐怖体験へとつながると考えることができる。

（3）金縛り体験と睡眠および心身の不調

　入眠時レム睡眠は、中途覚醒後の再入眠時に生じる。そのため、金縛り体験の発生要因として、第 1 に中途覚醒が頻繁に起こることがあげられる。身体的および精神的なストレス状況下や、不規則な生活、徹夜後に昼寝をするなど、通常の睡眠覚醒リズムが崩れると、夜間睡眠中に中途覚醒が起こりやすい。金縛り体験の初発の年齢として多く報告されている、15 〜 17 歳は、ちょうど思春期から青年期と対応し、第二次性徴に伴う生物学的な要因が高まる。さらに、受験期とも一致し、環境要因の影響も大きい。精神的・身体的ストレスが高まることで、中途覚醒が起こりやすいと考えられる。第 2 に、中途覚醒から再入眠したとき、レム睡眠が出現しやすい状況にあること、つまりレム睡眠圧が高いことが要因となる。特に早朝の最低体温付近の再入眠の場合、入眠時レム睡眠が出現しやすい。また、中途覚醒が、レム睡眠が始まる直前であるほど、入眠時レム睡眠が発生しやすくなる。

（4）悪夢

　睡眠中に嫌な夢でうなされて目が覚めることがある。一般人口の 2 〜 3% の人が頻繁に悪夢を経験することが報告されている。また、悪夢を見て目が覚めてしまうという体験を一晩に何度か繰り返す場合には悪夢障害となる。

　レム睡眠中には負の感情をつかさどる扁桃体が特異的に賦活する。これが、

しばしば夢に負の感情が伴う原因と考えられる。そのため、夢に感情、特に負の感情が伴うこと自体は、レム睡眠中の生理現象を考えると自然な現象といえる。近年、レム睡眠中に生じる自律神経機能の不安定化も負の感情体験の原因となることが示唆されている。

しかし、悪夢を見るのが怖くて眠れない、寝た気がしないなど精神的なストレスを感じる場合、これが不眠のきっかけとなる場合や、背景にうつ状態など精神疾患が潜む場合もあるため、注意しておく必要がある。

(5) 悪夢の発生メカニズム

発熱時の睡眠中に悪夢体験が伴うことが多い。悪夢の発生メカニズムにはレム睡眠に特有の生理現象である、自律神経活動の変動と扁桃体などの大脳辺縁系の賦活が関与すると考えられる。

ノンレム睡眠に比べてレム睡眠中には血圧・心拍数が増加する。特に呼吸数はノンレム睡眠中と比較してレム睡眠中には 10 〜 20% 増加するとともに、不規則な変動を示すことが報告されている。電気生理学的手法を用いた研究により、レム睡眠中の扁桃体と自律神経活動中枢の関連が報告され、夢の情動性（悪夢）とレム睡眠中の自律神経活動の関連が提案されている。

レム睡眠中には日中の感情体験（特に負の感情）に関与する脳機能の活性化が生じており、自律神経活動とともにレム睡眠中の悪夢の発生の生理的基盤となることが考えられる。発熱時の悪夢体験は、発熱により亢進した自律神経活動が、レム睡眠中に扁桃体など特定の脳活動とのリンクをより強化することで、出現すると予想できる。また、発熱時など自律神経活動が亢進している場合だけでなく、日中におけるストレス体験や嫌な事柄は負の情動刺激として、悪夢に反映される場合がある。この際の悪夢もレム睡眠中に特有の機能や生理現象が基盤となると考えられる。

(6) 悪夢と睡眠および心身の不調

古くより、悪夢には精神疾患や特有の性格特性が関与することが示唆されている。これに加えて近年では、睡眠の質や不調が悪夢の発生要因となることも報告されており、悪夢の発生には精神疾患と睡眠の質がそれぞれ独立して影響を及ぼす可能性が示されている。

悪夢の発生には、統合失調症やうつ病、PTSD（Post Traumatic Stress Disorder: 心的外傷後ストレス障害）など精神疾患が関与することが報告さ

れている。先行研究より PTSD 患者には、悪夢の反復が特徴的に現れることが報告されている。さらに PTSD 患者にはレム睡眠の短縮、レム睡眠から別の睡眠段階へのシフトの増加、レム睡眠からの覚醒の増加といった、レム睡眠の異常（レム睡眠の分断や中断）が増加することが報告されており、レム睡眠からの覚醒と悪夢との間には正の相関関係が見られている。また、悪夢の出現頻度と関連がある性格特性としては、神経症質、精神病質、境界性人格、境界線の薄さ、被暗示性、夢想性、審美性そして創造性などとの関連が報告されており、特に精神病質性と自我強度の弱さと有意な相関が報告されている。

　近年では、特定の精神疾患を伴わない人々において、不眠傾向や主観的な睡眠の質も悪夢の発生要因となることが報告されている。不眠傾向や睡眠の質の悪化を招く日常の気がかりごとや、大きなライフイベント、ストレスコーピングやソーシャルサポート環境と悪夢の関与が示されている。特に、悪夢発生の心理生理的背景を備えているレム睡眠は、睡眠前に見た情動刺激によりレム潜時が短縮するなど、日中のストレスや心身の健康状態の影響を敏感に反映する。

（7）明晰夢とその発生メカニズム

　眠っている人が夢を見ている最中に、「今夢を見ている」と自覚している夢を、明晰夢（lucide dream）という。ドイツ人成人で検討したところ調査対象者 922 名中 51％が 1 回以上明晰夢を見たことがあり、10 代や大人よりも 10 歳以下の子どもで経験が多いことが報告されている。

　脳波によりレム睡眠中であること、参加者自身の眼球運動により「今明晰夢を見ている」ことを確認した参加者 3 名について、明晰夢中の脳波測定を行った知見がある。この知見により、覚醒中の方が明晰夢中より α 活動が増大し、δ および θ 波活動は明晰夢とレム睡眠中で同程度、γ 波活動は明晰夢の方がレム睡眠中よりも増大することが示されている。γ 波活動の増大は、前頭部および前頭 - 側頭部で見られた。また、明晰夢中の脳活動同調の程度は、レム睡眠中よりも覚醒中と類似していた。レム睡眠中にも関わらず前頭部の活性化が高まる様子から、明晰夢とは覚醒状態とレム睡眠のハイブリッド状態であることが示唆されている。明晰夢で賦活が生じる前頭部は扁桃体をコントロールする役割を持つことが知られている。今後、明晰夢研

究が悪夢治療の一助（悪夢体験中における扁桃体制御）を担う可能性がある。

6. 夢の発生メカニズムと役割に関する仮説

(1) Fisher 仮説

　夢は「本能的衝動を放散させるために生じる」。レム睡眠を選択的に剥奪することで闘争行動が増加するのもこの理論を裏付ける根拠であると考えられる。近年ではレム睡眠の情動調整機能が報告され、レム断眠をすることで脅威刺激に対する感情反応が強化されることや、十分な睡眠及びレム睡眠を取ることで表情認知がより適応的になることが報告されている。これらの知見は夢の役割を提唱する理論としてよりも、レム睡眠の機能的意義を示す知見として注目されている。

(2) 活性化‐合成仮説

　夢体験をレム睡眠中の生理現象の1つとして捉えている。この仮説によると、レム睡眠中には脳幹に存在するレム睡眠の発現中枢機構から神経信号が発信されることで、大脳皮質が賦活され、脳内の記憶情報がランダムに取り出されて夢体験が生じる。同じく脳幹の指令により出現する急速眼球運動も大脳皮質を活性化させる要因となる。

(3) シミュレーション仮説

　夢は「行動プログラムの作成とシミュレーションの内容を反映して起こる」。ネコの夢幻様行動では、脳幹の脱力中枢を破壊されたネコはレム睡眠になると突然起き上がり、捕食行動や闘争行動を行う。これらの行動は遺伝情報としてあらかじめプログラムされた行動であることから、レム睡眠中には、生きて行くために必要な行動の予行練習（シミュレーション）が行われると考えられた。

(4) 感覚映像‐自由連想仮説

　前出の活性化‐合成仮説によると、レム睡眠中には脳幹に存在するレム睡眠中枢機構の働きで大脳皮質が賦活され、ランダムに情報が取り出される。これに対して、感覚映像‐自由連想仮説では、脳幹から神経信号や急速眼球運動が生じるたびに、現在の情報と連想関係にある情報が取り出され、その結果、夢にストーリー性が生じるとしている。

(5) Crick-Mitchison 仮説

「夢は忘れるために見る」という夢 - 忘却仮説が提唱されている。この仮説によると、レム睡眠中に日中に獲得した情報を再処理し、余分・不要な情報を削除したり情報の修正を行う過程が生じる。夢はこの過程により修正・削除された情報が資源となって生じる。この仮説については、近年、睡眠中の記憶固定化を説明する仮説として提唱されたシナプスホメオスタシス説と対応しており、レム睡眠の機能的意義としても興味深い説といえる。

(6) Winosn 仮説

　夢は「記憶の再生と再処理過程を反映する」とする仮説を提唱した。この説は夢 - 忘却説とは反対に、しっかり記憶するために夢をみると考える。ラットを用いた神経科学的検討により、レム睡眠中に特有の θ 波は、日中の記憶過程中に生じる海馬 θ 波と対応していることや、睡眠前に視覚運動課題を行った参加者は行わなかった参加者に比べて、レム睡眠中の視覚 - 運動の機能的コネクションが高まることが報告されており、これらの知見はWinson 仮説と対応する。夢には日中の記憶体験がしばしば登場する。夢の生成メカニズムと記憶過程に関する検討はレム睡眠の機能的意義研究としても重要である。

（小川景子）

参考文献

堀　忠雄（編）　2008　『睡眠心理学』　北大路書房

小川景子　2015　「悪夢と金縛り」『こころの科学』〈特別企画 不眠症〉, 1, pp.29-34.

小川景子　2015　「夢の発生メカニズム」『睡眠医療』〈特集 睡眠と夢〉, 9 (4), pp. 485-490.

Stickgold. R. & Wamsley, E. J., 2017, Why we dream. *Sleep Medicine*, 6 (48), pp. 509-514.

図版出典

図 1　Hobson, J. A., & Stickgold, R., 1994, Dreaming: a neurocognitive approach. *Consciousness and cognition*, 3, pp. 1-15.

第4章
睡眠と生体リズム

・この章のポイント

　「何時間眠るのが理想的か」とは、睡眠研究にたずさわる者が常に聞かれる質問である。この質問の背景には、睡眠に一定の「必要量」があり、その「必要量」を満たすことが健康につながり、それに満たない場合には不健康を招くという考えがあると思われる。しかし、睡眠は体内時計の活動を背景として生じる生体リズム現象の１つであり、単に量的に十分か否かでは、理解不可能な現象である。この章では生体リズムに関する基本的な知識を紹介する。快眠や健康的な覚醒を得るための睡眠改善学の応用を学ぶためには、基礎となる必須学習事項である。

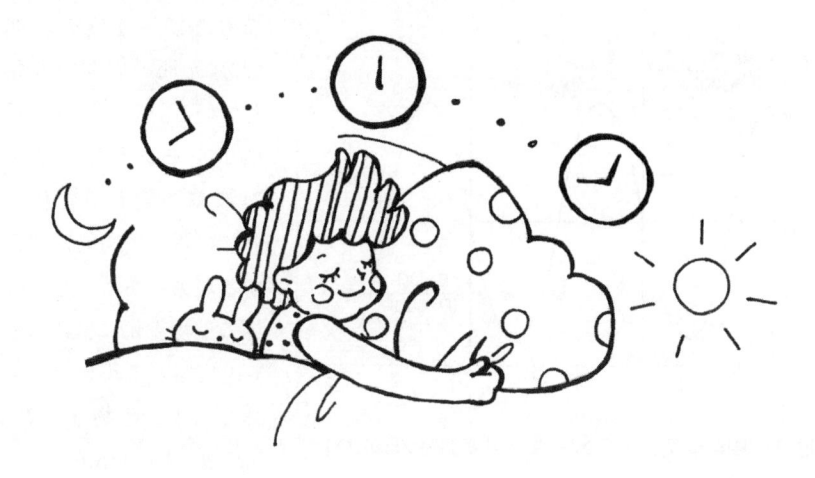

1. 生体リズムとは

　「私は、いつでも眠ることができます」と誇らしげに言う人がいる。また、「眠りは体にとって大切な休息なので、8時間以上、眠ることを心がけている」という人も少なくないだろう。また、多くの人が、夜更かしをして睡眠時間が足りないときに翌日に昼寝をしたり、平日の睡眠不足を補おうと週末は昼頃まで眠ったりしている。こうした行動の背景には、睡眠には必要量があって、それ以上とらないと健康に差障りがあるという考えや、睡眠の不足分は改めて眠ったときに取り返せるという「引き算と足し算の関係」にあるという考えがあるのではないだろうか？

　では、徹夜をした翌日には、二日分眠るのだろうか。断眠のギネス記録は1964年にアメリカの17歳の高校生ランディ・ガードナー（Randy Gardner）が行った264時間25分（11日間）である。彼は、断眠中、様々な障害を示したが、その後、11日分ではなく、ほぼ2日分にしかならない14時間40分眠った後は、何の障害も示さなかったのである。これらの事実は「不足した量と同じ量の眠りを後で補う」という考え方は必ずしも事実によって支持されない事を示している。

　われわれヒトを含めた生物には、その状態が周期的に変化する傾向、つまりリズムが存在する。睡眠と覚醒は、24時間を通して考えれば、意識水準の24時間の変化と考えられるし、我々の体温も午後に高く、明け方に低くなり、0.5〜1度の範囲で24時間の周期で変化している。それ以外に各種ホルモンも分泌量を24時間の周期で変化させている。周期的に変化する現象であっても、外界の環境変化に単純に依存して現れる現象を「生体リズム（生物リズム）biological rhythms」と

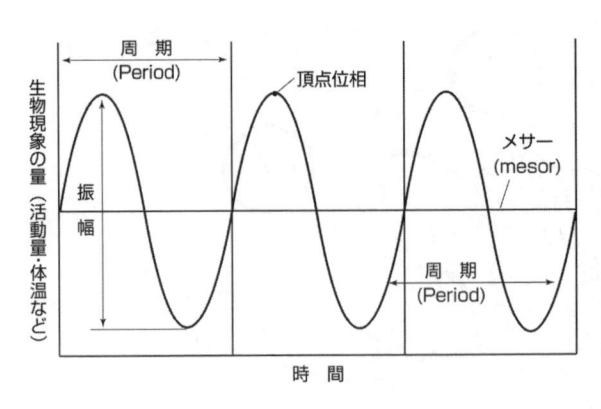

図1　周期現象のパラメータ [千葉,1975より]

は呼ばない。生体リズムとは、周囲の環境が恒常であっても持続するものを指す。つまり、外界の変化に対応して生じるのではなく、体内にある時計機構、つまり生物時計（biological clock）に基づいて生み出される現象を指している。生体リズムは、その周期の長さによって大きく三種類に分類されている。周期が 24 時間に近いものをサーカディアン・リズム（circadian rhythm、概日リズム）と呼び、それを基準として、より周期が短いものをウルトラディアン・リズム（ultradian rhythm）、より長い周期を持つものをインフラディアン・リズム（infradian rhythm）と呼ぶ。

　ウルトラディアン・リズムには、約 90 分周期で出現するレム睡眠のリズムや、約 2 時間の周期で現れる日中の眠気のリズムや、24 時間の二分の一の周期（12 時間）で現れるサーカセミディアン・リズム（circasemidian rhythm）などが知られている。

　また、インフラディアン・リズムとしては、その周期の長さによって、約 2 日のサーカビディアン・リズム（circabidian rhythm）約 1 週間のサーカセプタン・リズム（circaseptan rhythm）、約一月のサーカルナー・リズム（circalunar rhythm）、約一年のサーカアニュアル（概年）・リズム（circaannual rhythm）などが区別されている。

　リズム現象は、周期（period）と位相（phase）と振幅（amplitude）という 3 つのパラメータによって記述される（**図 1**）。周期現象の時間的長さを周期、一周期内のある時点を位相と呼び、最大値を示す時点を頂点位相（acrophase, peak time）、最大値から最小値までの幅を振幅と呼ぶ（物理的現象としての振動では平均値からピークまでの値を指す）。

2.　サーカディアン・リズム

　3 つの概リズムの中で特によく調べられているのは、サーカディアン・リズム（circadian rhythm）である。サーカディアン・リズムとは、ラテン語の circa（約）と dies（1 日）からなる造語で、Halberg によって命名された。Halberg は、統計学的な配慮から、24 時間 ±4 時間、つまり 20 時間から 28 時間の周期を示すものをサーカディアン・リズムとした。実際の計測値のほとんどは、この範囲内に収まるものの、この範囲を逸脱する場合もある。他

の研究者は、周期による定義に加え、自律性、同調性、温度補償性などの諸性質を備えた内因性振動機構に支配されているものをサーカディアン・リズムと考えている。

　自律性とは、先に述べたように、環境の周期的な変化に対応して生じるのではなく、生物に内在する自律性の振動の表現であること、すなわち、周期的な温度変化や照度の変化のない、いわゆる恒常環境下（constant condition）でもリズムが継続して生じることを指す。恒常環境下で、生体は24時間から少しずれた周期で継続するが、この周期をフリーラン周期（free-run period）と呼び、その個体特有の周期であると考えられている。ヒトの場合、フリーラン周期は、通常24時間よりも少し長いが、動物種によっては、24時間よりも短いフリーラン周期を示すものもある。

　同調性とは、外界の周期的変化に対して生体が持つリズムが同調（synchronization, entrainment）することを指す。上述したように、生体リズムとは、外界の周期的な変化（リズム）が存在しなくても、自律的に継続するリズムを指すが、いったん外界のリズムが提示された場合に、その外界のリズムに対して、自らを同調させようとする性質を持つ。このような性質を同調性と呼び、同調対象の環境要因を同調因子（Zeitgeber, synchronizer, entrainer）と呼ぶ。

　温度補償性（temperature compensation）とは、サーカディアン・リズムの周期が温度の影響を受けないことを指す。化学反応を伴う生理現象の多くは温度に依存して、通常温度が10℃上昇するとその反応速度は2から3倍となる。ところが、サーカディアン・リズムのフリーラン周期は温度変化の影響をほとんど受けない。これをフリーラン周期の温度補償性もしくは、温度不依存性（temperature independence）という。

3. 体内時計（生物時計）の所在

　生体リズムを発現させている時計機構、すなわち体内時計はどこにあるのだろうか。動物実験において視床下部の内側基底部にある視交叉上核（suprachiasmatic nucleus: SCN）を破壊すると睡眠・覚醒を含むサーカディアン・リズムが消失する。網膜からの光の情報は、通常の視覚情報経

路とは別に視交叉上核に直接到達する経路が知られており、網膜視床下部路（retino-hypotalamic tract）と呼ばれている。視交叉上核が真の体内時計であると言うためには、視交叉上核の破壊だけでは不十分である。視交叉上核が真の体内時計からの単なる中継核である可能性が否定できないからである。ところが、視交叉上核を島のように脳の他の部位から切り離してしまった場合、視交叉上核の中でのみ神経活動のサーカディアン・リズムが観察され、視交叉上核以外の脳部位では、サーカディアン・リズムは消失した。また、視交叉上核を破壊され、サーカディアン・リズムを消失したラットに、他のラットから視交叉上核を移植すると一度失ったサーカディアン・リズムが再開した。このような事実から、視交叉上核が体内時計の実体であることが証明されたのである（図2）。

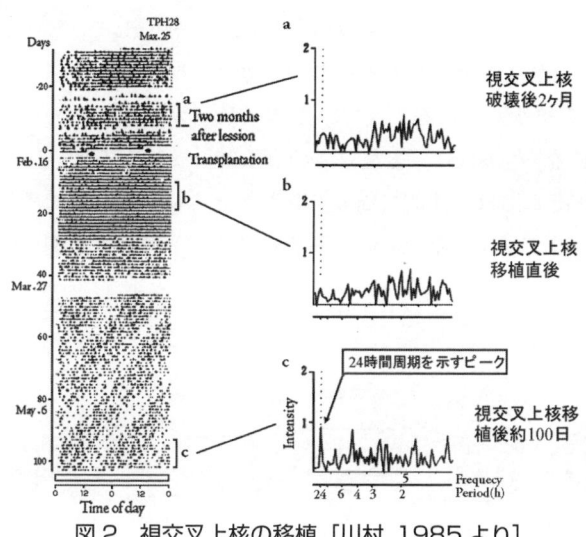

図2　視交叉上核の移植 ［川村,1985より］

　しかしながら、視交叉上核の破壊後も、非常に減弱した状態ではあるものの、視交叉上核以外の神経や内分泌系器官が弱い自律的なサーカディアン・リズムを示すことが報告されている。さらに、組織レベルでリズムの減弱が認められる場合でも、細胞レベルではリズムが継続しており、細胞間でのリズムの脱同調が背景にあることも明らかとされている。つまり、視交叉上核がすべてのサーカディアン・リズムを一義的にコントロールしているというのは、あまりに単純化したモデルであると言えるだろう。

　これら視交叉上核以外でのサーカディアン・リズムと視交叉上核との関係は未だ明確とは言えないが、後述する内的脱同調の背景にこのような視交叉上核とそれ以外のリズム機構が関与している可能性があるのではないかと言われている。

4. 時計遺伝子

　サーカディアン・リズムは、複数の時計遺伝子と呼ばれる遺伝子の相互作用によって実現されている。時計遺伝子の BMAL1（ビーマル 1）及び CLOCK（クロック）が別の時計遺伝子 PER（ピリオド）、CRY（クライ）などの時計遺伝子の発現を促す。それによって合成された PER タンパク質及び CRY タンパク質は、再び細胞核内へと移行して、BMAL1 及び CLOCK による転写活性を抑制する。このネガティブフィードバック機構が 24 時間の周期で繰り返されることで、生体はサーカディアン・リズムを生じさせることになる（図 3）。また、この分子時計システムは、ほぼ全身の組織に存在し、それらは自律的に周期を刻むとともに、主時計である視交叉上核の支配を受けて調和した全身のサーカディアン・リズムを実現することになる。

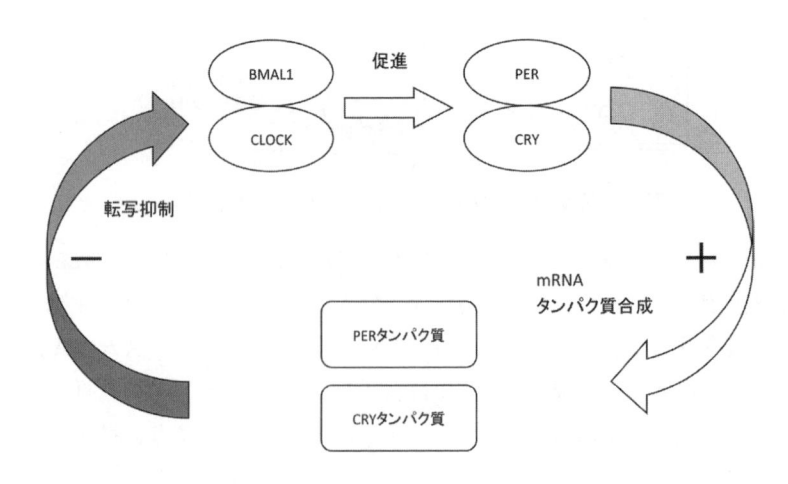

図 3　時計遺伝子によるネガティブフィードバック機構

5. サーカディアン・リズムと光

　同調性についての解説でも述べたとおり、サーカディアン・リズムは外界の環境因子に同調をする。特に、外界の光は、サーカディアン・リズムに対して強い影響を及ぼす。恒常暗の環境下でフリーランしている行動リズムを示す動物に短時間の光照射（光パルス）を行うとリズムの位相が変化する。位相変位の方向と大きさは、リズムのどの位相に光を照射したかによって異なる。

（1）位相反応曲線

　上記をサーカディアン・リズムの位相反応（phase response）と言い、光パルスを与えた位相（サーカディアン時：circadian time: CT, フリーラン時の周期を1日とした場合の時刻）と位相変位の方向と大きさの関係を表した図を位相反応曲線（phase response curve: PRC）と呼ぶ（図4）。位相反応曲線の形は、種を超越して驚くほど類似しており、主観的夜（夜行性動物では活動期、昼行性動物では休息期）の直前から中ごろまでに光パルスを当てた場合には、リズム位相は後退し、主観的夜の後半から主観的昼（夜行性動物では休息期、昼行性動物では活動期）の初めに光パルスを照射した場合には、リズム位相は前進する。また、主観的昼のなかごろに光パルスを与えても位相変位は起こらないことが多い。

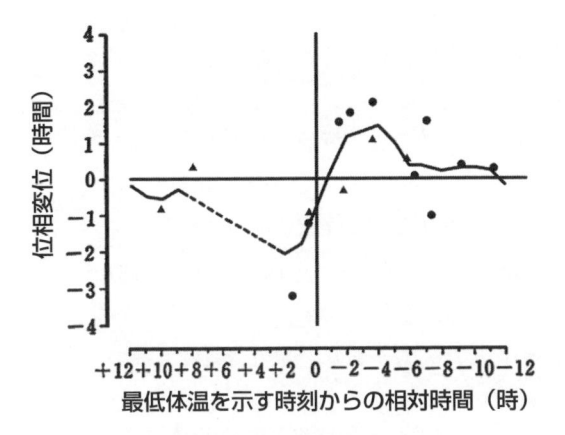

図4　ヒトの位相反応曲線
[Minors et al., 1991 より]

　他の動物種と比較してヒトは、かなり強い光（2,000ルクス以上）でないとリズムが位相変位しないとされてきた。実際、高照度の光は、ヒトのリズム位相の変化に強い影響力を持つ（図5）。では、弱い光は、リズムに何の影響も無いかと言えば、そうではなく、室内照明程度（数百ルクス）の光でも、影響力は弱いも

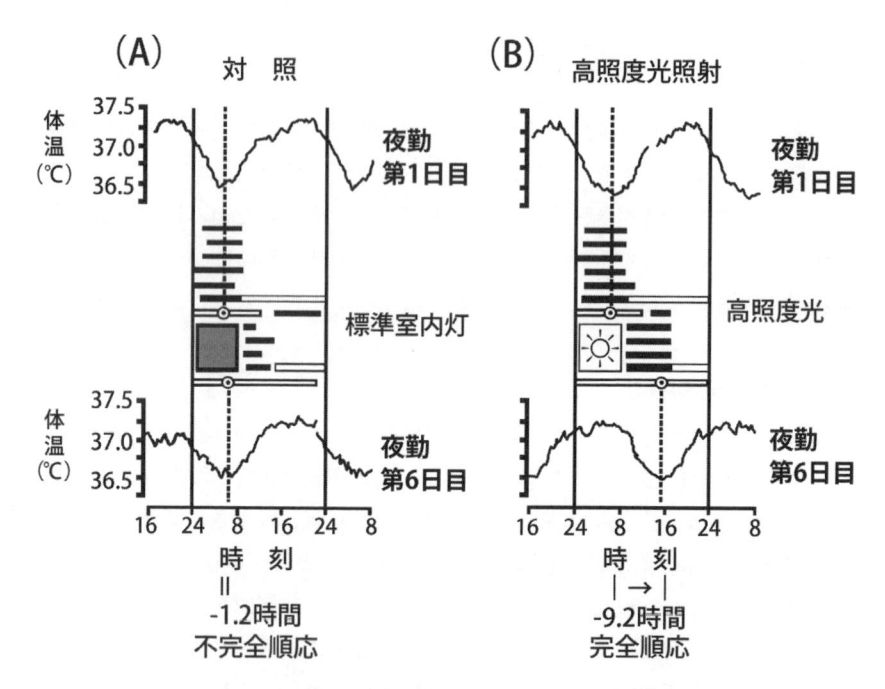

図5　高照度光による睡眠覚醒リズムへの影響

(B) 高照度光によって睡眠覚醒リズムと体温リズムが夜勤のスケジュールに適応しているが、
(A) 標準室内灯による対照群では、夜勤に適応できていない。[Czeisler et al., 1990 より]

のの、リズムの位相を変位させることが出来る（図6）。つまり、室内光と
いえども、その影響を無視することは出来ないということである。

（2）ブルーライトと生体リズム

　さらに、光の強さ（照度）だけではなく、光の色（波長）も生体リズムの
位相変位にとって重要である。波長の長い（赤に近い）色の光に比較して、
波長の短い光、いわゆるブルーライトが、より大きな位相変位やメラトニン
抑制や覚醒効果を生じさせることが分かっている。その効果のピークは約
440-490nm であるとされる。

　視交叉上核には、視神経から枝分かれした入力があり、光の情報によって
サーカディアン・リズムは影響を受けている。網膜の一番奥には物を見るた
めの光受容細胞である錐体と桿体が存在する。そして網膜の中間層には、錐
体と桿体からの出力を視神経となる網膜神経節細胞へと伝える双極細胞、そ

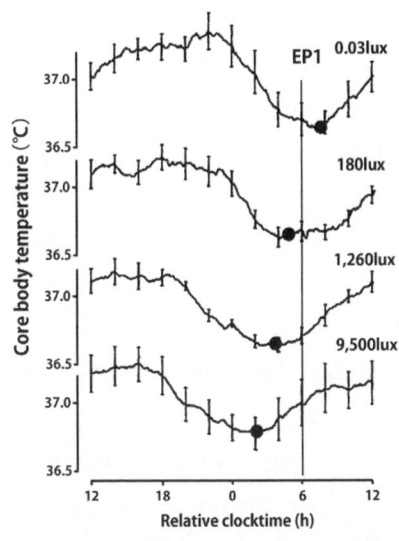

図6　照度による体温リズム位相への影響
100ルクス程度の照度でも約1時間の位相前進が認められる［Boivin et al., 1996 より］

して水平方向に情報のやり取りを行なう水平細胞やアマクリン細胞という細胞が、周囲の興奮を抑制して明暗を強調する側抑制という仕組みや視野の中での「動き」を検出する仕組みなどを実現させている。そして、網膜の表層には網膜神経節細胞が存在し、その軸索は、眼球の外に出て視神経を構成している。つまり網膜の表面にある網膜神経節細胞は、情報の通り道であると考えられていた。ところが、21世紀初頭に、この網膜神経節細胞の一部（1〜2%）に、光を感じる事の出来る細胞が存在する事が明らかとなった。これらは、内因性光感受性網膜神経節細胞（intrinsically photosensitive retinal ganglion cell: ipRGC）と呼ばれ、内部にメラノプシンという視物質を持ち、その視物質はいわゆるブルーライトに反応する。この細胞からの出力は物を見ること（視覚像の形成 image forming）にはほとんど関係がなく、視蓋前野オリーブ核や視交叉上核に投射し、瞳孔反射やサーカディアン・リズムに影響を与えている。このような神経連絡のため、私たちのサーカディアン・リズムに対して特にブルーライトが強い影響を及ぼしているのである。

これらの事から、室内照明として短波長の成分を含む昼光色の（白い光の）蛍光灯や LED 照明を使うか、長波長の成分を含む電球色の蛍光灯や LED 照明を使うかが、そこで生活する者の生体リズムの位相に影響する可能性が考えられる。

さらに、成人では年齢とともに水晶体の透明度が低下し、ブルーライトに対してフィルターの様に働くが、子どもの場合は、水晶体の透明度も高く、瞳孔径も大きいため、光の影響も、大人よりも強いと言われている。このため、子どもの睡眠を考えるときには、住宅の照明について考える事が重要となってくる。

6. 内的脱同調と外的脱同調

　図7は、時間的手がかり（同調因子）を排除した恒常環境下で、ヒトのサーカディアン・リズムがフリーランしている状態を示しているが、14日を過ぎたあたりから、体温のリズムは、それ以前と同様な約25時間の周期を維持しているのに対して、睡眠覚醒リズムは、約33時間の周期でフリーランするようになっている。このように個人（個体）の中の複数のサーカディアン・リズムが異なる周期でフリーランする事などによって、サーカディアン・リズム間の同調が崩れることを内的脱同調（internal de-synchronization）と呼ぶ。このように同一個人（個体）の中で、複数のリズム現象が存在することから、体内時計の複数存在を前提とする考えがあり、これを「複数振動子説」と呼ぶ。さらに、前述のように、臓器内での脂質代謝などの代謝リズムを支配し、食事の規則性が同調因子となっている生物時計の存在や、筋や皮膚にも生物時計遺伝子が発現していることなどが報告されている。

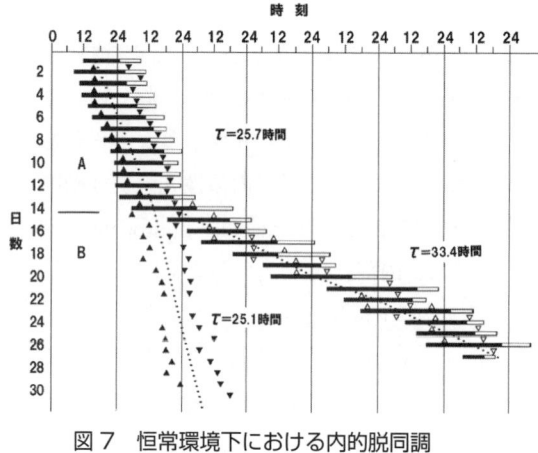

図7　恒常環境下における内的脱同調
[Wever, 1979 より]

　先に述べたようにサーカディアン・リズムを示す現象は、体温やホルモン分泌などのリズムから行動上のリズム、つまり睡眠・覚醒のリズムまでを含む。深部体温などのリズムは外界の環境要因の変化から比較的独立しているが、睡眠覚醒リズムは、外界の環境要因の影響を受けやすく、ヒトの場合、意思による変化も比較的容易であり、この2つのリズムは位相や周期が乖離することがある。深部体温などのリズムは、主時計（master clock）の強い影響下にあり、睡眠覚醒リズムは主時計から比較的独立した末梢時計（peripheral clock）に影響されていると考えられている。図8に内的脱同調に到る経過を模式図として示した。図中Aでは、外界のリズム（同調因子）

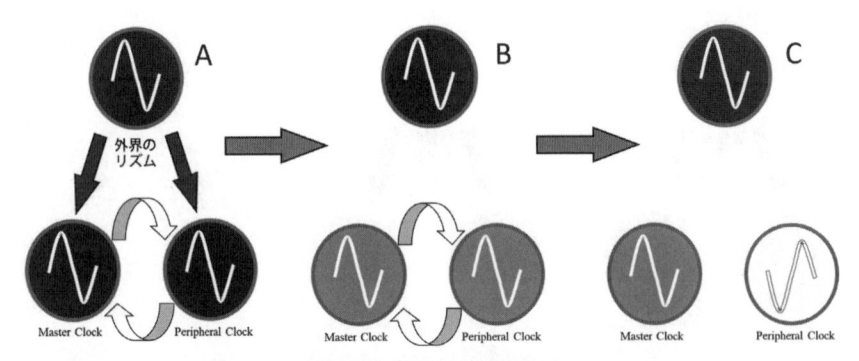

図8 内的脱同調の模式図
A. 外界のリズムと体内の複数のリズムが同調している状態
B. 恒常環境下で体内のリズムがフリーランした状態
C. 内的脱同調の状態

と体内の複数のリズム間の位相関係がすべて一致（同調）している。ところが、外界の時間的手がかりから隔離され、外界のリズムの影響を受けなくなると、体内の複数のリズムはフリーラン状態となり、ヒトの場合、24時間よりも少し長い周期でリズムが継続することになる（**図中B**）。したがって、外界のリズムを知る者からすると、外界のリズムと体内のリズムとの間に乖離が生じるが、完全な隔離環境下にある場合には、当事者にとっては、外界のリズム自体を感知し得ないので、外界のリズムとの間の乖離は問題にならない。個人（個体）内のリズムはフリーランの状態にあるが、個人内のリズム間の位相関係は同調状態にあるため、当事者にとっては、さしたる問題があるわけではない。ところが、しばらくすると個人内の複数のリズム間で周期が異なるなどの理由で、リズム間の同調状態が崩れ、内的脱同調状態となる（**図中C**）。内的脱同調状態では、個人は様々な不調を訴えるようになる。このような内的脱同調状態は、規則正しい生活を送っている限り、体験することはほとんどないが、数時間以上の時差のある地域への（航空機などによる）急速な移動や、交替性勤務など、外界の時間的手がかり（同調因子）と体内のリズムとの間の同調関係を崩すような行動は、結果として内的脱同調状態を生じさせる原因となりうる。通常は、**図9A**のように外界のリズムと体内の複数のリズムとが適切な位相関係を保って同調状態にある。しかし、**図9B**のように大きな時差のある地域への急速な移動や、交替勤務によって夜間に明るい人工照明下で働き（活動し）、日中は部屋を暗くして眠ろうと努

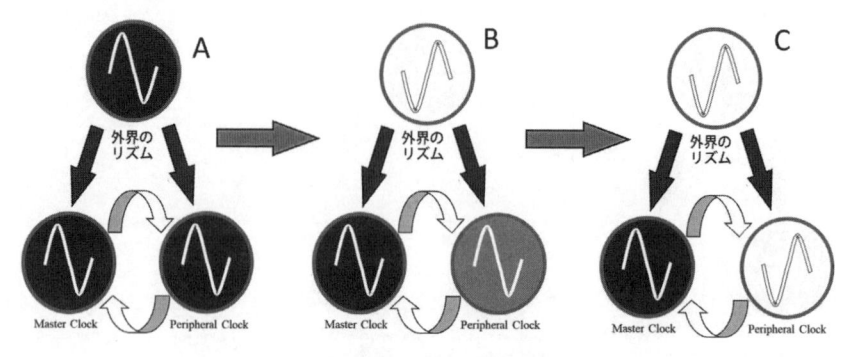

図9　外的脱同調の模式図
A. 外界のリズムと体内の複数のリズムが同調している状態
B. 外界のリズムが体内のリズムと脱同調した状態（外的脱同調）
C. 内的脱同調の状態

力するなど、外界の時間的手がかり（同調因子）の位相が急激に変化した場合、外界の時間的手がかりと生体リズムとの間に脱同調状態が生じる。これを外的脱同調（external de-synchronization）と呼ぶ。外界の時間的手がかりと内的なリズムが脱同調状態にあっても、それ自体は、生体にとって大きな問題とはならない。外部の時間的手がかり（同調因子）に対して生体が同調しようとする機能があり、その機能が稼動する過程で問題が生じる。まず、外界の時間的手がかりに同調しようと、末梢時計の影響下にある睡眠覚醒リズムなどが位相変位を開始する。ところが、主時計の影響下にある深部体温リズムなどは、外界の同調因子の影響を受けにくいので、睡眠覚醒リズムとの間に乖離を生じる（**図中B**）。その結果として、睡眠覚醒リズムと体温リズムなどが脱同調状態となり、様々な不調を訴えるようになる（**図中C**）。つまり、外界の同調因子と生体内のリズムとの乖離を発端とするが、結果として生じている状態は、先に説明した内的脱同調状態と同様の状態であるということである。ただし、時差ぼけが現地に1週間程度滞在することで消失するように、十分な時間をかければ外界の同調因子と体内のリズムとの同調が完成する。しかし、交替性勤務者の場合は、シフトに順応するための期間が十分でないか、あるいは昼間に不必要な光に暴露される機会があったり、生活上、昼間に眠ることが許されないなどの外界の同調因子自体が不規則であったり、さらに、一般的に行われている逆時計回りの交替性勤務にヒトのリズムが順応することが非常に困難であることなどから、時差ぼけの解消の

ようには単純には行かない。

　時計遺伝子が体内のほとんどすべての細胞に発現することや、末梢の時計が視交叉上核の支配を離れても自律的に振動することなどを考えると、上述の「2つの振動子」を仮定する複数振動子説は、単純化し過ぎたモデルだと言えるが、実際の睡眠習慣の改善を指導する際には有用であると考えられる。

7.　サーカディアン・リズムと食事

　すでに述べたように、ヒトにおける体内時計機構の主時計（master clock）は、視床下部にある視交叉上核であることに間違いはないが、サーカディアン・リズムのメカニズムは複数の時計機構から構成されていることが分かっている。前述のように、体細胞のほとんどに時計遺伝子が存在し、体内の複数の器官に時計機構が存在する。神経系のみではなく、肝臓、肺、腎臓、皮膚、骨格筋、心臓、線維芽細胞などにも時計遺伝子の発現が認められる。かつてはこれらのリズムは視交叉上核から入力によって受動的に生じていると考えられていたが、視交叉上核からの入力がなくても、ある程度は持続することが明らかにされている。しかしながら、視交叉上核からの入力が無くなると、リズム間の位相関係を保つことが出来なくなることから、視交叉上核は、複数の組織のリズムの位相を同調させる働きをしていると考えられる。例えて言うならば、末梢の時計機構に対する視交叉上核の関係は、オーケストラに対する指揮者の役割と言えるのではないか、個々の演奏者は、独自のリズムで演奏する事が可能であるが、全体としてのハーモニーを生むためには、指揮者がすべての演奏者のタイミングを決める必要がある。

　上記の視交叉上核からの入力を排除する研究では、動物の視交叉上核の破壊などに依っているが、このような損傷などの手を加えていない健常な動物でも、制限給餌（決まった時刻にのみ給餌する）などによって上記の末梢の時計に影響を与える事が出来る。制限給餌が生体リズムに影響を与えることは動物実験によって示されて来たが、ヒトを対象としては行われてこなかった。最近になって、ヒトでの摂食の時刻の位相変位が、末梢の時計機構に影響を与えることが示されるようになった。摂食の時刻の生体リズムへの影響は、末梢の時計機構には影響するが、主時計である視交叉上核には影響を与

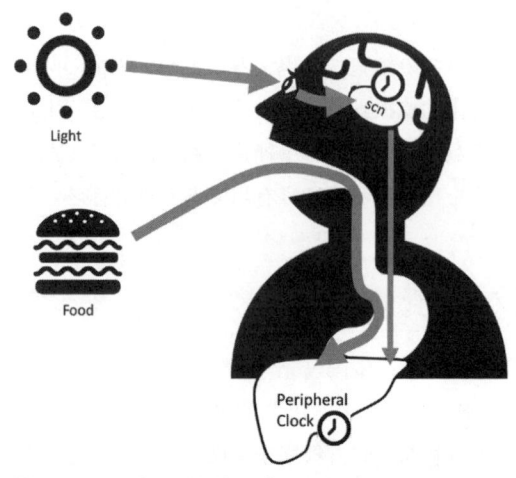

Light

Food

Peripheral
Clock

図10　光と食事が生体リズムにどのように作用するか

えないとされる（図10）。主時計である視交叉上核は、光により強い影響を受ける事はすでに述べた。このように時間的に不規則な食事をとることは、末梢の時計機構と主時計との間の乖離を招く原因となり得ると考えられる。特に、食事前の絶食時間が長い場合に食事時刻の影響は強いと言われるので、朝食の役割は大きい。また、残業などで夕食の時刻が遅くなると考えられる場合には、早めの軽い夕食を先にとっておく事が末梢時計の後退を防ぐための対策として重要だという主張がある。

8.　砂時計メカニズムとの統合

　これまで睡眠の背景には生体リズム機構があることを解説してきた。たしかに、睡眠は量的に十分か否かでは割り切れない。実際、先のランディ・ガードナーの断眠記録で11日間の断眠後にたった2日分の睡眠で済んでしまうのであるから、一定の量を確保するという確固たるメカニズムがあるわけではないことは明らかである。しかし、この例でも断眠後に通常よりも長い睡眠をとっていることは事実であり、いわゆるホメオスタティック（恒常性維持機構的）な（砂時計型の）プロセスが働いていることも事実である。また、その証拠として様々な睡眠物質の存在が知られている。ここで述べるボルベイ［Borbély, 1982］のモデルは、生体リズムと砂時計型メカニズムの2つのプロセスを統合した仮説である（図11）。

　ボルベイは、睡眠の起こりやすさを、彼らが2プロセスモデル（two process model, 2過程モデル）と呼ぶモデルによって説明している。このモデルでは、睡眠の起こりやすさがS過程（process S）と呼ぶホメオスタティッ

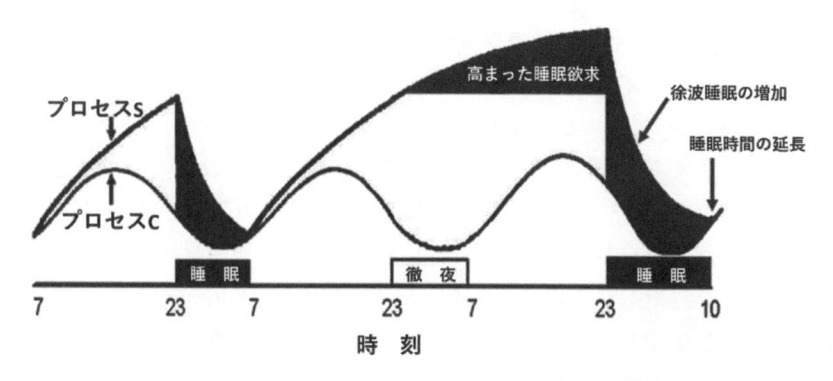

図 11　Borbély の 2 プロセスモデル［Borbély, 1982 より］

クな過程と、サーカディアン・リズムを背景とする C 過程（process C）に
も強く影響され、これらの 2 つの過程によって睡眠圧（sleep pressure, 睡
眠の起こりやすさ）が強くなることにより睡眠が生起すると考えている。S
過程は、覚醒中に上昇し睡眠中に下降すると仮定されており、その生理学的
な背景としては、脳内で営まれる物質代謝過程が想定されている。一方、C
過程の生理学的な背景としては、サーカディアン・リズムのプロセスが想定
されている。覚醒中に S 過程は増加して睡眠が起こる。睡眠中に S 過程は
減少に転じ、S 過程の値が十分に低下すると覚醒が生じ、S 過程は再び増加
に転ずる。図 11 の右側では徹夜をすると S 過程が増加し、睡眠圧が増加
することを示している。一方、C 過程は、24 時間の生体リズム成分を表し、
時刻によって睡眠が起こりやすい時間帯と覚醒を維持しやすい時間帯がある
ことを示す。このモデルは、睡眠前の覚醒持続時間の増加と徐波睡眠量との
間に正の相関関係が認められることや、睡眠の起こりやすさがサーカディア
ン・リズム変動を持つことをうまく考慮したモデルではあるが、睡眠を延長
した場合に徐波睡眠が再び現れる現象を説明できないなどの問題点も指摘さ
れている。

9. 生体リズムの発達

　早期産児の活動リズムの観察や超音波スキャンにより、胎児期のリズム
の形成に関する研究が行われている。在胎 20 週の胎児の活動はランダムに

近いが、在胎 30 週前後には眼球運動が毎分 1 ～ 4 回の規則的な周期で生じるようになる。それまでバラバラに生じていた各種の生理学的なパラメータが在胎 32 週になってまとまりを見せるようになり、いわゆる behavioral states を形成するようになる。この時期には 2 種類の脳波パターンを区別することができる。1 つは徐波群発が間欠的に生じ、その間に比較的不活発な状態がはさまれているパターンで、後に満期産乳児の静睡眠（quiet sleep：成人の NREM 睡眠に相当）へと発展していく。2 つ目は、徐波が優勢で、様々な周波数の脳波が混在する持続的なパターンで、後には覚醒や動睡眠（active sleep：成人の REM 睡眠に相当）に発展していく。35 週で典型的な動睡眠、37 週で典型的な静睡眠が現れるようになる。

新生児は顕著な睡眠覚醒サーカディアン・リズムを示さず、1 日あたり 16 ～ 17 時間を睡眠に費やす。その後、睡眠は夜間に、覚醒は昼間に集中するようになり、生後 6 ヵ月頃には顕著な睡眠覚醒サーカディアン・リズムを呈するようになる。しかし、睡眠覚醒サーカディアン・リズムがいつ顕著化するかについては、少数の乳児を対象としたり視察判定をもとにしていたりなど、決定的なデータがなく明確ではなかった。Fukuda & Ishihara [1997] は 10 名の満期産児のデータに周期解析と多変量解析を適用し、生後 7 週目（2 ヵ月の終わり）にほとんどの乳児が睡眠覚醒サーカディアン・リズムの顕著化を示すことを明らかにした。この時期は、社会的微笑反応や円滑性追跡眼球運動、玩具の操作や喃語が出現したり、睡眠脳波も変化（trace alternant パターンの消失、動睡眠から睡眠が開始しなくなる、睡眠紡錘波の出現など）することが知られている。これら認知・行動上の変化は、この時期の急激な中枢神経系の変化を背景としていると考えられる。さらに、この生後約 7 週の睡眠リズムの変化は、出産ではなく、受胎を契機として受胎後約 46 週で生じている可能性が指摘されている。

乳児期に夜間への睡眠の集中が完成した後、幼児期には夜間睡眠は顕著な変化を示さない。かわって昼間睡眠（昼寝）が顕著な変化を示し、生後半年から 1 年には、午前と午後の 2 回生じていた昼寝が、2 歳には午後の 1 回となり、3 歳から 6 歳にかけて徐々に昼寝は消失して行き、小学生になる頃には、ほとんどの子どもが昼寝をとらなくなる。しかし、保育園では睡眠リズムの発達的変化を無視した強制的な午後の長い昼寝が課されており、この結

果、保育園児では、夜更かし、朝の機嫌の悪さなどの弊害が生じている。さらに、この症状は昼寝を課さなくなった小学校入学後も数年間継続する。

　その後、児童期には睡眠は顕著な変化を示さないが、思春期の開始とともに就床時刻が後退し、日中の眠気が増加するようになる。思春期には、夕方に長い仮眠をとることが多いが、この長い仮眠が睡眠のリズムを乱して、夜更かしを生じ、日中にはかえって眠気を強くさせ、その他の日中の不都合な症状を悪化させることにつながっている。

　先の保育園児の長い昼寝や思春期の生徒の夕方の仮眠が日中の状態を悪化させているという現象は、眠りを休息としてとらえ、量的に多くとることが良いことであるとする考え方に立っている限り、理解することはできないだろう。保育園児の場合は、昼寝をとっている方が、そして、中高生の場合は、夕方に仮眠を取っている方が、日中の調子は悪い。つまり、眠りを多く取れば取るほど日中の調子が悪いのである。この事は、これまで述べてきたように、睡眠と覚醒という状態の変化が体内時計の支配下にあるリズム現象であり、覚醒を維持すべき時間帯に長い昼寝をとることで、睡眠と覚醒の24時間のリズムを乱していると考えることで初めて理解することが可能となる。

10.　おわりに

　生体リズムは具体的な個々の生理現象の背景にあるメカニズムであり、脳波や眼球運動などの電気生理学的な指標自体よりも、イメージし理解するのが難しい現象だろう。しかしながら、地球上のほとんどすべての生物がもつ生理的現象であり、我々ヒトの身体のほとんどの細胞に時計遺伝子が存在することを考えても、生物としての根源的なメカニズムであることは明らかである。また、別の章で説明されるだろうが、生体リズムの障害は気分障害（うつ病）やガンの発症リスクを高めるなど、多くの病気と関係することなどからも、その重要性は理解していただけると思う。本書の目的である睡眠覚醒の生活習慣の改善のためには、この現象の理解は大前提である。熟読して理解を深めていただきたい。

（福田一彦）

参考文献

Fukuda, K. & Ishihara, K., 1997, Development of human sleep and wakefulness rhythm during the first six months of life: discontinuous changes at the 7th and 12th week after birth, *Biological Rhythm Research*, 28, Supplement, pp. 94-103.

石田直理雄・本間研一（編） 2008 『時間生物学事典』 朝倉書店

堀忠雄・尾崎久記（監修）片山順一・鈴木直人（編） 2017 『生理心理学と精神生理学 第2巻 応用』 北大路書房

図版出典

図1　石原金由　1997　柿木・山崎・藤澤（編）『新生理心理学　第2巻』　北大路書房、p.111.［原典：千葉喜彦　1975　『生物時計』岩波書店］

図2　川村浩　1985　「視交叉上核の移植」『神経進歩』, 29(1), pp. 71-82.

図3　著者オリジナル

図4　高橋清久　1994　日本睡眠学会（編）『睡眠学ハンドブック』朝倉書店, p. 425.［原典：Minors, D.S., Waterhouse, J.M., Wirz-Jusice, A., 1991, A human phase-response curve to light. *Neuroscience Letters*, 133, pp. 36-40.］

図5　石原金由　1997　柿木・山崎・藤澤（編）『新生理心理学　第2巻』　北大路書房、p.119.［原典：Czeisler, C.A., Johnson, M.P., Duffy, J.F., Brown, E.N., Ronda, J.M. and Kronauer, R.E., 1990, Exposure to bright light and darkness to treat physiologic maladaptation to night work, *New England Journal of Medicine*, 322, pp.1253-1259.］

図6　Boivin, D.B., Duffy, J.F., Kronauer, R.E., & Czeisler, C.A., 1996, Dose-response relationships for resetting of human circadian clock by light, *Nature*, 379, pp.540-542.

図7　石原金由　1997　柿木・山崎・藤澤（編）『新生理心理学』第2巻　北大路書房, p. 114.［原典：Wever, R.A., 1979, 2 Springer-Verlag］

図8・9・10　著者オリジナル

図11　福田一彦　1997　柿木・山崎・藤澤（編）『新生理心理学　第2巻』　北大路書房、p. 81.［原典：Daan, S., Domien, G.M., & Borbely, A., 1984, Timing of human sleep: Recovery process gated by a circadian pacemaker, *American Journal of Physiology*, 242, R. 161-R. 183.］

第5章
睡眠環境

・この章のポイント

　暑くて眠れない、寒くて寝付けないという経験を日常的にするように、環境が睡眠に及ぼす影響は少なくない。睡眠に問題の無い健常人であっても、環境が不適切であれば、容易に睡眠は障害される。よりよい環境で、快適に眠ることは、健康な生活を送る上で欠かすことはできない。そこで、三大環境要因である温湿度、光、音を中心に空気、香り、嗜好品、入浴の及ぼす影響について解説する。また近年、地震や台風などの災害時における避難所での不十分な睡眠の問題が指摘されている。避難所における睡眠の実態や問題点、対策・課題などについても紹介する。

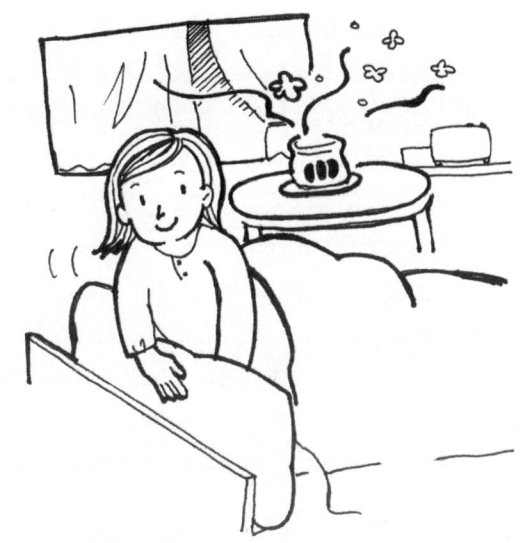

1. はじめに

　睡眠に影響する寝室の三大環境要因としては、温湿度、音、光があげられるが、本項では、これらに加えて、寝装具、空気（埃、ダニ、香りなど）、入浴、就床前の嗜好品摂取の影響など、睡眠衛生と総称される事項全般について解説する。睡眠に問題の無い健常人であっても、夏季の蒸し暑さや、就寝前のカフェイン摂取など、睡眠衛生が不適切であれば、容易に睡眠は障害される。また、本人が不適切な睡眠衛生を自覚しないままに、慢性的に睡眠が障害されている場合もある。このように、快適睡眠を確保する上で、睡眠衛生の配慮は欠かすことができない。

2. 睡眠と温熱環境

　日本では、四季により温湿度が明確に変化する。春は『春眠暁を覚えず』と言われるように、寝付く時間（睡眠潜時）も短く、安定した睡眠が得られやすい。一方、低温低湿な冬や、高温多湿な夏は睡眠も妨げられやすい。実際に、裸体で寝具を用いない場合、暑くも寒くもない中性温度（29℃）で睡眠は最も安定するが、環境温度が中性温度よりも上昇、或いは低下するにつれて覚醒の増加とレム睡眠や徐波睡眠の減少が報告されている。このように環境温度が睡眠に及ぼす影響には睡眠中の体温調節が大きく関わってくる。正常な夜間の睡眠では、就寝する前から皮膚温、特に足背、手背などの末梢の皮膚温が顕著に上昇し、放熱が行われるために深部体温は低下する。入眠すると、深部体温は低下した後、起床に向けて上昇する。入眠前と入眠後に体温が円滑に低下することが、睡眠には重要であることがわかっている。睡眠と体温調節は深く関連しているため、高温或いは低温環境はどちらも睡眠と体温に影響を及ぼす。

　高温環境では覚醒が増加し、レム睡眠と徐波睡眠が減少する。睡眠潜時には影響はないが、入眠してからの中途覚醒が増加し、特に睡眠前半に覚醒の増加がみられる。体温調節では皮膚温は就寝する前から高く、深部体温の低下が抑制される。環境温度が高いために、皮膚温を上昇させるだけでは放熱が十分に行われず、全身発汗量が増加する。高温環境では、湿度が温熱スト

レスの影響を左右する重要な要因となる。高温多湿環境が睡眠に及ぼす影響
を、寝具を用いない裸体の状態で比較すると、高温多湿の 35℃、相対湿度
75％の環境では、35℃ 50％、29℃ 75％、29℃ 50％にくらべ、徐波睡眠とレ
ム睡眠が減少し、覚醒が増加する（**図1**）。直腸温も 35℃ 75％では他条件よ
りも有意に低下が抑制される（**図2**）。また、同じ 35℃ であっても湿度が高
い方がより暑く、不快に感じており、湿度を下げることが睡眠の質、体温調
節、暑熱感や不快感への影響を軽減する効果のあることを示している。寝具
を利用する場合、湿度を 50 〜 60％まで下げることで快適に眠れる寝室の温
度の上限は 28℃ と言われている。

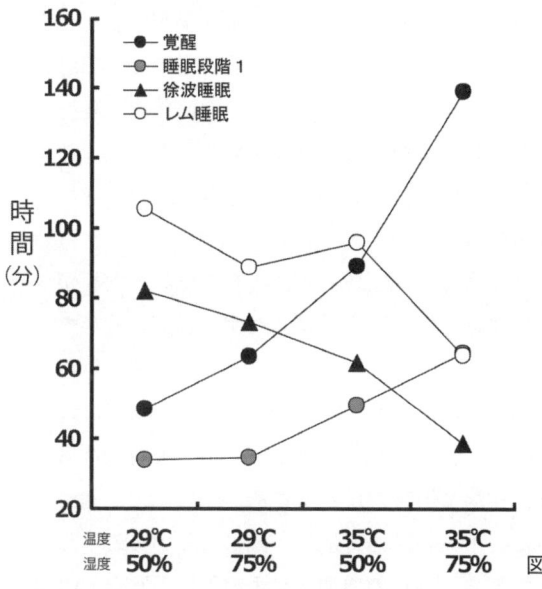

図1　高温多湿環境が睡眠に及ぼす影響

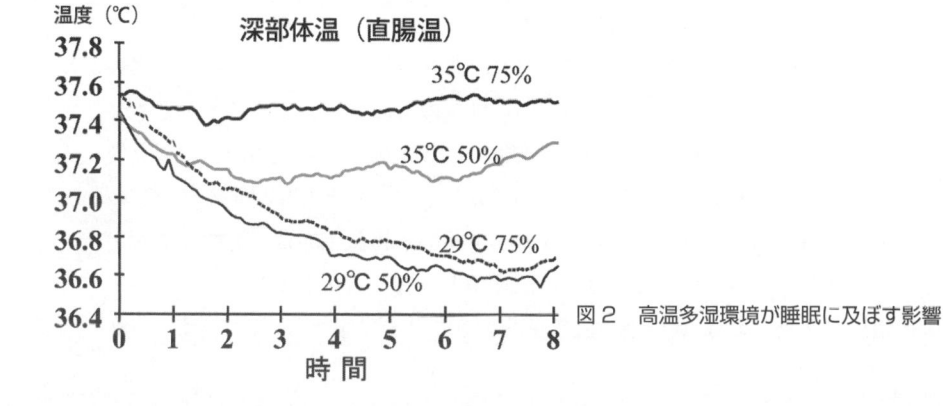

図2　高温多湿環境が睡眠に及ぼす影響

　環境省は夏季のオフィス空調の設定温度として28℃を提唱しているが、正常な睡眠過程が進行するためには、それよりも2℃低い、室温26℃、相対湿度50〜60%の環境条件が望ましい。しかし、全室空調の習慣のない日本では、エアコンをタイマー設定で使用する人が多い。エアコンは、使用時間は同じでも、使用する時間帯により睡眠に及ぼす影響は異なる。前半に使用した場合、睡眠後半に覚醒は増加するが、徐波睡眠には影響は見られない。しかし、後半に使用すると睡眠前半が暑い為、徐波睡眠は減少し、睡眠後半でも覚醒が増加する。更に、直腸温や皮膚温は睡眠前半に使用した場合は後半で増加するが、睡眠後半に使用した場合は急激に低下し、一晩中使用した場合よりも低下する。クーラーをタイマーで使用する場合は前半が好ましく、後半に使用する場合には汗を拭き、場合によっては衣類を着替えて冷えを防止する配慮が必要である。夏季には太陽の輻射熱により、日中に住居や寝室内に熱がこもってしまい、冷房を入れてもなかなか効かないこともある。この対策として、日中の遮光カーテンの使用、住居周辺の水撒きや植物の栽培、住居内の気流の確保などがあげられる。

　低温環境では、寝具を使用しない場合は室温が29℃以下になると覚醒が増加し、レム睡眠が減少する。徐波睡眠には影響は見られず、覚醒は後半で増加する。しかし、寝具を使用した場合、13℃〜25℃では睡眠に差は見られず、睡眠感が最も良かった範囲は16℃〜19℃であった。寝具を用いれば、3℃でも睡眠に影響を及ぼさないことが報告されているが、10℃未満になると深部体温は低下が大きくなり、体温に影響が現れるため、空調による調節が必要になる。低温環境に対する日本人の対処方法は年齢により異なる。高齢者では、寒さに対し空調よりも着衣・寝具の増加、および電気毛布などの使用を好む傾向にある。この際、問題となるのが、トイレ覚醒時の急激な寒冷曝露に起因する心血管系事故発生リスクの増大である。したがって、高齢者の場合には、冬季にも最低15〜16℃以上の室温を維持することが望ましい。また冬季に空調機器を用いると空気の乾燥が強くなるため、加湿器を使用し、空調に代わる暖房器具としてパネルヒーターなどを使用する、などの工夫をすると良い。日本人高齢者が好んで用いる電気毛布は、過剰な加温が終夜にわたって持続すると、夏の高温環境と同様な負担が加わる。電気毛布の使用にあたっては、就床前に寝床を暖めることを主眼とし、就床後はスイッ

チを切る工夫が必要である。また、手足の冷えが原因で入眠に困難を来たす若年～中高年女性は想像以上に多いが、このような対象でも寝床内の加温は就床前～就床 30 分後程度に留め、終夜にわたる使用は避けた方がよい。

　以上、環境温湿度が睡眠に及ぼす影響について概説したが、良好な寝室の温湿度条件は、16 ～ 26℃、50 ～ 60％程度ということになる。なお高齢者では一般に体温調節機能が低下するため、良好な温度条件の範囲はより狭くなる。

3.　睡眠と環境音

　睡眠中に覚醒反応が引き起こされる騒音のレベルは、40 ～ 50dB（デシベル）以上である。この騒音の程度は、寝室内の壁のスイッチ操作音とほぼ同等であり、暮らしの中の騒音が睡眠を妨げる機会は多い。また騒音の種類については、持続する連続音よりも突発的に発生する衝撃音の方がより覚醒反応を誘起しやすい。一方、日々、騒音に曝されると、睡眠構築上では適応が引き起こされて睡眠の質は改善傾向を示すが、血圧や心拍数の上昇など睡眠中の騒音に対する自律神経応答では、このような適応が引き起こされないとも報告されている。騒音による睡眠障害が問題となるのは、睡眠の維持機能が低下して中途覚醒が増加する高齢者であり、特に介護施設入居者では、睡眠時間中の騒音（職員・入居者の話し声、テレビ、インターフォン、おむつ交換など）に起因する中途覚醒が問題視されている。

　寝室の騒音は、寝室内部で発生するスイッチ操作、空調の吹き出し音、および同室者の鼾・寝言などと、寝室外部で発生する車の通行音、廊下の歩行音、および屋内の電気機器（冷蔵庫など）の音などの 2 種類に大別できる。この内、後者は窓や寝室の出入り口などの開口部から進入するため、ドアを閉めたり、窓に厚手のカーテンをかけることにより、ある程度は軽減できる。また騒音の程度や予算に応じて、防音のサッシやドア、防音素材（石膏ボードやグラスウールなど）を住宅の壁面に用いることで騒音を軽減することができる。

4.　睡眠と光環境

　快適睡眠のための光環境の整備は、就寝前、睡眠中、起床時に分けて考え

ることができる。明るい光は覚醒効果を有し、かつ交感神経活動を亢進させるため、まず就寝前には灯りをやや落とした環境で過ごすことが、その後の円滑な入眠を図る上で重要となる。図3は、夜間に分泌され、睡眠促進効果を有するホルモンのメラトニンが明るい光を浴びることによって抑制される様子を示したものである。メラトニンは、通常、就床約1時間前から分泌が始まり、朝の起床時あたりまで分泌されるが、500ルクス以上の光照射により分泌が抑制される。通常の室内照明が300～500ルクス、またメラトニンの分泌抑制が短波長（青白い）の光でより顕著になることから、就床約1時間前からやや暗い暖色系の照明を用いることで円滑な入眠が期待できる。一方、現代社会では、コンビニエンスストアやガソリンスタンドなど、夜間でも昼間並みに明るい環境が存在する。深夜にこのような場所を訪れると、メラトニンの分泌抑制とともに生体リズムの位相後退が引き起こされ、入眠困難ないしは消灯時刻の遅延、および翌日の起床困難のもたらされる恐れがある。

　睡眠中の照明については、真っ暗にすると不安が高じて睡眠の質が低下する対象の存在すること、および、トイレ覚醒時などの安全確保のために、室内照明の豆球1つ程度の薄暗さにするのが適当であろう。睡眠中のトイレ覚醒は多くの高齢者から認められるが、寝床からトイレに至る経路、ないしはトイレ内の照明が明るすぎると、覚醒度が上がって再入眠に困難をきたすこともある。この点については、低照度（10～40ルクス）の廊下・トイレの照明を準備することで、再入眠困難を軽減することができる。

　起床時の光は、すっきり目覚めるための有効な手段であ

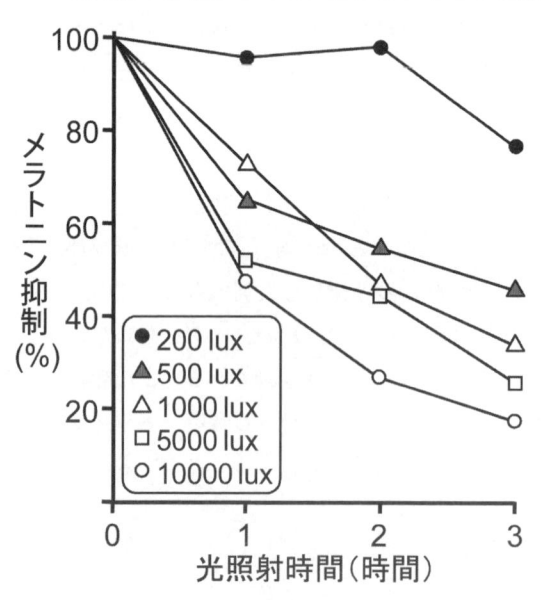

図3　照射する光の照度とメラトニン抑制効果

り、就床前には問題となる明るい光（2,500ルクス以上）による覚醒効果と交感神経活動の亢進は、1日の活動が始まる起床時には好ましい応答となる。また、深部体温の最低点から約5時間後まで（通常は起床から約3時間後まで）に浴びる明るい光は、生体リズムの周期を24時間に調整する役割を担っている。このように、起床時には外光を室内に取り入れ、積極的に光を浴びることが望ましいが、起床30分前から寝室内の照度を漸増していくと、よりすっきりとした目覚めが得られることも報告されている。一方、日の出時刻の早い夏季には早朝の外光が室内に侵入し、早すぎる時刻に目が覚めてしまうことがある。この場合には、遮光カーテンを用いるのが睡眠時間を確保する1つの手段となる。

5. 寝装具と睡眠

　睡眠中は深部体温や代謝が低下する。そのため、就寝中の衣服や寝具は覚醒時よりも保温性の高いものが必要となる。寝具と人体の間にできる空間の温度と湿度を寝床内気候と言う（図4）。寝床内気候が温度32～34℃、相対湿度50±5%の範囲であれば、快適な睡眠が得られている。人が布団に入ると、寝床内温度は上昇しほぼ一定の温度を保つ。一方、寝床内湿度は急激に上昇した後は低下する。この低下した湿度は、敷布団や掛け布団の外側に移動するため、寝床内気候は温暖で乾燥した気候が保たれる。春、秋は快適な寝床内気候を保ちやすいが、冬は入床した時の冷湿感や、寝返りによる肩からの冷気の出入りが睡眠を妨げる。寒さの対処方法としては掛け寝具を増やすことが多いが、敷布団からの放熱は掛け布団よりも大きい。従って、敷き布団を増やすことや肩を覆うことも保温性を高めるには効果的である。夏は寝床内気候も高温多湿になるため、快適な寝床内気候を保つためには空調の調節が必要となる。しかし、冷却枕を使用することで寝床内や衣服内湿度を低下させる効果も報告されている。また、人体と寝具の間に適度な隙間を作る敷き寝具や、高空隙なマットレスでは寝床内温湿度の低下がみられる。室温にもよるが、寝具を工夫することで、ある程度は寝床内気候を快適に保つ効果が期待できる。

　寝床内気候以外にも、寝具の様々な要素（肌触り、固さ、重量、肌沿いな

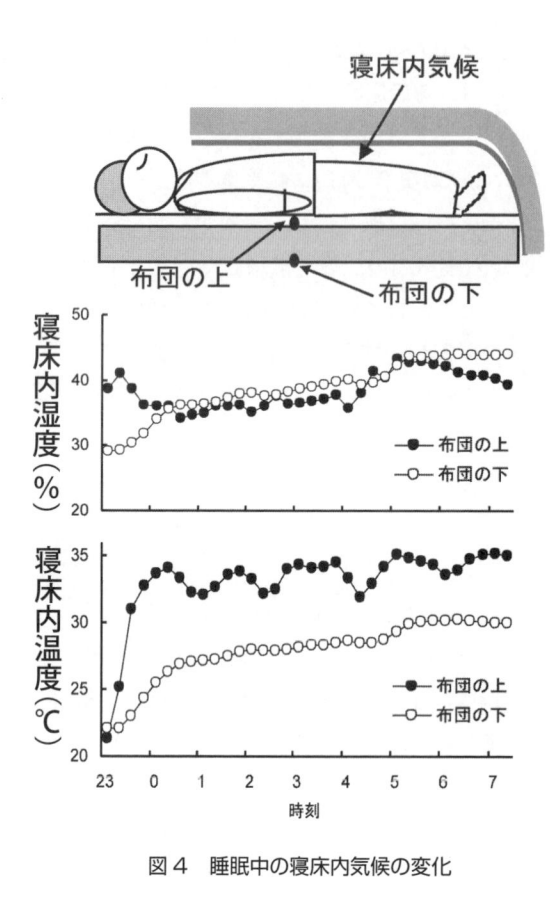

図４ 睡眠中の寝床内気候の変化

ど）が睡眠に影響を及ぼす。敷き布団の好ましい条件としては、適度な固さ、身体を支える、寝返りがしやすい、正しい寝姿勢を保てることがあげられる。また、吸湿性、通気性に優れ、冬であれば保温性の高いものが好ましい。掛け布団は、吸湿性、放湿性が高く、適度な軽さと、柔らかさが必要となる。寝衣は身体をしめつけないものが好ましく、寝衣の下にガードルなどの整容下着を着用することは避けるべきである。また、吸湿性、吸水性が優れ、洗濯に耐えるものが好ましい。肌に直接触れる寝巻きの肌触りは重要であり、柔らかい寝巻きは、敷き布団の固さに関わらず入眠に有効である可能性が報告されている。

６．睡眠と寝室の空気（アレルギー性疾患と香り）

　現在、日本を含む先進国では、全人口の 10 〜 20 パーセントが花粉症を含むアレルギー性鼻炎に悩まされており、冬の終わりから春頃は、この患者が特異的に増加する時期である。アレルギー性鼻炎は、スギやブタクサなどの花粉の他、室内のダニの死骸・フンやほこりなどの吸入性アレルゲン（アレルギーの症状を引き起こす原因物質）によって引き起こされ、くしゃみ、鼻水、鼻詰まりなどの症状は、早朝〜午前に集中する。このため、アレルギー性鼻

炎患者では睡眠の質が低下し、日中の行動にも悪影響の及ぶことが明らかにされている。住居内に存在するアレルゲンは、畳、じゅうたん、ぬいぐるみや、布団や毛布などの寝具に多く含まれ、特に乳幼児〜小児では鼻炎や喘息の他、アトピー性皮膚炎の発症原因としても寝具が問題視されている。これら寝具からアレルゲンを排除するためには、ダニ対策としては、天日干し（2時間程度）ないしは布団乾燥機による加温（50度で約1時間）でダニの死滅を図り、その後、電気掃除機でダニの死骸を吸入するとよい。また、最近ではダニの侵入を防ぐ繊維間の隙間を密にした布団や布団カバー類も販売されている。なおスギ花粉やブタクサ花粉の飛散する季節では、布団を天日干しするとこれらの花粉を寝室内に持ち込むことになるため、花粉予防のシートをかけたり、天日干しせずに布団乾燥機を利用するなどの工夫が必要となる。また寝室に空気清浄機を配備し、就床時間を中心に使用して空気中に浮遊するアレルゲンを除去することも、鼻炎などの症状を軽減するのに有効である。

7.　香りと睡眠

香りには、ラベンダーやカモミールなどの鎮静作用を有するものと、ジャスミンやペパーミントなどの覚醒作用を有するものがあり、それぞれ入眠および覚醒に劇的な効果を発揮するものではないが、補助的に使用することで入眠・覚醒手段の一助とすることができる。一方、スギやヒノキの香気成分であるセドロールは交感神経活動を抑制する作用を有し、就寝前〜就寝中の香気成分の吸入により、入眠困難や中途覚醒の改善に有効であることが報告されている。

8.　入浴と睡眠

入浴すると体温が上昇し、その結果、末梢皮膚血管が拡張して血液循環の促進、発汗などが引き起こされる。入浴後は、上昇した体温が低下していくが、このタイミング（風呂から出て15〜30分後）をうまく利用すると、スムースな入眠が期待できる。なお、この効果はお湯の温度が熱過ぎない場合（約

40℃）であり、42℃を超えるような熱い風呂に入った場合には、顕著な体温上昇や交感神経の興奮が引き起こされて、入眠時刻が遅延してしまう。熱い風呂に入るのであれば、より早い時刻にした方が良い。

9. 嗜好品と睡眠

　酒、たばこ、およびカフェイン含有飲料（コーヒー、お茶など）などの嗜好品は、いずれも就床直前に摂取すると睡眠を妨げる方向に作用する。飲酒は一時的に入眠を促進するが、その後の利尿作用などから、夜間後半の睡眠を障害する。したがって、飲む酒の種類・量にもよるが、晩酌などは就床2時間前を目途に終えた方が良い。また、眠ることを目的とした飲酒が習慣化すると、アルコール耐性が上がるために飲酒量が増え、睡眠障害作用も増悪する。たばこは吸入直後にはリラックス作用、その後、一転して覚醒作用が数時間持続する。飲酒しながらの喫煙が就床間際まで行われると、特に夜間後半における睡眠の障害が増強されることになる。カフェインが覚醒作用を有することはよく知られているが、コーヒー、紅茶、緑茶、ほうじ茶、烏龍茶などのお茶類、コーラ、また、市販のドリンク剤などにも含まれている。これらをコップ1〜2杯程度飲むと、通常、若年者では3〜4時間、高齢者ではさらに長い時間覚醒作用が持続するため、夕方以後の水分は、カフェインを含まない麦茶、そば茶、白湯などにした方が良い。なお、夜間睡眠中には発汗などにより体内から150ml〜200mlの水分が失われる。水分消失による血液粘度の増大は、心筋梗塞や脳梗塞など心血管系の事故発生における主要なリスクの1つであり、特に中高年者では、就床前および起床後にコップ一杯程度の水分を摂る習慣を持つことが望まれる。

10. 災害と睡眠

　災害時の睡眠では、避難所の睡眠環境が問題となる。災害の中でも、震災時は余震や不安などの様々な要因で災害当日の睡眠効率が低下する。東日本大震災時に、偶然測定された高齢者の睡眠では、自宅で避難した場合は震災翌日に睡眠効率が回復する。しかし、避難所では睡眠効率は40％と著しく

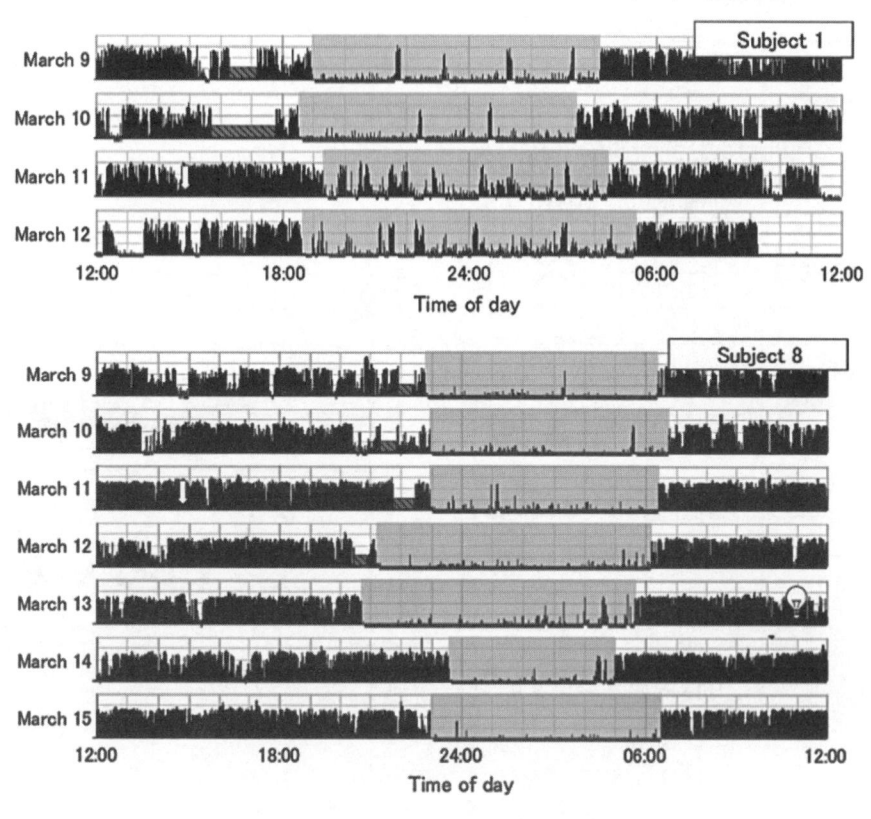

図 5　東日本大震災時の高齢者の睡眠

避難所で就寝した被験者 1 は震災当日、翌日ともに睡眠効率は 40％まで
低下したが、自宅で避難した被験者 8 は翌日には睡眠効率が回復した。
被験者 8 は震災が発生した 3 月 11 日 14 時以降の 12 日、13 日は就寝時刻
が早くなるが、電気が復旧した 14 日以降はもとに戻っている。

低下したまま回復しない事例が報告されている（図 5）。避難所は学校など
の体育館に設置されることが多く、音が反響しやすいため、多人数の声や物
音、歩行による床からの音が複合され、騒音は 35 ～ 70dB（デシベル）程度
になる。避難所を想定し、体育館に小学生と親が一晩宿泊した報告では、一
晩の騒音の平均は、宿泊者 109 人で約 36.5dB、宿泊者 174 人で約 44.1dB と
人数が増加すると確実に騒音が上昇する（図 6）。更に、宿泊中の親子の睡
眠をアクチグラフで測定すると、騒音が大きいと覚醒人数が増えるという
関連が見られ、全員が同時に寝ている時間は僅か数分であった。また、騒

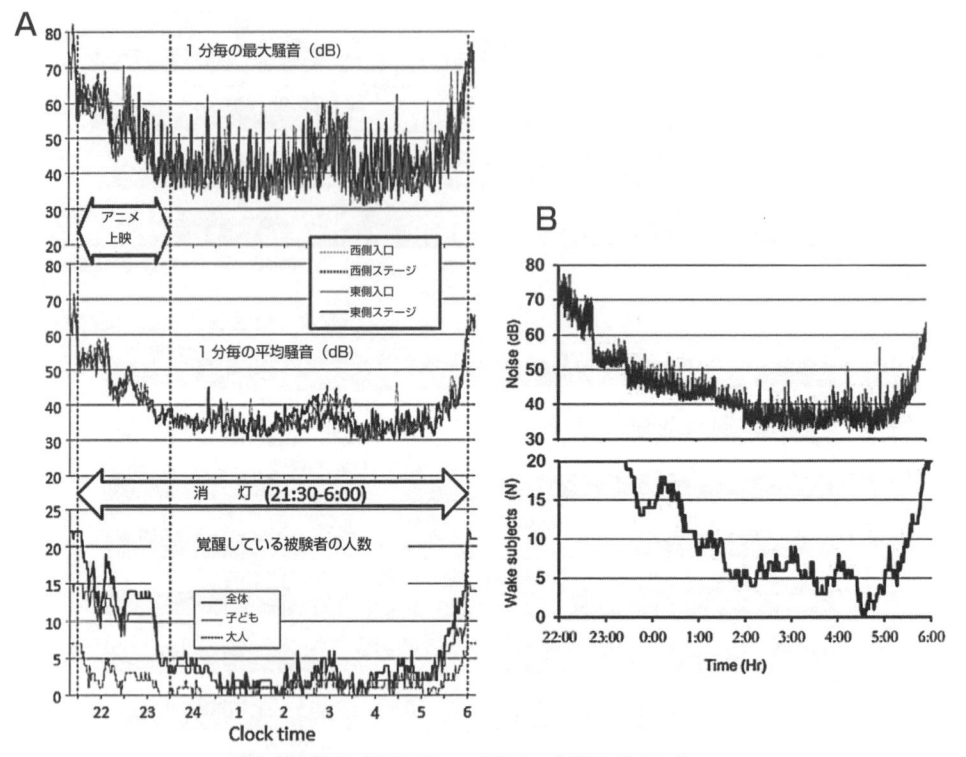

図6　避難所（体育館）の就寝時の騒音と覚醒人数
Aは109名、Bは174名が就寝している。

音は明け方に向けて下がり、起床時に向けて上昇するという変化も見られ、
WHOが推奨する30dB以下になる時間帯は見られない（**図6**）。災害時には
停電が起こる場合が多く、光環境の影響を受ける。停電中は室内照明の点灯
ができないため就寝時刻が早くなる（**図5**）が、停電が復旧すると本来の就
寝時刻に戻る。しかし、防犯のために照明を一晩中消さない避難所、照明を
落としてもトイレ覚醒などの際の懐中電灯の点灯なども睡眠を妨げる。

　避難所には、一般に空調が設置されていないため、高温、低温環境も問題
となる。災害直後の避難所の全てに防災毛布が配布されるわけではなく、防
災毛布以外の寝具の配布は殆どない。自宅から寝具や寝袋などを持ち込まな
い限り、床に衣服のみ、または防災毛布で就寝することになる。多人数が一
時期に集まるため、見知らぬ人と就寝する上に、十分な場所が確保できず寝
返りも困難になる。床に就寝した場合、固さや身体の痛み、埃を吸うことに

よる咳が睡眠を妨げる。避難所での睡眠では、持ち込みやすく、スペースが確保できなくとも使用できる寝袋やアンダーマットレス、毛布、咳の防止にマスクの備蓄が有効である。低温環境では、床の保温性を確保することが必須であり、段ボールや新聞紙など、あるものを床に敷いて活用することが重要である。衣類で睡眠時の保温性を確保する場合、上半身には多数の衣類を重ね着できるが、下半身には限界がある。就寝時の寝具の保温性が不足すると、足部に寒さを感じることが報告されている。下半身の保温性を防災毛布などで確保し、可能な範囲で上半身と下半身の保温性を均一にすることも必要である。夏は暑さが問題となり、室温は26℃前後でも大人数が集まることで暑熱負荷が増加する。特に子どもは室温24〜26℃の体育館でも暑く感じ、26℃では暑さが原因で睡眠が妨げられている。体温調節機能も未発達であるため、暑熱環境では注意が必要である。

　近年、避難所での睡眠を改善するため、段ボールベッドが配布されている。段ボールベッドを使用することで、足音による騒音、エコノミークラス症候群、埃の吸い込みが減ることによる咳の改善が報告されている。冬期は就寝時の寒さ、固さ、痛みを改善することが確認されている。簡易ベッドは平成24年に災害救助法に登録されており、災害救助法が適用された災害であれば、支援要請することで国庫の補助で支給される。しかし、重要性が認識されていない被災地・避難所では支給されても配布されない、或いは支給を拒否するケースもあり、段ボールベッドの重要性についての認識を広めることが急務である。

（水野一枝）

参考文献

鳥井鎮夫（編）　1999　『睡眠環境学』　朝倉書店

白川修一郎　（編）2006　『睡眠とメンタルヘルス』　ゆまに書房

図版出典

図1, 図2　Okamoto-Mizuno, K., Mizuno, K., Michie, S., Maeda, A., Iizuka, S., 1999, Effects of humid heat exposure on human sleep stages and body temperature, *Sleep*, 22, pp.767-773. の結果から作図

図3 Hashimoto, S., Nakamura, K., Honma, S., Tokura, H., Honma, K., 1996, Melatonin rhythm is not shifted by lights that suppress nocturnal melatonin in humans under entrainment, *American Journal of Physiology*, 270 (5 Pt 2) : R. 1073-7.

図4 斉藤秀子、呑山委佐子（編著） 2006 『快適服の時代』 ブレーン出版, p.202

図5 Mizuno, K., Okamoto-Mizuno, K., 2014, Actigraphically evaluated sleep on the days surrounding the Great East Japan Earthquake, *Natural hazards*, 72, pp.969-981.

図6A Mizuno, K., Okamoto-Mizuno, K., Tanabe, M., Niwano, K., 2016, Sleep in a gymnasium: a study to examine the psychophysiological and environmental conditions in shelter-analogue settings, *International Journal of Environmental Research and Public Health*, 13 (12), pii: E1186.

図6B Okamoto-Mizuno, K., Mizuno, K., Tanabe, M., Niwano, K., 2018, Effects of the environment of a simulated shelter in a gymnasium on sleep in children, *International Journal of Biometeorol*, doi : 10.1007/s00484-018-1608-1

第6章
運動と睡眠

・この章のポイント

　運動は睡眠を促進する要因と妨げる要因の両者を内包しており、運動したその晩の睡眠は、運動の種類、強度、時間、時刻や対象の特性などにより改善することも悪化することもある。一方、習慣的な運動は良好な睡眠のための重要な要素の1つであることがほぼ一貫して確認されている。競技選手では、過剰なトレーニング、競技に関連する心理ストレスなどの影響から、一般人より睡眠が悪化しているケースもあり、競技能力向上における睡眠の重要性を示唆する報告も増えつつある。標高2,500〜3,000mを超える高所環境では、高山病症状の1つとして中途覚醒の増加などの睡眠障害が引き起こされる。急性高山病や、不充分な睡眠に伴う登山時の事故は生命の危機にも直結するため、この高度以上の登山に臨む際は、無理のない登山スケジュールや的確な下山の判断など、十分に留意して臨む必要がある。

1. はじめに

　一般に運動は睡眠を促進するものと考えられているが、その影響は対象の特性や運動の内容によって異なるものとなり、やみくもに運動すれば快眠が得られる訳ではない。運動時には、筋骨格系、呼吸循環系、内分泌系、代謝系など生体内の様々なしくみが動員され、これらの応答は運動の種類、強度、時間などによって変化する。また近年、24 時間営業のスポーツジムも増加しており、運動する時刻と睡眠の関係にも注意が必要である。運動は、栄養および睡眠とともに健康を支える重要な要素の 1 つであり、その関係に気を配ることで、より高い健康増進効果を得ることが期待できる。これらを踏まえ、本章では、まず運動時の様々な生理的応答について概説し、その上で「運動と生体リズム」、「運動と睡眠」、および「運動パフォーマンス・競技生活と睡眠」について解説する。さらに、15 歳以上の日本人の行動者率（過去 1年間に経験した人の割合）が約 1 割という登山・高所環境における睡眠についても触れることとする。

2. 運動の生理学

　運動を開始すると呼吸循環系や内分泌系は直ちに応答を開始し、運動の強さに応じた心拍数や換気量の増大、および血中のストレス性ホルモン（ノルアドレナリンやコルチゾールなど）の分泌増加がもたらされる。これらの背景として自律神経系では交感神経活動が亢進する。また、運動すると脳内にβ-エンドルフィンなどの麻薬様物質が分泌され、ジョギングなどにより気分が高揚することのメカニズムとして説明されている。

　運動は、その強度や種類により、無酸素運動と有酸素運動の 2 種類に大別される。無酸素運動とは、短距離走や筋力トレーニングなど数秒〜数 10 秒で運動の持続ができなくなる高強度の運動を指し、有酸素運動とは、ジョギングやウォーキングなど数分〜数 10 分でも持続可能な運動を指す。有酸素運動では運動強度を表す簡便な指標として心拍数がよく用いられ、「220－年齢」という最高心拍数（HRmax）の予測値に対する％が運動強度の目安となる。一般に、無理なく、かつ健康増進効果の高い運動として予測

HRmax の 70% 前後の強度で 20 ～ 60 分程度の運動が推奨されている。

　全身運動を行うと運動強度および時間に依存して体温（深部温）が上昇し、最高で 40 度前後に達する。この温度を越えると疲労困憊に至って運動が遂行不可能となる。暑熱環境下でさらに高体温に達すると熱中症を誘発し、生命が脅かされる。高体温に対する体温調節反応は、皮膚血管拡張による皮膚からの熱放散と発汗による汗の気化熱という 2 つの手段であり、いずれも運動習慣を有する鍛錬者の方が優れ、また、子どもや高齢者は成人より劣っている。

　筋力トレーニングなどの翌日に経験することの多い筋肉痛は、筋や周辺組織の損傷により引き起こされる炎症反応である。筋は、特に筋肉が伸ばされながら緊張するような筋収縮様式（伸張性収縮）によって損傷されやすく、スキーや山下りなどがその典型である。筋肉痛を軽減するには、事前のストレッチや準備運動、運動後の軽い有酸素運動の実施、およびマッサージなどが有効である。

　適切な強度・頻度で習慣的に運動を行うと、トレーニング効果として呼吸・循環機能や体温調節機能などが向上する。その他にも、副交感神経活動の亢進、体脂肪量の低下、および心理状態の改善などがもたらされ、生理的な予備能の向上を介して健康度全般の向上が期待できる。

3.　運動と生体リズム

　生体リズムの位相を変化させる最も強い因子は高照度光であるが、運動も位相を変化させる作用を有し、実験研究では、夜間～深夜の運動後に 1 ～ 2 時間の位相後退が確認されている（日中から夕方の運動では一致した見解は得られていない）。実験研究では照度や食事などの影響を排除して運動のみの影響が検討されるが、実際の生活で夜間～深夜に運動を行うと、運動時に高照度光に曝露される可能性や夕食摂取時刻の遅延・夜食の摂取など、他の要因からも生体リズムが位相後退（夜型化）するものと思われる。近年の調査研究では、習慣的な夜間の運動者では、運動後の睡眠が障害されているわけではない、という結果を認めているが、運動以外の食事や高照度光曝露が生体リズムの位相後退をもたらし、朝の起床困難や午前中の心身不調などを

引き起こす可能性が考えられる。また、夜間の運動による交感神経活動の亢進が就床時刻まで持続すると、入眠困難や入眠後の覚醒反応など、睡眠の質・量の低下を招く危険性も考えられる。一方、日中の運動習慣は生体リズムの規則性を整える作用があり、快適睡眠を確保する有力な手段になる。特に高齢者では、夕方以後のうたた寝が夜間睡眠の質を低下させることが多く、この時間帯に軽運動を行って覚醒水準を高めることで、夜間睡眠が改善するという結果が報告されている。

　運動機能などの生理的諸機能の中にはサーカディアン・リズム（概日リズム）を示す指標が多く、例えば、筋力や筋パワーは夕方頃に最高、早朝に最低となるリズムを示す。このようなリズムの中で注意すべき事項として、心臓血管系の事故発生が睡眠後半から起床後3時間に集中するということがある。この原因は起床に向けての血圧の急増や睡眠中の発汗による血液粘度の増加などであり、この時間帯の運動は事故リスクをさらに増大させる可能性もある。近年の調査・実験研究では、スポーツジムなどの監視下での運動では、事故発生数そのものが少なく、事故発生の時刻特性も明らかでないこと、習慣的に朝に運動すると、その時間帯の運動機能が向上すること、などの知見が報告されている。これらから、早朝〜午前の運動は必ずしも否定されるものではないが、心臓血管系の事故が多い時間帯であるという事実の認識、十分な水分補給とウォーミングアップ、および、当日の体調に応じた運動強度・時間の調整など、配慮した上で運動に臨むことが大切である。

4. 運動と睡眠

　主観的睡眠評価に関する大規模調査研究では、運動習慣が睡眠に良好であることがほぼ一貫して認められている。運動習慣は、上述した健康度全般の向上や生体リズムの規則性の強化などを介して夜間睡眠の質を改善するとともに、運動習慣を生活に取り入れるような健康志向や生活の余裕など、他の付随する要因も快眠に貢献している可能性がある。

　一方、運動したその晩の睡眠では、睡眠潜時の短縮、総睡眠時間や徐波睡眠出現量の増大、レム睡眠の抑制などがもたらされるが、睡眠に異常のない健常者では、これらの変化は数分〜約10分程度にすぎない。逆に運動習慣

の無い対象や過度な運動では、その晩の睡眠が障害されることが多い。運動は、それ自体が覚醒刺激であるが、体温上昇、覚醒水準の亢進、運動による爽快感などの要因は、運動後の夜間睡眠を促進する作用を有しており、日中に屋外で運動すれば高照度光曝露の効果も加わることになる。一方、運動による筋損傷、勝敗などに起因する情緒的興奮、および、就床時まで持続するような交感神経活動の亢進や高体温は、その晩の睡眠を妨げるものと考えられる。このように、運動は睡眠を促進する要因と妨げる要因の両者を内包しており、対象の特性や運動の内容（種類、時間、強度、時刻）により、その晩の睡眠への影響が異なるものとなる。（図 1）

　快眠を意図した運動とは、睡眠を障害する要因の少ない、中強度の有酸素性運動（ジョギング、ウォーキング、水泳などを予測 HRmax の 70％前後の強度で 20 ～ 60 分程度）になり、特に関節痛・筋肉痛の生じにくい水泳・

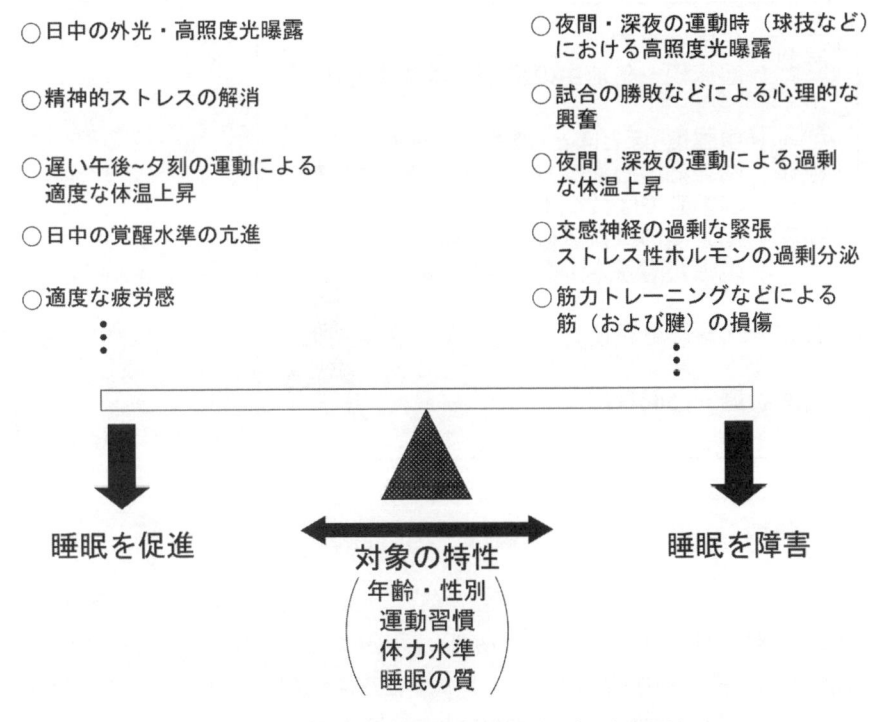

○日中の外光・高照度光曝露

○精神的ストレスの解消

○遅い午後~夕刻の運動による適度な体温上昇

○日中の覚醒水準の亢進

○適度な疲労感

○夜間・深夜の運動時（球技など）における高照度光曝露

○試合の勝敗などによる心理的な興奮

○夜間・深夜の運動による過剰な体温上昇

○交感神経の過剰な緊張ストレス性ホルモンの過剰分泌

○筋力トレーニングなどによる筋（および腱）の損傷

睡眠を促進

対象の特性
年齢・性別
運動習慣
体力水準
睡眠の質

睡眠を障害

図 1　運動後の晩の睡眠に影響する色々な要因とその影響に関する概念図

水中運動は快眠に適した運動といえるかもしれない。また運動実施にあたって最も重要なことは事故予防であり、この観点から、特に中高年者では慣れない早朝の激しい運動は避けるべきである。一方、日中の覚醒の質が低下する高齢者では、運動強度の低いストレッチや体操などでも夜間睡眠を改善することが報告されている。これらをまとめて図2に示した。

　運動による睡眠改善効果は、運動したその晩の睡眠ではなく、より長期的に考えた方がよい。時には筋肉痛も体験しながら継続していくことで、睡眠を含む様々な機能改善を期待することができる。また、これら機能改善を含め、運動後の疲労回復には良質な睡眠が必須である。運動を生活に取り入れる際には、食生活はもとより、睡眠に影響する運動以外の生活習慣（第 11 章、第 12 章参照）にも配慮することを忘れてはならない。

時刻	午後〜夕方。 起床後〜午前中の激しい運動は避ける。
種類と強度	中強度 (ほどほど) の有酸素運動。 関節痛の心配な方では水中運動も有効。 高齢者では、ストレッチや体操でも有効。 高強度の抵抗運動 (筋力トレーニング) だと、 睡眠が障害される可能性が高い。
時間	20〜60分程度。
頻度	週3〜5回程度

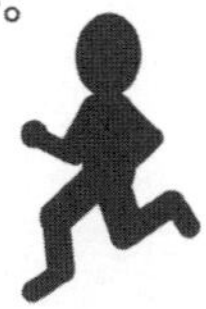

図2　快眠を意図した運動

5. 運動パフォーマンス・競技生活と睡眠

　運動パフォーマンスに及ぼす睡眠の影響について、急性（試合直近の睡眠）および慢性（日々のトレーニング期間の睡眠）の2つの観点から解説する。全断眠や部分断眠が種々の生理・心理機能に及ぼす急性の影響を検討した研究結果では、有酸素性能力、無酸素性能力、筋力などの変化は明らかでなく、変化無しとする研究も少なくない。これら実験研究では、60 〜 100 時間に

及ぶ全断眠も行われており、少なくとも"試合前夜の睡眠で普段より眠れなかった"程度の状態であれば、これら能力への影響は極めて少ないものと思われる。一方、注意、判断、論理的思考などの認知機能や気分などは断眠の影響を受けることから、これらの要素を含む球技などの競技では、前夜の不十分な睡眠が競技能力に悪影響を及ぼす可能性がある。試合前の緊張などで前夜によく眠れないという経験は少なくないものと思われるが、可能なら試合前までに短時間仮眠をとり、睡眠不足の軽減を図ると良いように思われる。

　競技選手における睡眠問題として重大なのは、不十分な睡眠が慢性的に続く状態である。一般成人であれば、運動習慣は睡眠に良好な影響を及ぼすが、競技選手では、高強度・長時間のトレーニング、競技能力の向上／低下に関連する心理ストレス、および試合前の緊張などが睡眠を妨げる方向に作用することがあり、競技選手の睡眠は一般人より悪化しているという報告もある。不十分な睡眠が慢性化すると、意欲や気分の落ち込み、事故やケガのリスク増大、過労、感染症などの罹患リスク増大など、競技人生を脅かす事態にもなりかねない。競技選手はより長い睡眠が必要、という考えの元で、米国の大学バスケットボール選手を対象として行われた研究では、「毎晩、最低でも10時間の睡眠をとる」という指示の下、約7週のモニター期間中にバスケットコートの往復スプリント走のタイム短縮（平均16.2 → 15.5秒）、3点シュート（15投中平均10.2 → 11.6）やフリースロー（10投中平均7.9 → 8.8）の成功率の向上、日中の主観的眠気や気分にも改善を認めている。また海外の有名なスポーツ選手のインタビューなどでは、10 ～ 12時間の夜間睡眠時間を取得という情報もある。一方、日本国内に目を向けると、特に中高大学生で睡眠時間が短く、運動部などの競技生活を送る若者では、学業や競技能力だけでなく、生活上の様々な面で睡眠不足の弊害を被っている可能性が懸念される。社会や学校教育の現場において、必要な睡眠時間をはじめとする睡眠健康教育の普及が望まれる。

6．高所と睡眠

　高度上昇とともに大気圧は低下する。天候にもよるが、高度2,000mで約0.8気圧、国内最高峰の富士山頂（3,776m）で約0.6気圧、高度5,200mで約0.5

気圧、エベレスト山頂（高度 8,848m）では約 0.3 気圧となる。なお、高度約10,000m を飛行する航空機内の気圧は約 0.8 気圧（高度 2,000m 相当）で調整されている。大気中の酸素濃度は高度に関係なく 20.93% であるが、高度上昇に伴う気圧低下とともに酸素分圧が低下し、例えば富士山頂であれば、平地（標高 0 m、1 気圧）で酸素濃度 12.56%（20.93%×0.6 気圧）の空気を吸入する状態と同等になる。このような低酸素状態を主因として発症するのが急性高山病であり、平地住民が高所に移動した際、高度 2,500m 付近から頭痛やめまい、嘔吐、食欲不振、疲労などの症状が現れ、高度上昇とともに深刻化する。生命にも関わる高山病の最も深刻な状態が脳浮腫および肺水腫であり、酸素吸入および一刻も早い平地への帰還とともに医療的な措置が必要となる。急性高山病症状の 1 つに睡眠障害があり、中途覚醒の増加や徐波睡眠とレム睡眠の減少が引き起こされる。また、眠ることによる換気量の低下が低酸素の影響を増大させ、急性高山病症状全般を増悪するとも言われている。

　3,000 ～ 4,000m を超える高所での睡眠時に認められる現象として、中枢性の周期性呼吸がある（図3）。これは、①低酸素による換気量の増大→②換気量増大による二酸化炭素の過剰排出→③血中二酸化炭素分圧低下による呼吸停止→④呼吸停止による血中二酸化炭素分圧の増大および酸素分圧の低下による呼吸再開、という①～④のサイクルが睡眠時特有（特に睡眠段階1および2）に現れるものであり、10 秒前後の中枢性の無呼吸または低換気が20 ～ 30 秒周期で出現する。無呼吸に伴う呼吸困難感による目覚めや、無呼吸中の動脈血酸素飽和度の低下など、周期性呼吸が生体に不利に作用するという意見と、周期性呼吸中の動脈血酸素飽和度の平均値がむしろ通常の呼吸時よりも高く、生体に有利に作用するという両者の意見がある。ただし、高所住民では睡眠中の周期性呼吸はほとんど認められず、平地からの登山者においても高所滞在期間の延長とともに周期性呼吸の出現は減少する。

　睡眠障害を含む急性高山病症状は、高度 2,500m 以下では少ないため、国内では、富士山や日本アルプスとなり、宿泊できる山小屋も主にこれら地域に限られる。このような高所で睡眠を取る際の注意点は、高山病予防の注意点全般とも同様であるが、無理のない登山スケジュールで過労を避け、睡眠をとる高度に到着後に十分時間をおいて順化を図ってから（可能なら到達高

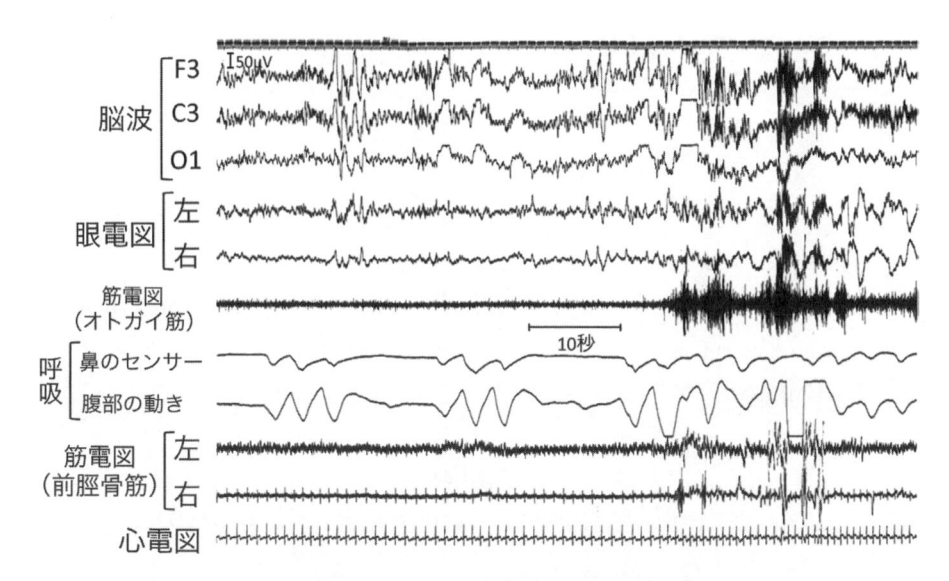

図3　低圧低酸素環境下における中枢性周期性呼吸時の睡眠ポリグラム

低圧シミュレーターによる急性の 4000m 相当高度曝露時の夜間睡眠中における若年健常男性の記録。安定して周期性呼吸が認められた睡眠段階2から覚醒に至る際の記録で、覚醒時に呼吸困難感を伴うこともある。

度よりもやや高度を下げた場所で）就寝することである。年間30万人前後が訪れる富士登山では、1泊2日で登頂・御来光を目指す登山者が全体の3～4割に及ぶ。宿泊場所の山小屋に到着直後に就寝すると、頭痛などの高山病症状とともに中途覚醒する、という危険性が懸念される。海外での高所登山やトレッキングなど、より高い高度に到達する際には、高所未経験者の目安として、高度2,500mを超えたら宿泊場所の高度上昇を1日あたり600～1,200mにすべきとされている。その他、国内で登山者人口の多い50～60歳代以上では、若年者に比して低酸素環境に対する適応性が低下するため、登山スケジュールの作成や心身不調時の対処にはより慎重を期す必要がある。高山病症状に対する薬剤としては、頭痛の対症療法としてのイブプロフェンの他、換気量増大を促進するアセタゾラミド（ダイアモックス）が睡眠障害を含む高山病症状全般の改善に有効である。ただし、高山病症状が重篤だとこれら薬剤が効果を発揮しないこともある。山岳遭難事故のトップ3は、滑落、転倒、道迷いであり、いずれも不十分な睡眠が一因となり得るものだけ

に、登山前・登山中ともに十分な睡眠への配慮が必要である。

（水野　康）

参考文献

白川修一郎、高橋正也（監修）2014　『睡眠マネジメント』エヌ・ティー・エス

Taylor, A.T., 2011, High-altitude illnesses: Physiology, risk factors, prevention, and treatment, *Rambam Maimonides Medical Journal*, 2 (1) : e0022. doi:10.5041/RMMJ.10022

図版出典

図1　水野 康　2007　「運動と睡眠」日本睡眠改善協議会ホームページ掲載論文

第7章
子どもの教育と睡眠

・この章のポイント

　子ども達の生活環境が人工的なものに囲まれるに従って、子ども達の生活リズムは乱され、心身の健康のみならず、日常生活における集中力や適応性、心の安定性やさらには学力の伸びにもその影響が指摘されてきている。しかし一般的には、このことが生活環境の変化による基本的な生活習慣の乱れの影響を受けているという認識はあまりされていない。そこで基本的生活習慣、なかでも睡眠・覚醒リズムを整えることで子ども達の姿が変わることや、その生活習慣を確立するために子ども達自身に生活の自己管理能力を育てることの重要性について解説したい。

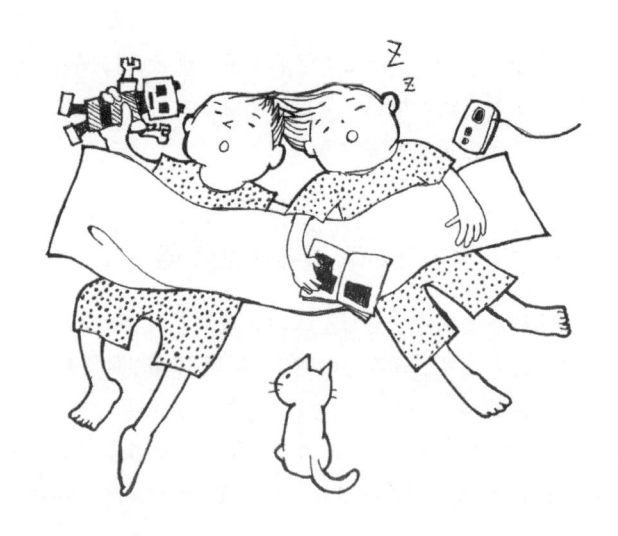

1．子ども達をとりまく生活環境と生活の自己管理能力育成

　現代の子ども達の生活環境には、24時間快適な温湿度や照明環境が保障され、スマートフォン（以下、スマホ）やゲーム機のように様々なモノや情報があふれている。この環境はあたかも白夜のようで、意識的に雨戸や遮光カーテンを閉めて睡眠時間を確保するように生活の自己管理がなされなければ、いたずらに覚醒と活動を続け、本来の健康な生活が阻害されると懸念される。子ども達はただでさえ体内時計や生体リズムを狂わせやすい(家庭、地域、社会)環境の中で、年齢・学校段階が上がるに従い、学習塾や習い事、スポーツ少年団活動、さらにスマホやゲームなどで夜間の生活を優先し、帰宅や就寝時刻はますます遅くなっている。心身の成長期に生活の夜型化が定着し、やがて大学生、社会人として自立した生活を営もうとした時に、にわかには生活習慣の改善ができず、社会的不適応が露呈する事態にもなりかねない。私の研究室では、子ども達の発達の早い段階で、生活リズムの乱れ、睡眠不足、蓄積疲労による学校での居眠りや集中力の低下、情緒不安や引きこもりなどの状況を把握し、生活習慣と心身の健康改善のための一助としたいと考え、1996年以降、児童・生徒の睡眠習慣を中心に生活行動への影響とその改善策について研究を進めている。近年では2012〜2016年にかけて富山県、石川県、沖縄県などにおいても幼児から大学生までの睡眠・生活習慣調査を行い7,500人余りのデータを分析し、得られた知見もあり、国内外の調査結果とも比較しながら、子ども達の生活を総合的に捉え、家庭と学校・地域が連携して子ども達の成長・発達に配慮したいことや生活の自己管理・改善能力を育成する方策を提案する。

2．子ども達の睡眠習慣と生活実態

　厚生労働省の調査でも日本人の5人に1人は睡眠について何らかの悩みを抱えていることや、5年毎のNHK国民生活時間調査によっても、日本人の平均的睡眠時間（10歳以上を対象に数万人の平均）は、1960年（昭和35年）には8時間13分であったものが、2005年の調査では7時間22分、2010年には7時間14分と50年間減少し続け、2015年に初めて7時間15分とプラ

スに転じた。また社団法人日本小児保健協会によると、夜 10 時以降も起きている 3 歳児の割合は 1980（昭和 55）年が 22%、1990 年 36%、2000 年が 52% と急増してきた。しかし、「寝る子は育つ」が次々に科学的に証明され、周知され始めるようになり、2010 年には 31% にまで減少し、改善の兆しも見えている。また保護者や子ども達、教員への睡眠教育の重要性も認知され始めている。本来「眠れない」危機的状況は「戦争」や「飢餓」、「住宅難」などがある地域の課題であったはずが、現代では文明の進化とともに先進国で「眠らない」状況が課題となっている。さらに日本人は、休まずに働く事を美徳や勤勉であると精神論を重視してきた歴史的背景もあり、近年「働き方改革」とは言っても、「休養や睡眠のとり方」にまでは科学的理解が浸透しにくい。

　このような環境の変化の中で、おとな社会の影響を受けやすい成長期の子ども達の睡眠不足には重大な危機感をもっている。

（1）　幼児の睡眠習慣と生活実態

　2005 年に富山県保育士会委託研究実行委員会と共同で行った 5 歳児以下の保護者 1,048 人対象の調査では「夜 9 時～ 9 時 30 分」就寝の幼児がどの年齢でも 4 割前後で最も多く、「9 時 30 分～ 10 時」の 2 割前後を合わせると、「9 時台」が 6 ～ 7 割を占める。これは 1996 年に調査した小学校低学年と同様の状況で 10 年程で夜更かしが低年齢化していることがわかる。この調査をさらに分析していくと、図 1 に示すように就寝時刻が 9 時を過ぎると子ど

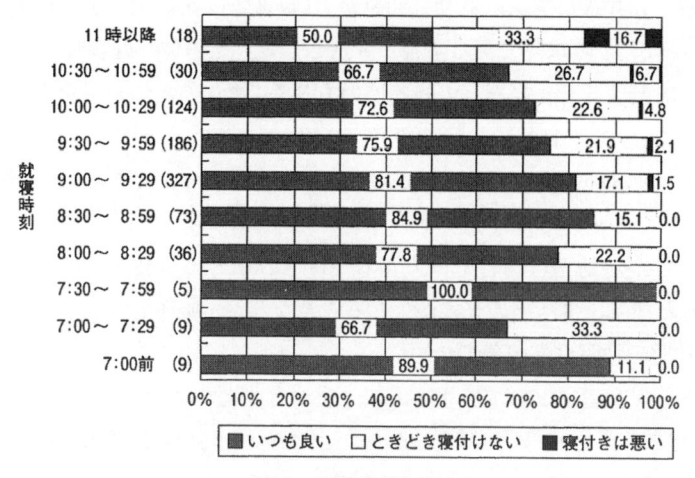

図 1　睡眠時刻と寝つき

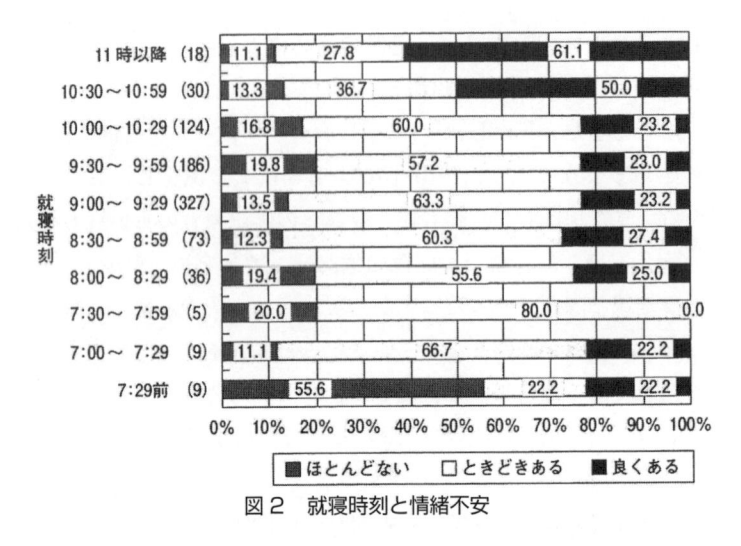

図2　就寝時刻と情緒不安

もの寝つきが悪いと評価する保護者の割合が漸次増加する。また就寝時刻は幼児の日中の情緒不安とも有意な関連がみられ、**図2**に示すように全体的に2割強の「情緒不安定なことがよくある」幼児がいるものの、10時半を超える幼児には半数以上が日中情緒不安の傾向がみられる。さらに家族生活の影響では夕食時刻とも有意に関連し、9時30以降に就寝する幼児に夕食が7時以降である割合が5割を超えることから、早寝のためには7時前後に夕食を済ませたい。そこで幼少期の子どもの保護者には、「夜ごはん」を「夕ご飯」にできる日を増やすように理解を促している。また子どもの就寝時刻は保護者の就寝時刻とも有意な関係にあり、幼児が10時以降に就寝する子の保護者は、就寝時刻が11時以降である割合が8割と多い。その他、就寝時刻が10時を過ぎる幼児は、テレビなどの視聴時間も長く、朝食欠食の割合が増える傾向もみられた。また目覚まし時計や家族に頼らず朝自然に目が覚める自立起床は、夜9時以降の就寝では半数から9割近くが有意にできないことが分かった。

　以上のことから幼児に関してはできるだけ9時までに就寝すること、10時を超えると様々な生活上の弊害が生じることなどが示唆された。

（2）乳幼児の睡眠習慣改善のために

　子育て中の保護者にとって、子どもの「寝つきが悪い」「夜中に何度も起きる」「寝起きが悪い」「日中機嫌が悪い、元気がない」などは子育ての負担

就寝時刻と活動量（無気力な3歳男児）

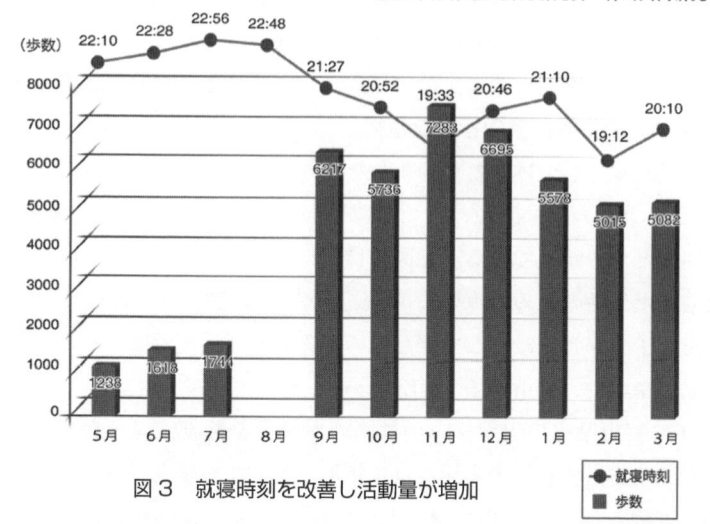

富山市保育連盟委託研究会・神川共同研究より

図3　就寝時刻を改善し活動量が増加

感を助長しがちな課題であるが、就寝時刻を少しずつでも早めることで、**図3のように子どもが元気、活発になるという改善もできる。**そこで次のことを踏まえて各家庭で配慮できることから改善に取り組んでもらいたい。

①乳幼児の生活においても、テレビ、ゲームなど、動画や液晶画面の視聴時間のウエイトは大きく、とくに平日よりも休日に長時間になる傾向が認められた。しかしこれらの視聴時間は、就寝時刻を遅らせ、日中の情緒を不安定にする傾向が認められた。

②就寝時刻は多くの生活項目と関連が認められたが、とくに就寝時刻が規則的で寝つきが良いほど、起床時刻が早く、自分で起きる自立起床ができ、朝食を毎日食べる割合が高い傾向が有意に認められた。

③寝つきが最も良く、朝の機嫌が良くなった就寝時刻は「午後8時30分〜8時59分」であり、9時以降就寝時刻が遅くなるにつれ、寝つきや朝の機嫌が悪くなり、昼間の情緒が不安定になる傾向が有意に認められた。

④自立起床ができるほど朝の機嫌が良く、家族に起こされる場合は朝の機嫌が悪い傾向が認められた。

⑤乳幼児の就寝時刻を早めるためには夕食を午後7時頃までに食べるこ

とが望ましいことが明らかとなった。

　⑥乳幼児の睡眠習慣は保護者の睡眠習慣の影響を大きく受けていること
　　が判明し、乳幼児の心身の健康を維持促進のためには、まず保護者か
　　ら、または家族一緒に生活の見直しをすることが重要な課題である。

(3) 乳幼児の生活習慣の指導と習得

　子育てでよく「しつけ」という言葉を使うが、本来子どもは意図的な「し
つけ」だけで育つわけではなく、育つ環境の影響（感化、薫化、模倣など）
が大きいことが分かっている。意図的に伝えたいことは健やかな成長と、将
来の自立した生活のために重要な「睡眠」「食事」「運動」「人との関り」である。
これらを親子や保育施設などで楽しみの要素を盛り込んで伝えることができ
れば確立しやすい［神川康子, 2013］。

　2003 年に富山県内の保育園・幼稚園の保護者を対象に行った 888 人の生
活習慣に関する指導状況の実態では、「指導しなくても確立」しやすい習慣は、
「入浴」「着替え」「暗い部屋で寝る」「毎日排便」などで、半数近くの未就学
児ができているとしているが、一方で家庭で「指導もせず確立もしない」と
いう割合が高い項目としても「暗い部屋で寝る」「自分で起きる」「毎日排便
する」「遊び・食事・睡眠などの健康的な生活リズム」が 2 割以上と他の項
目よりも多いことから、家庭によって指導が二極化している点と、睡眠環境
を整える視点からも睡眠・覚醒リズムの確立を促す方策を講じる必要性に迫
られる課題である。

　また、2012 年に富山県内の幼稚園、保育所、認定こども園の合計 11 施設
で 810 人の幼児を対象に行った生活習慣調査からも施設の取り組みによっ
て、「昼寝の時間帯を改善」「動画やゲーム視聴のルール作り」「運動内容の
見直し」「夕食の時間帯を早める」「家族の会話を増やす」など、睡眠習慣の
違いと関連して、生活課題がそれぞれの施設によって異なることも明らかと
なった。

3．発達段階と睡眠習慣（小学生、中学生、高校生、大学生）

　前述のように、子ども達の睡眠習慣をはじめとした基本的生活習慣の確立
の遅れや未形成が心身の発達に何らかの影響を及ぼし、やがて社会的不適応

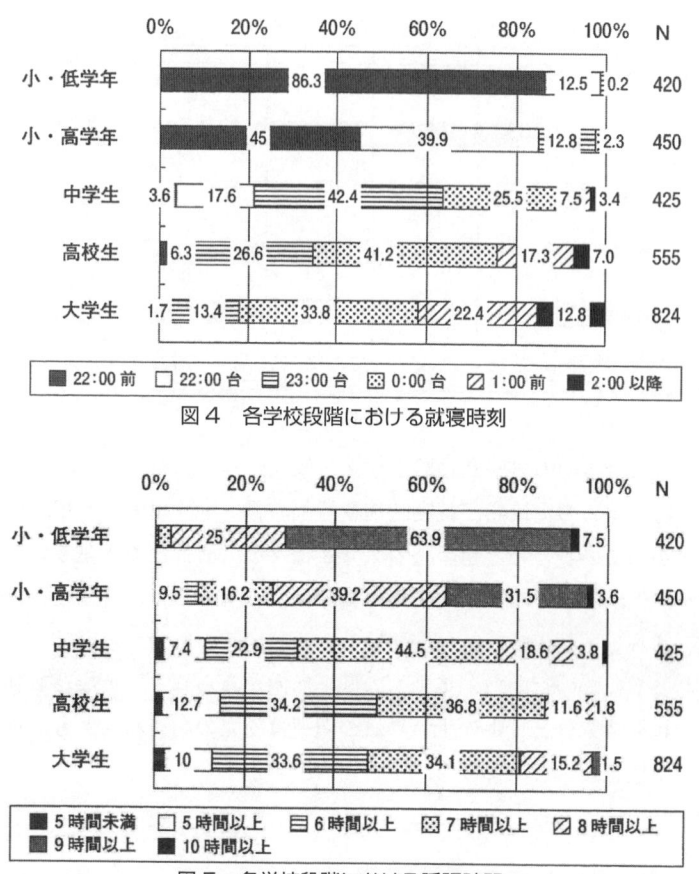

図4　各学校段階における就寝時刻

図5　各学校段階における睡眠時間

や問題行動へとつながる可能性を懸念する。当研究室が1996〜1998年に行った研究では、就寝時刻の遅れや睡眠時間短縮、睡眠不足感の増加が日中の疲労感を増し、集中力や活動レベルなどの QOL（quality of life）を低下させ、体温上昇も阻害し、さらに夜更かしの悪循環を招き、心身に影響を及ぼすことがわかった。

　図4に示すように子ども達の就寝時刻は小学校低学年では夜10時前が9割近くであるが、高学年では半数以下になり、中学生では10時台はほとんどみられず、11時以降が8割、高校生では0時以降が6割以上、大学生では8割以上が0時以降と、平均で発達段階3年ごとに1時間ずつ遅寝になっていた。このことによって睡眠時間は図5のように発達段階とともに短縮し、

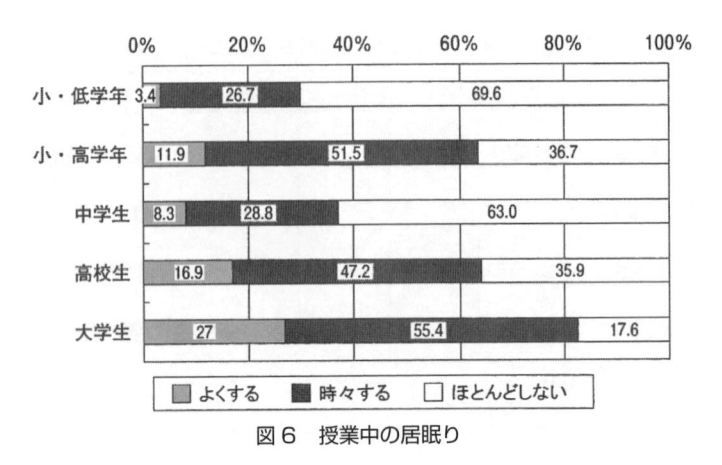

図6　授業中の居眠り

図6のように授業中の居眠り経験も増える傾向がみられた。また、これまでの研究でも目覚めの爽快感が就寝時刻や睡眠の質・量、規則性と相関が高いことがわかっているので、起床時の気分と様々な生活行動の関連を分析すると、学年が上がるとともに、起床時の気分は低下すること、自立起床より家族に起こされると起床時の気分が悪いこと、起床時の気分が悪いほど忘れ物が多いなど学校での行動力、集中力の低下傾向がみられることなども判明した。この起床時気分と日中の生活の質の関連は幼児の調査結果とも同様であり、起床困難とならないような睡眠習慣の改善が重要である。

4．子ども達の心身の疲労実態

　2002年に小学生256人の睡眠実態と疲労調査をした際に子ども自身が回答した疲労自覚症状調べの結果を図7に示す。訴えの多かった項目は上位4項目が「ねむけ、だるさ」を示す項目で、日常生活における睡眠が不十分であると推察される。続いて「ちょっとしたことが思い出せない」以下の項目は「注意集中の困難」を示す精神の不安定さを表すものであり、夜型化している生活が子ども達の心身を慢性的に疲労させていると推察できる。

　また、夏休みに7名の小学生に協力を依頼し、アクチグラフという活動量を三次元で連続測定できる時計型の測定器装着と生活行動や体温、疲労の記録調査を実施してもらった。その結果、就寝時刻が規則的な場合と、不規則な場合で違いが認められた典型的な例を図8と図9に示した。就寝時刻が決

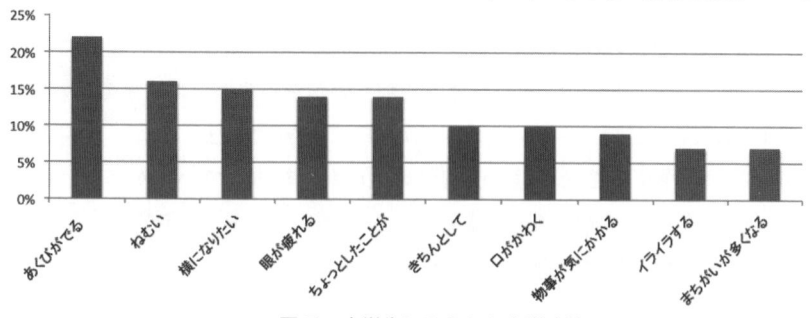

図7 小学生にみられた自覚症状

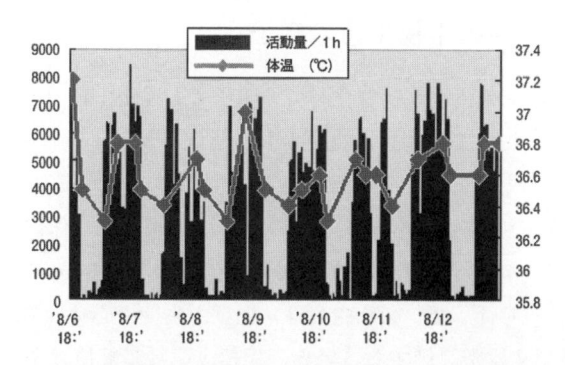

図8 就寝時刻が規則的な児童の体温リズムと活動量
（小学1年生女児：生活調査からも日中の活動が活発で、精神的にも前向きな姿勢）

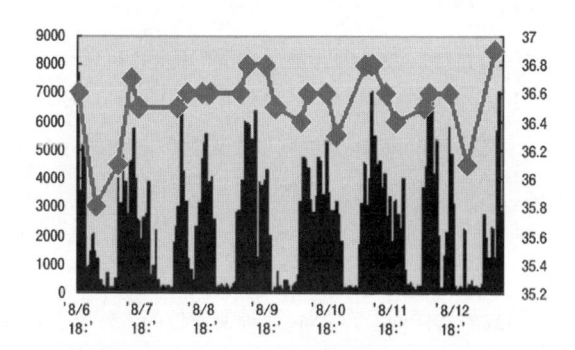

図9 起床時刻が一定の児童の体温リズムと日中の活動量
（小学5年生男児：生活調査から、ゲームなど室内遊びが多く、疲労症状が多いことが特徴）

まっている1年生女児は就寝前の体温低下が毎日顕著で規則的であり、睡眠の質が高いことが推察できるのに対し、室内でゲームをすることの多い5年生男児は、日中の活動量も少なく、就寝前の体温低下もみられる日と見られない日があり、疲労症状の訴え数も多い結果であった。このことから規則正

しい睡眠が必要であることはもとより、体温などの生体リズムを維持するためにも就寝時刻を乱さないことが健康な眠りの鍵を握ることは明確である。就寝時刻の改善が要であることは、2006年に小学生を対象に行った調査の詳細分析の結果を応用講座睡眠改善学の101頁に掲載しているが、就寝時刻は「睡眠の質」「日中の活動」「体調」「心の安定」「成績」に有意に影響していることが判明した。

5．児童・生徒の学校生活の様子

　つぎに、家庭での生活が夜型化している子ども達が1日の多くの時間を過ごす学校生活についても調べ、夜更かしや睡眠不足による日中のQOLの低下も改善したいと考えている。2002年（社団法人小児保健協会調査では幼児が22時以降の就寝が最も多かった時期）に養護教諭（保健室の先生）の調査を富山県内の小学校（225校）、中学校（85校）、高等学校（57校）全てに郵送調査法で行った。調査内容は、児童・生徒の心身の健康状態についての41項目を4段階評価することと、児童・生徒の健康に関する自由記述などである。郵送調査にも関わらず回収率78.2%であったことから養護教諭の児童・生徒の日常生活や心身状況への関心の高さが伺えた。

（1）養護教諭から見た、最近の児童・生徒の生活や心身状況

　近年の児童・生徒の様子を観察し、提示した41項目について増加傾向を「とても感じる」「やや感じる」と回答した養護教諭の割合を示す。睡眠習慣と関連の深い「生活の夜型化」は98.6%、「朝寝坊」85.4%、「睡眠不足」89.3%、「朝からあくび」78.2%がほとんどの養護教諭に認識されており、学校生活からも睡眠習慣の問題点が確認できる。さらに朝の時間に余裕がないために生じる「朝食欠食傾向」71.2%、「排便習慣の未確立」79.8%も増加していると感じられている。また、心身の不健康さを示す「情緒不安」80.0%、「キレやすい」71.9%、「我慢できない」86.1%、「疲れている」81.3%も8割前後の養護教諭が増加傾向があるとしている。性格形成や発達段階からみても「不調の説明ができない」79.6%、「自己中心」87.9%、「幼稚」70.6%、「指示待ち傾向」85.1%のように未成熟な点が懸念される。その他、「不登校傾向」62.7%、「低体温化」78.2%、「体力低下」74.4%、「姿勢が悪い」90.0%、「す

ぐに骨折」68.2%、「肥満傾向」75.7%、「視力低下」89.0%、「アレルギー傾向」92.4%など、41 項目中 29 項目において 6 割以上の養護教諭が最近の児童・生徒に多く、さらに増加傾向があると捉えていることが判明した。養護教諭にたずねた 41 項目について主成分分析を行った結果、養護教諭の気になる児童・生徒の様子は、「情緒不安定」「幼稚性」「体調不良」「生活リズム」「疲労」の 5 つの因子に分けることができた。

(2) 発達段階別にみた傾向

　調査で提示した 41 項目の増加傾向を発達段階別に検討すると、小、中、高校生と学校段階があがるに従って確立されるべき生活習慣と心身の成長が、反対に未確立傾向を示す割合が増加していくことが、とくに成長期である中学生、高校生で懸念される結果となった。例えば「生活の夜型化」をとても感じる割合は小（59.9%）、中 (76.2%)、高（80.9%）と増加した。「朝寝坊傾向」は小 28.2%、中 40.3%、高 42.6%、「睡眠不足傾向」は小 31.6%、中 44.4%、高 40.4%、「朝からあくびをする」は小 20.3%、中 27.0%、高 25.5% であった。睡眠は心身の疲労やストレス回復に最も有効な手段であるが、睡眠が十分でないことと連動して「朝からでも疲れている」児童・生徒の増加をとても感じる養護教諭の割合は小 20.3%、中 27.0%、高 36.2% と増え、とくに「すぐに疲れた」は図 10 に示すように、多くの養護教諭に実感されている。精神的には「キレやすい」（中 74.6%）、「情緒不安定」（中 87.3%）、「我慢ができない」（中 85.7%）は中学生に増加傾向があると認識されている。しかし、人格的成長面では「自己中心的」が高校生で最も増加傾向（とても、やや感じるを合わせて 97.8%）が感じられており、同様に「依存的で指示待ち」（同じく小 83.0%、中 88.8%、高 89.2%）も小、中、高校と増加していた。「集団行動がとれない」（同じく小 58.5%、中 71.4、% 高 70.2%）は中学生に最も多くなっていた。その結果、図 11 に示すように「平均的な発達よりも幼稚」な生徒の増加は高校生で最も強く感じられており（とても、やや増加を感じる 87.2%）、「自分の心身の状態などが説明できない」と感じられているのも高校生に最も多く（同じく 91.4%）なっていることがわかった。

　このようにみてくると、睡眠習慣をはじめとした基本的生活習慣はできるだけ幼少期から徐々に身につくように家庭や学校で配慮されなければ年齢段階が上がるに従って深刻な心身状況へと変容し、やがて問題行動や生活習慣

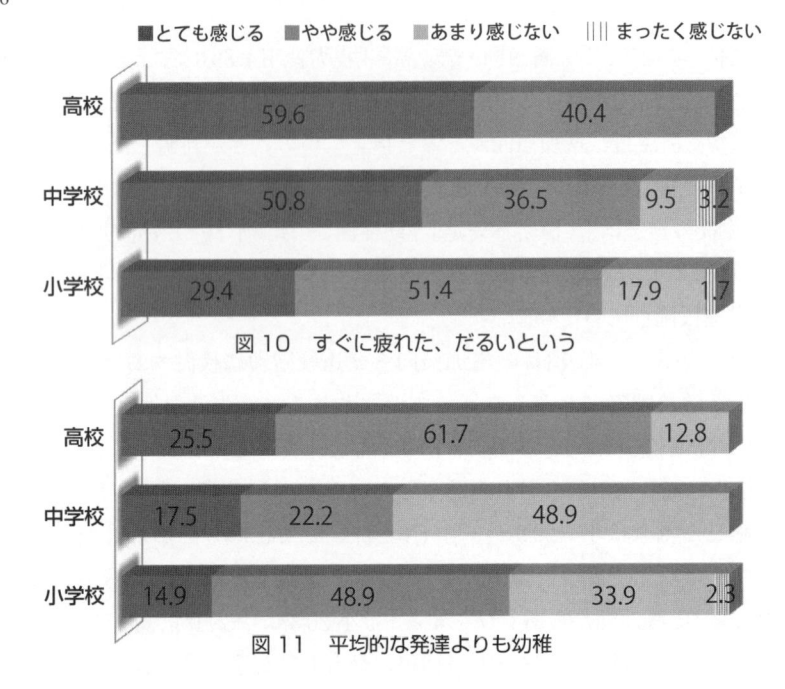

■とても感じる　■やや感じる　■あまり感じない　|||| まったく感じない

図 10　すぐに疲れた、だるいという

図 11　平均的な発達よりも幼稚

病への引き金が引かれる可能性も示唆された。

（3）養護教諭の自由筆記

　小学校 177 人中 130 人、中学校 63 人中 50 人、高校 47 人中 34 人の養護教諭が自由筆記欄に最近の児童・生徒の気になる様子を記述しており、懸念される現代的課題を的確に示していた。以下に特徴的なものを抜粋した。

　小学校：生活が親と一緒に夜型になっている。土日の疲れが休日明けに影響している。月曜日の欠席、保健室の来室が多い。寝付けないと訴える子が多い。朝からあくびが多い。集中力がない。だらだらしている時間が多い。ストレスに弱い。中年太り体型の子が多い。姿勢が悪い。

　中学校：睡眠不足と疲労による頭痛の訴えが多い。保健室でぐっすり眠る生徒が多い。授業中や集会中の居眠り多い。体調不良が続く生徒が多い。夜中のメール交換などで寝不足の生徒が多い。朝食欠食の生徒が多い。病気予防意識が低い。

　高校：ストレスの発散が下手。胃腸症状の訴えが多い。昼夜逆転、遅刻、早退、授業中トイレに行ったりダラダラ気味。眠れないという生徒が目立つ。

情緒不安定や悲観的な考えの生徒が増加。便秘による腹痛の訴えの増加、などである。

6. 児童の生活習慣と学力および重心動揺

2006 年に生活習慣の確立が学力に及ぼす影響を明らかにする目的で、小学校 1 ～ 6 年生の生活習慣調査（468 名）と、2 ～ 6 年生（390 名）の重心動揺（自律神経機能）測定、3 ～ 6 年生（277 名）の学力調査を分析した。

生活習慣を概観すると、学年上昇とともに TV 視聴時間やゲーム・パソコンなどの時間が増し生活が不規則になる傾向と、睡眠習慣の乱れが睡眠評価を低下させ、体調の悪さや情緒不安、授業の集中力低下を助長し、小学生の QOL が低下していた。

学力と生活習慣では、就寝時刻が早いほど学力調査の平均点が高い有意な関連が認められた。4 教科の平均 95 点以上の割合は、9 時前就寝で 41%、9 時台で 28%、10 時台で 22%、11 時台で 14%、12 時台は 0% で、学年別でも同様である。教科別では算数に有意差が認められ、3，4 年生で就寝時刻が早いほど点数が高い。TV などの視聴時間と学力調査にも有意差があり、平均 80 点以上に TV 視聴時間 1 時間未満が 3 ～ 4 割に対し、80 点未満では TV 視聴時間 1 時間未満は 1 割、3 時間以上が 3 割である。また平均点が高いほど通じも良く、疲れにくく、頭痛・腹痛が少なく、家族との会話もあるという有意な関連も認められた。

重心動揺については、開・閉眼各 30 秒で総軌跡長（mm/sec）、前後・左右の軌跡長、実効値面積の分析をしたが、390 名の平均値はどの測定値も閉眼よりも開眼で値が短縮（揺れが少ない）した。睡眠習慣では就寝時刻が遅くなるほど開眼の前後方向の軌跡長が有意に延長し、起床時刻では、早いほど有意に閉眼の前後方向の軌跡長が延長（揺れが大きくなった）した。とくに 5 時半前起床では 37.5%、6 時前起床では 25% が 20mm/s の最長軌跡長となった。軌跡長は就寝時刻よりも起床時刻と有意な関連が認められた学年が多く、朝の自律神経系の活性化に課題があり、夜更かし、早朝覚醒、短時間睡眠が重心動揺を拡大すると推察できる。同様に熟眠感は図 12 にも示すように、開眼実効値面積、TV 視聴時間短縮は閉眼実効値面積を有意に小さくした。

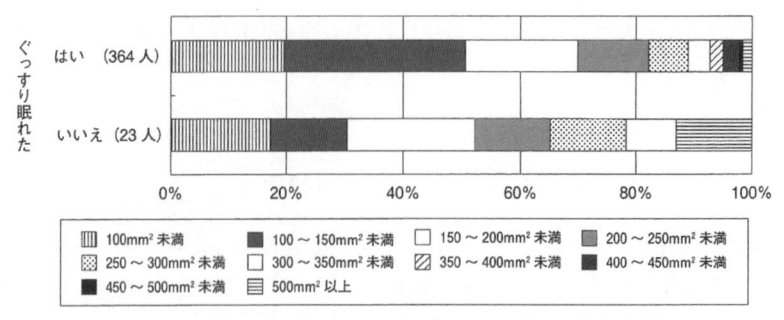

図12 重心動揺検査日「夜はぐっすり眠れたか」と「開眼 実効値面積」
(N＝387)

体調では腹痛や頭痛の多い児童の閉眼前後方向の軌跡長が有意に延長した。

　以上のことから、睡眠や生活習慣と心身の健康、家族の状況、学力は相互に連動していることが示唆されたので、2012〜2014 年に行った小 1〜高 3 4505 人について、111 項目の調査結果を分析した結果、学習意欲（楽しく学習、学校が楽しい、授業に集中できる）に有意に影響を及ぼした生活項目は全学年において、「起床時の気分」「居眠りしない」「食事でよく噛む」「食欲がある」「あくびをしない」「いつも元気」「走るのが好き」「家族が好き」の 8 項目であり、これまでの調査結果をさらに裏付け、確認するものとなった。

7. 今後の新たな課題

　2014 年文部科学省の「不登校のきっかけ」に関する調査では、1 位が「友人との関係」（5 割）、2 位「生活リズムの乱れ」（3 割）、3 位「勉強がわからない」（3 割）、4 位「先生との関係」（2 割）、5 位「部活などの人間関係」（2 割）と示されている。かつては項目にあがらなかった「生活リズムの乱れ」は、スマホやインターネットなどの情報機器の普及、進展とも関連して、子ども達の夜間の生活時間を圧迫すると同時に、友達関係や家族も含めて周囲の人間関係に大きな影響を及ぼしている。SNS などによる説明不足のコミュニケーションや夜間の感情的な送信が、時には送受信者双方の生体リズムと人間関係を混乱させることにもなりかねない。

　今後、子ども達の健やかな成長・発達のために取り組まなければならない課題として、①「発達段階に応じた早めの就寝」、②「生活リズムを大きく乱さ

ないためのスマホなどの情報機器との付き合い方」、③「平日と休日や長期休み後の生体リズムのズレ対策」、④「子ども達が生活を振り返り見直す思考力と生活の自己管理能力を向上させる取り組み」の4点であると認識している。これまでの調査や実験・観察の結果からは、夜更かし改善のために就寝時刻を早めること、できるだけ睡眠不足を避け、起床時の気分を改善していくことが、日中のパフォーマンスを上げることに繋がることが明確になってきたが、日常生活の中で就寝時刻や起床時刻を大幅にずらすことが、海外旅行をしたかのように生体リズムに社会的時差（ソーシャル・ジェットラグ，social jet lag）を生じさせ、内的脱同調から日中の眠気を亢進し、生活の質を落としてしまうことが分かっている。不規則な生活から週末にだけ寝だめをすると、体内時計は簡単に30分以上遅れるが、毎日20分ずつ早寝を1週間心がけても、体内時計は5分ほどしか前進しないことも分かっている。

　毎日不規則なバラバラな生活は短期記憶をつかさどる「海馬」の働きを低下させ、成長期の子ども達においては睡眠不足が「海馬」の成長を妨げることも分かってきている。当研究室の沖縄G村の学力改善介入調査においても、就寝時刻を改善することで、睡眠の質や学力などが改善される傾向が認められたが、次に残った課題は平日と土日の就寝、起床時刻のズレで、このことが「日中の眠気」が改善しにくい原因であることが判明した。

　また、2012～2014年に富山県、石川県で行った4,505名の調査結果からも就寝時刻は小学生（平日21：34、休日21：55）、中学生（23：04、23：24）、高校生（23：59、24：11）であり、起床時刻は就寝時刻よりずれが大きく、小学生（6：25、7：14）、中学生（6：18、7：47）、高校生（6：19、7：47）であった。睡眠時間では小学生（8：48、9：15）、中学生（7：13、8：22）、高校生（6：18、7：36）と、学校段階が上がるにつれズレが大きくなっていた。ちなみに内閣府の平成27年度版『子ども・若者白書』によると、2011年の平日の平均就寝時刻をみると、10～14歳が22時24分、15～19歳が23時48分，20～24歳が0時31分、25～29歳が0時7分であり、平日の平均起床時刻は、10～14歳が6時38分、15～19歳が6時54分、20～24歳が7時56分、25～29歳が7時17分となっている。

　全国学習状況調査の結果が比較的良好である富山県、石川県の就寝時刻が全国平均よりも早いものの、まだまだ睡眠不足傾向は改善されていない。

8. まとめ

　睡眠について研究を始めた40年前には睡眠障害は大人や高齢者の問題であると捉えていたが、いつの間にかおとな社会に影響を受けて夜型化してきた子ども達の問題になってきていると気づかされた。しかし子ども達の健やかな成長を実現していくためには、発達段階とともに、睡眠・覚醒の生活習慣を徐々に確立し、生活を見直す思考力や生活の改善能力、自己管理能力を高めることが望ましく、児童・生徒・学生自身が生活リズムや生活環境を整えるための科学的な知識理解を深め、その効果を自ら実感しながら、健康管理とQOLの関連を考えて生活を構築できるように支援していくことが、子ども達の真の健康、学力を増進し、人格形成を促していく基本的な課題である。最後に、これまでの研究成果から家庭や教育現場への提言を示す。

（神川康子）

参考文献

神川康子　「眠りと人間」　1997　梁瀬度子（編）『健康と住まい』　朝倉書店, pp.17-30.

神川康子　1999　『生活行動と睡眠に関する研究』　風間書房

青木継稔ほか（編）　2000　『小児科別冊子どもの健康と生活環境』　金原出版

現代と保育編集部（編）　2000　『乳幼児の生活リズム』　ひとなる書房

神川康子、平井美穂　2000　「子どもたちの生活リズムの実態とその問題点」『教育アンケート調査年鑑・下』　創育社, pp.880-886.

日本子どもを守る会（編）2001　『子ども白書』　草土文化

神山潤　2003　『子どもの睡眠』　芽ばえ社

神川康子　2004　「児童・生徒の生活習慣の確立と心身の健康のために」『富山教育学総会』, 28, pp.1-8.

神川康子ほか　2005　「睡眠習慣と反射的活動性に関する研究」『富山大学生涯学習教育研究センター年報』, 7, pp.25-34.

白川修一郎（編）　2006　『睡眠とメンタルヘルス』　ゆまに書房

白川修一郎　2008　『眠りで育つ子どもの力』　東京書籍

日本睡眠学会（編）　2009　『睡眠学ハンドブック』　朝倉書店

井上雄一・林光緒（編）　2011　『眠気の科学』　朝倉書店

神川康子「小学生の睡眠改善のためにの学校教育現場での指導法」堀忠雄、白川修一郎、
　福田一彦（監修）、日本睡眠改善協議会（編）2013　『応用講座　睡眠改善学』ゆまに
　書房 , pp.103-105.

学校現場への提言

① 子どもの生活習慣は、児童・生徒はもちろんのこと、家庭と学校や地域が共通理解を図り、連携をとりながら確立をめざす。

② 「寝る子は育つ」には科学的な根拠があり、睡眠が心身の健康や発達に及ぼす重要性について児童・生徒や保護者、教師のための学習の機会をもち科学的理解を深めることが望ましい。

③ 基本的生活習慣は成長発達とともに確立していくことが望ましいが、睡眠習慣については、小学校3，4年生頃や中学2年生の時期に乱れが顕著になる傾向があるので、早くは就学児検診の時や小学校中学年、中学生でその重要性についての学習機会を設けることが、小1プロブレム、中1ギャップを予防する上でも効果的である。

④ 睡眠・覚醒リズムの乱れが問題行動や社会的不適応の誘因になるケースもみられるので、保護者や教師は精神論だけではなく、子ども達の生活時間構成と心身の健康に配慮し、子ども達と一緒に考え生活の見直しが図れるような指導を心がける。

⑤ 子どもの夜更かしは次のような悪循環をする。夜更かし→自立起床不可→寝起きの気分が悪い→朝、食欲がない→排便刺激がなく便秘気味→学校で集中力がない、あくび、居眠り、忘れ物、腹痛・頭痛などの体調不良→イライラ感や日中活動量低下→体温上昇少ない→寝つきが悪い→夜更かし。

⑥ 子どもの生活習慣の乱れは自立神経機能や学力に影響を及ぼすのでとくに夜更かしや朝食の欠食、日中の情緒不安の原因にもなっているスマホやインターネット、ゲーム等の視聴時間を本人と家族や学校で一緒に考え、ルールを決めたりすることでコントロールする工夫が必要である。

⑦ 1日の始まりは就寝時刻であるという発想の転換をし、翌日の生活の質を高めるための充実した睡眠のための工夫も必要である。

⑧ 休日や長期休暇に睡眠・覚醒リズムを大きく（子どもは1時間、大人でも2時間以上）乱さないように心がける。

⑨ 睡眠の質を高めるための寝室環境（光、温湿度、騒音、空気等）の調節や、心身の疲労・ストレスの緩和対策についても知識理解のもとに自分で行動や工夫できる主体性を育てることが重要である。

⑩ 子ども達は大人社会の環境の影響を受けて生活していることを十分に理解し、大人から生活行動を見直す姿勢を示すことも重要である。

⑪ 子ども達の生涯のQOLを高めるためには、学校教育においても教科指導や養護教諭との連携を図りながら生活習慣の指導や科学的な理解を進めることが、学校教育の改善や子ども達の真の学力向上につながると考えられる。

⑫ 文部科学省からも中・高校生用と指導者用の生活習慣が心身に与える影響に関する資料がダウンロードできる。

第8章
社会と睡眠

・この章のポイント

　日本人の睡眠時間は世界的に見ても極端に短く、多くの国民が日常的に睡眠不足状態にあると思われる。睡眠不足が引き起こす問題は多岐にわたり、その中には身体的・精神的健康の悪化だけでなく、認知機能の低下による事故リスクの上昇や、職場などでの作業能力の低下も含まれる。交替勤務従事者の割合も増加傾向にあるが、ヒトが本来有する生体リズムに逆らって働くことも、睡眠不足と同様に健康を悪化させ、事故リスクを上昇させる。ここでは、労働者における睡眠不足と交替勤務従事に伴う睡眠問題について概説する。

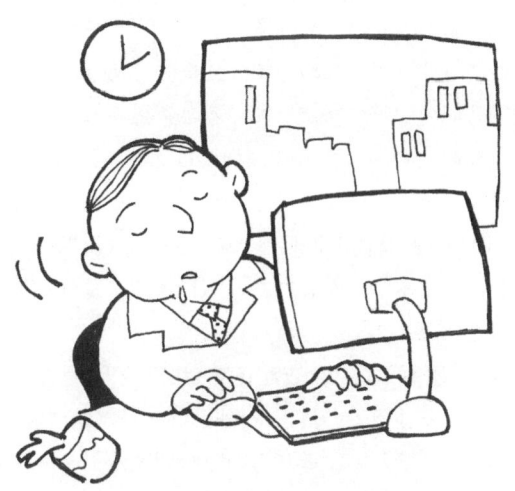

1. はじめに

　日本人の睡眠時間は世界的に見ても極端に短く、多くの人が睡眠不足に由来する眠気を抱えた状態で働いているものと思われる。また日本では労働者の4〜5人に1人は夜勤を含む勤務形態で働いているが、ヒトが本来有する生体リズムに逆らって活動することは、健康面および精神面に大きな問題を引き起こす。ここでは、日勤者および交替勤務従事者において生じうる睡眠不足や生体リズムの乱れに着目し、それらが労働者の作業能力や心身の健康に与える影響について概説する。

2. 睡眠不足の悪影響

（1）　労働者の睡眠習慣

　総務省統計局の行った平成28年社会生活基本調査では、有業者の睡眠時間（平日）は無業者と比較して45分程度短く、平均で7時間10分となっている。また厚生労働省が実施した平成27年度の国民健康・栄養調査は、20〜50歳代において平均睡眠時間が6時間未満と回答した人の割合が男女とわず約4割であることを明らかにしている。睡眠時間が6時間未満の人が睡眠確保の妨げになっている理由として選択したものを図1に示した。睡眠確保の妨げとして、最も多くの人に選択されたのは男性においては「仕事」、女性でも「家事」についで「仕事」であり、仕事上の時間的・精神的負担が、睡眠時間の短縮に繋がっていると考えられる。その一方で、睡眠時間が6時間未満の人であっても3割程度は「特に困っていない」と回答しているが、米国国立睡眠財団が提案した年代別の推奨睡眠時間では、成人に対して7〜9時間の睡眠時間が推奨されている（65歳以上では7〜8時間）ことを考慮すれば、日本の労働者において日常的に睡眠不足の状態に陥っている者は少なくないと考えていいだろう。

（2）　睡眠不足が引き起こす職場での問題

　多すぎる仕事上の負担や長時間の労働は、睡眠の質の低下や睡眠不足を引き起こす。そして、それらの睡眠問題が引き起こす問題は多岐にわたる。第1章で述べられているように睡眠時間が極端に短くなると、免疫系機能の減

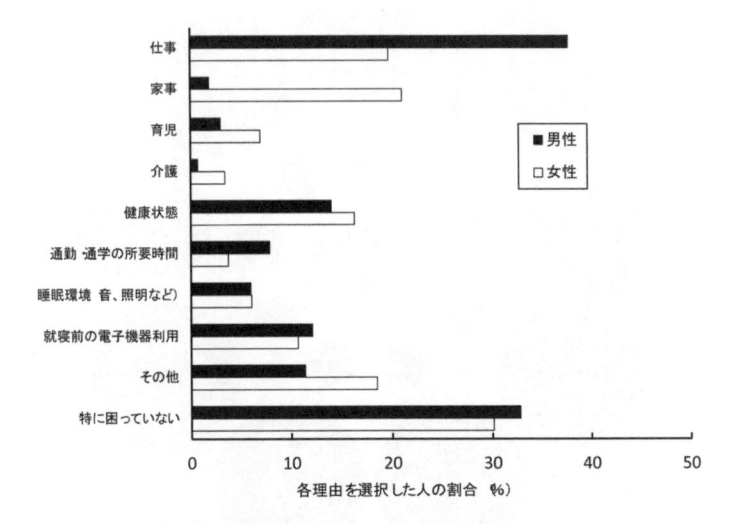

図 1　睡眠時間が 6 時間未満の 20 歳以上の男女において睡眠確保の妨げと
なっている要因（厚生労働省，2016 のデータを用いて作成）

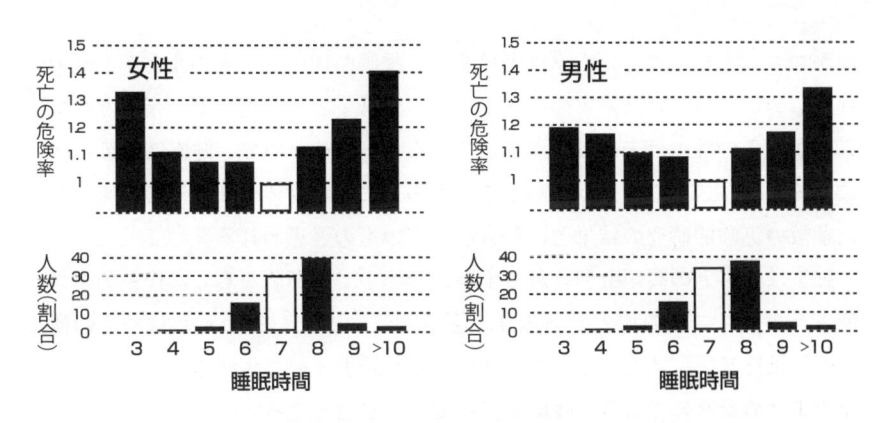

図 2　睡眠時間別の死亡率 [Kripke et al., 2002]

弱、身体回復の障害、高血圧などの循環器系疾患や肥満のリスクが増大し、
結果として死亡率も上昇する。図 2 は、睡眠時間と死亡率の関係をグラフ
化したものである。横軸は、ある時点での睡眠時間を示し、縦軸はその後の
死亡率を 7 時間睡眠の人を基準（1.0）として記したものである。男性でも
女性でも 7 時間睡眠をとっている人の死亡率が最も低く、それよりも睡眠時

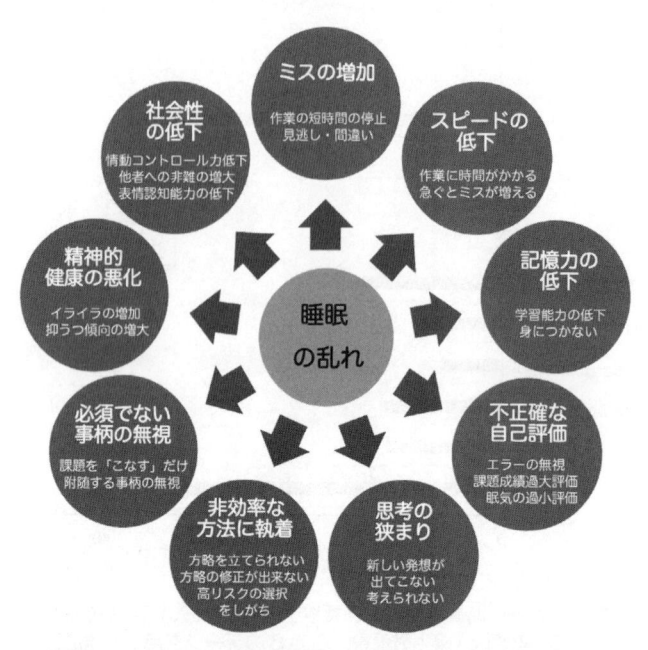

図3　睡眠不足をはじめとする睡眠習慣の乱れが引き起こす認知的・心理的問題
（複数の文献を参考に浅岡［2017］が作成したもの）

間が短くても長くても死亡率は上昇する。睡眠時間の長い人の死亡率上昇の理由については、睡眠障害の存在やリズム性低下との関連などが指摘されているが、その理由は未だはっきりしていない。その一方で、睡眠時間の減少による死亡リスクの上昇は、断眠や睡眠不足による身体への各種影響を示した多数の実験的研究の結果とも整合性の高いものと思われる。

　眠気は仕事上の問題も引き起こすが、その中でも顕著なものは作業効率の低下と事故リスクの増大であろう。図3はこれまでに行われた数多くの研究の結果を基に、睡眠不足などの睡眠の乱れが引き起こす認知的・心理的問題をまとめたものである。睡眠が乱れて眠気が強くなった際に、数秒間の睡眠（マイクロスリープ）が生じることでミスが増えたり、作業のスピードが遅くなったりする事は一般的にも良く知られており、これらが作業効率の低下や業務上の事故原因になることは想像に難くない。眠気が認知機能に与える影響を検討した有名な研究の1つに、Dawson と Reid が行った研究がある（図4）。この研究では、朝8時から翌日の正午（12時）までの間、30分毎に認知課題（追跡課題）が実施され、その成績が日中にアルコールを飲ん

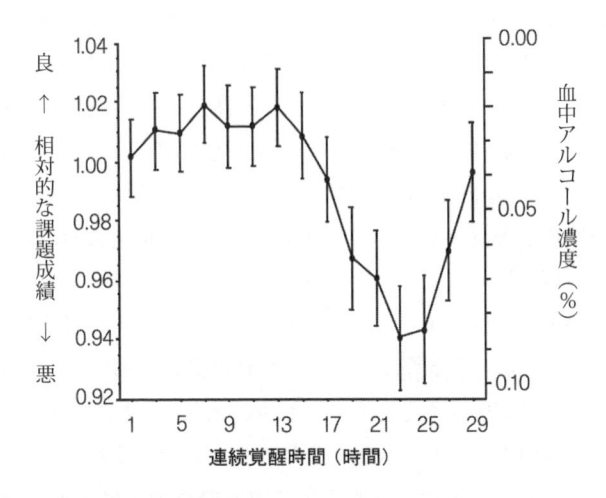

図4　連続覚醒時の課題成績の変化［Dawson & Reid, 1997］

だ際の成績（右軸に示されている）と比較されている。その結果、夜11時を過ぎると参加者の成績は下降し、17時間一睡もせずに起き続けていた参加者の課題成績は、血中アルコール濃度が0.05%の際の成績と同等であることが確認されている。日本における酒気帯び運転の基準が血中アルコール濃度0.03%相当であることを考えると、通常通り朝に起きた人が日中の仮眠をとることなく深夜に作業する事の危険性がいかに大きいか理解できるだろう。さらに眠気による心理・認知的機能の障害はこのような単純な作業能力の低下に留まらない。例えば睡眠の乱れは記憶力の低下を引き起こすが、これは単純に他人の名前などを覚えられなくなるということだけでなく、作業が上達しない、手順を覚えられないという学習能力の低下をも意味している。

　人間の脳はいくつかの部位に大別することが出来るが、睡眠不足は主に大脳皮質における前頭葉の機能を障害する。この前頭葉は自らの状態を把握したり計画を立てたりといった高次の認知機能を担当している。したがって眠気が強い時には自らが犯した作業上のエラーに気付きづらくなることでエラーが放置され重大な事故などにつながる可能性や、エラー防止のための十分な対策が取られなくなる可能性も高まる。また、思考の狭まりなどとともに、非効率な方法への執着など、意思決定に関わる能力も睡眠不足によって障害されやすい。前頭葉は情動のコントロールにも関わっているため、睡眠

不足などによってその機能が低下すると、イライラしたり衝動的な言動が生じたりしがちになる。近年の研究では、日常生活で充分に起こりうる程度（例：4時間睡眠 ×5日間）の睡眠不足であっても、情動を制御する脳機能が低下し、不快な出来事に対する過剰反応が生じる可能性も指摘されている［元村・三島, 2014］。このような睡眠の乱れによって生じた情動コントロール力の低下が、顧客や同僚とのコミュニケーションの障害や、職場における規範意識の低下に繋がる可能性も充分に考えられるだろう。

　このように各種の実験結果からも睡眠不足が社会に与える影響は大きいことが予想される。Rand研究所によって行われた試算において、睡眠不足による死亡率の上昇に起因する労働人口の減少、病欠や職場でのパフォーマンスの低下、将来の働き手となる学生の学業不振がもたらす技能習得上の問題などの観点から、日本における睡眠不足による経済的損失は年間15兆円にのぼるとされている。この額は、試算の対象となっている米国、日本、ドイツ、英国、カナダの中で、米国についで2番目に大きな額であり、対GDP比では5カ国の中で最も高い割合（2.92%）となっている。

（3）睡眠負債と眠気の自己評価

　睡眠不足の蓄積は「睡眠負債」とよばれる。**図5**は4時間（○）、6時間（□）、8時間（◇）睡眠を14日間に渡って続けた際の、刺激反応課題におけるパフォーマンス（見落とし数; A）と主観的眠気（B）を3日間の全断眠（徹夜 ■）をした際と比較した研究の結果である。4時間睡眠が1週間、あるいは6時間睡眠が10日間続いた際には、課題における見落としの数は一晩徹夜した際と同等程度にまで増加し、その後も見落とし数は日数の経過に伴って増加し続ける（**図内A**）。この事は、日常的に生じうる2時間程度の睡眠不足であっても、それが連続することで睡眠不足が積み重なり、深刻な認知機能の低下を引き起こすことを意味している。その一方で、主観的眠気（**図内B**）は初めの数日間において上昇した後は、ほぼ一定に保たれている。これらの結果は、自覚している眠気の程度以上に累積的な睡眠不足による認知機能の低下が深刻であることを示すと共に、眠気に対しても「慣れ」が生じ作業能力は低下しているにも関わらず眠気の増大を感じとれなくなっていくことを意味している。眠気を正しく自己評価することは意外に難しく、例えば非常に眠気が強くなる睡眠障害の1つである睡眠時無呼吸障害群の患者は、寝付

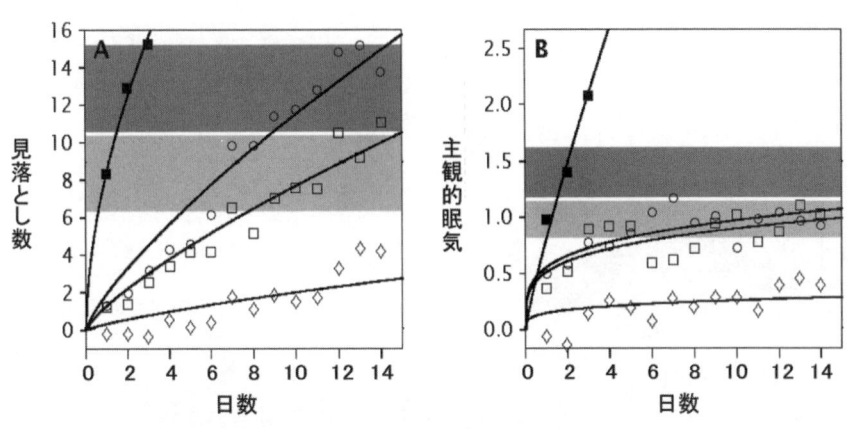

図 5　全断眠および部分断眠を続けた際の刺激反応課題における
　　　パフォーマンス（A）と主観的眠気の変化（B）　[Van Dongen et al., 2003]

くまでの時間を測定する検査をすると非常に早く眠ってしまうにもかかわら
ず、過度な眠気を報告しない事が多々ある。睡眠障害を持たない人であって
も、睡眠不足の状態や、疲労が溜まっているとき、交替勤務に従事している
時など、眠気の強くなる状況では、作業能力が低下しているにも関わらず眠
気の増大を報告しないことも知られている。これらの事実は、眠い状況にあ
る人による眠気や作業結果の自己報告が疑わしいことを示していると考えら
れよう。

3.　眠気のリズムと事故
（1）生体リズムによる眠気

　眠気の問題を考える際、睡眠時間の長さは大変重要である。しかし、眠気
の発生は睡眠時間だけでなく生体リズムの影響（つまり時刻の影響）も強く
受けている。第1章や第4章でも説明された通り、ヒトは日中に活動する昼
行性動物であるため、明るい時間帯には活動し、暗い時間帯には休息するの
に適した状態になるようなサーカディアン・リズムを持っている。図6は
実験によって確かめられた眠気のサーカディアン・リズムを模式的に示した
ものである。この実験では、眠気に与える睡眠の量の影響を一定に保つため、
超短縮睡眠覚醒スケジュール法（ultrashort sleep-wake schedule）という手
法がとられている。この手法において参加者は13分間覚醒し、7分間睡眠

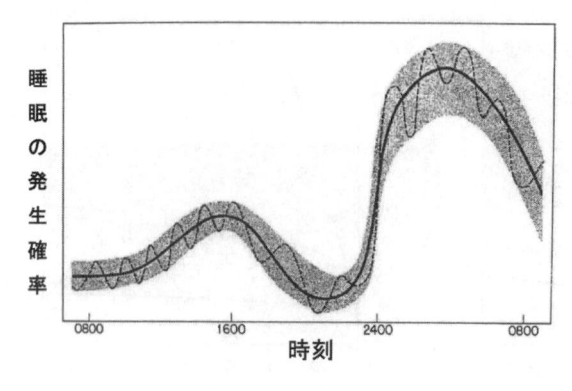

図6 睡眠傾向曲線の模式図
[Lavie, 1985]

をとるという 20 分間を 1 単位として、これを 1 日に 72 回繰り返す。眠ることが許可される時間は 20 分間のうち 7 分間のみであるが、眠気の強い時間帯には、その 7 分間のほぼすべてを睡眠に費やすことになる。一方、眠気の弱い時間帯では 7 分間横になっていても眠ることが出来ない。図 6 は、その 7 分間において生じた睡眠の長さを縦軸、時刻を横軸で表している。したがって、曲線が上方にある時間帯ほど 7 分間のうちに睡眠に費やした時間が長く、より眠い時間帯であると考えることが出来る。このようにして確かめられたサーカディアン・リズムによる眠気が強い時間帯は、夜の 10 時から翌朝の 8 時までであり早朝の時間帯に眠気のピークが存在する。また、午後の早い時間帯には中程度の強さの眠気が現れる。なお、この午後 3 時頃の眠気は 12 時間周期のサーカセミディアン・リズム（circa-semidian rhythm）によるものである。一方で、午前中とともに夜の 7 時から 9 時の間にも眠気の弱い時間帯が存在する。いつも眠りにつく時刻の 2 ～ 4 時間前頃にあたるこの時間帯は睡眠禁止帯（sleep forbidden zone）と呼ばれており、1 日のうちでもっとも睡眠が生じづらい時間帯であることが知られている。

（2）居眠り運転の生じる時間帯

　このような生体リズム由来の眠気も睡眠不足による眠気と同様に事故の発生に大きく関わっている。図 7（左）には、スウェーデンのガス会社が行った長期間の調査結果を基にして、メーターの読み間違い発生時刻の分布が示されている。また図 7（右）は、疲労に関連した自動車事故の件数を発生時刻別に集計したものである。メーターの読み取りミスも、疲労に関連した自動車事故も、深夜と午後の早い時間帯に頻発している。このパターンは上で

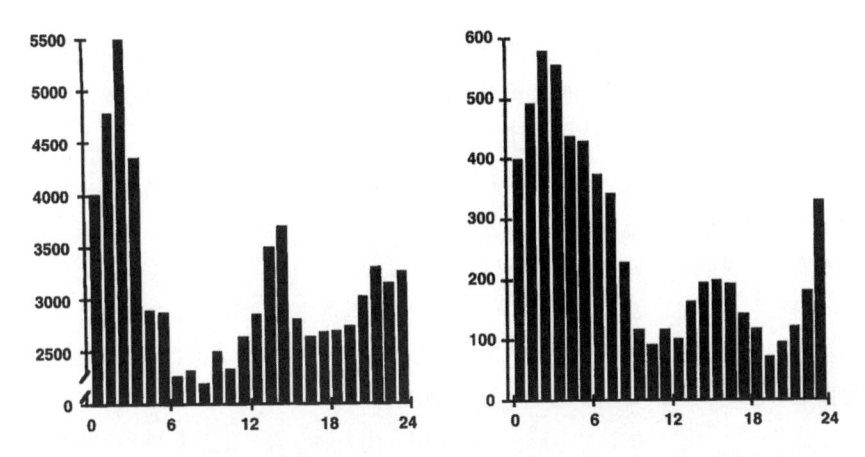

図 7　ガスメーター読み取りミス（左）および疲労と関連した交通事故（右）の
時刻別発生件数 [Mitler & Miller, 1996]

示した眠気のサーカディアン・リズムのパターンに酷似しており、職場での
ミスや交通事故の発生に生体リズムに由来する眠気が強く影響している事が
見て取れる。

4.　交替勤務

（1）交替勤務従事者の割合

　労働時間は 1 日 8 時間、週 40 時間以内が原則であるが、変形労働時間制
を採用する企業においては、一定期間における平均の労働時間がこの範囲を
超えない限りで 1 日の労働時間を 8 時間以上とする事が出来る。厚生労働省
による平成 29 年就労条件総合調査によれば、この変形労働時間制を採用し
ている企業の割合は 2017 年の時点で 57.5 ％に上り、この変形労働時間制の
適用を受ける労働者の割合は全労働人口の約半数となる。なお、始業および
終業の時刻を労働者自身が決定することの出来るフレックスタイム制もこの
変形労働時間制に含まれるが、この制度を採用している企業は 5 ％程度に留
まっている。また、特定の事情により労働時間の算定が困難な場合や、通常
と同じ算定方法が適切でないと考えられる業務に対しては、労使協定などに
より定めた時間を労働したものとみなす「みなし労働時間制」が用いられる
場合もある。これを採用している企業の割合は 14 ％であり、具体的には外
勤の営業など会社が労働時間の算定が困難な業務に従事する労働者に対して

適用される「事業場外みなし労働時間制」を採用する企業が12%、研究開発など、業務遂行に関わる時間配分の決定を企業側が行う事が困難な業務に対して用いられる「専門業務型裁量労働制」を採用する企業が3%、そして事業運営に関わる企画、立案、調査及び分析の業務を行う労働者を対象とする「企画業務型裁量労働制」を採用する企業が1%となっている。このような制度を背景として勤務の時間帯は一様ではなくなり、夜間に働く日本人は年々増加している。そして2012年の時点で夜勤従事者（夜勤を含む交替制勤務従事者および夜勤専従者）の割合は20%を超え、その人数は1,200万人に達すると試算されている［久保達彦, 2014］。

交替勤務には様々なシフト形態があるが、代表的なものは3交替と2交替である。3交替は、日勤（例：午前8時〜午後4時）、準夜勤（例：午後4時〜深夜0時）、深夜勤（例：深夜0時〜午前8時）のように24時間を3つの勤務時間帯（シフト）に分けて業務が行われるものである。一般的に深夜勤のあとは休日となる事が多いが、シフトの組み方にも様々なタイプが存在する。ある労働者のシフトが「日勤→準夜勤→深夜勤」のように、勤務開始時刻が順に遅くなっていく方向で推移する場合、その交替勤務は「時計回り」あるいは「正循環」の3交替勤務と呼ばれる。一方、「準夜勤→日勤→深夜勤」のように勤務開始時刻が早くなっていく方向でのシフトの組み方は、「反時計回り」あるいは「逆循環」と呼ばれる。2交替制は、日勤の場合も夜勤の場合も12時間勤務するシフト形態の職場もあれば、日勤が8時間、夜勤が16時間というシフト形態をとる職場も存在する。医療機関においては、2交替を採用する病棟が増加傾向にあり、日本医療労働組合連合会による2013年度夜勤実態調査では、1999年の時点では5.5％であった2交替制勤務が2013年では29.4％となっており、そのうちの約6割の病棟において夜勤の長さが16時間以上となっている［日本医療労働組合連合会, 2013］。

（2）交替勤務従事者において生じがちな睡眠問題と健康リスク

第2章や第4章に説明があったように深部体温もサーカディアン・リズムを有しており、夕方には高くなり、早朝には低くなる。一方、四肢など体表面の温度は深部体温とは逆の変化を示し、深部体温が低くなる際に体表面の温度は上昇する。これらの体温の変化と眠気は強く関連しており、深部体温が低い時間帯には睡眠が生じやすく、逆に深部体温が高い時間帯には睡眠が

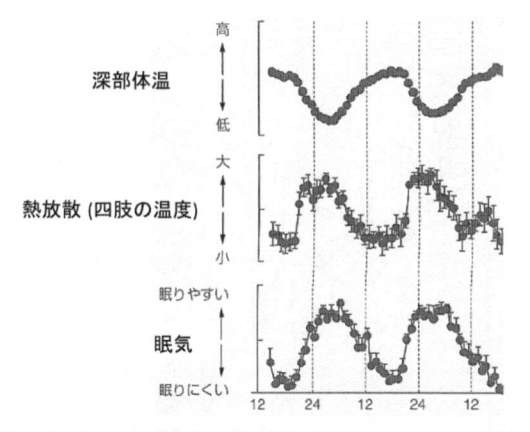

図8　20分睡眠・40分覚醒の超短縮睡眠覚醒スケジュール法によって
測定された体温と眠気［亀井，2006 一部改変］

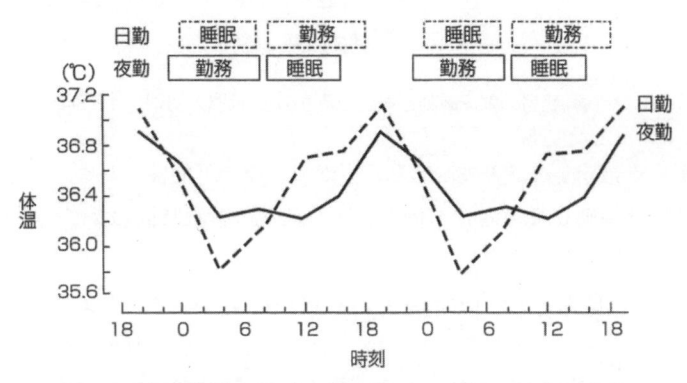

図9　13週間連続夜勤と深部体温リズム［Van Loon, 1963］

生じづらい（**図8**）。**図9**は13週間連続夜勤を行った際の深部体温リズム
を示したものである。点線で示された日勤時の体温と比較すると、実線で示
された夜勤時の体温は明け方の体温低下が少なく、また日中の体温も低く
なっている。しかし、夜間から明け方の時間帯にかけては体温が低く、午後
から夕方に体温が高くなるという全体的なリズムには大きな違いが認められ
ない。つまり睡眠覚醒のリズムが昼夜逆転したとしても、深部体温のサーカ
ディアン・リズムは比較的安定しており簡単には昼夜逆転しない。したがっ
て、夜勤前後の日中に睡眠をとろうとしても、その時間帯は深部体温が高い
ために寝付く事も難しく、仮にうまく眠りにつく事が出来たとしても、目覚

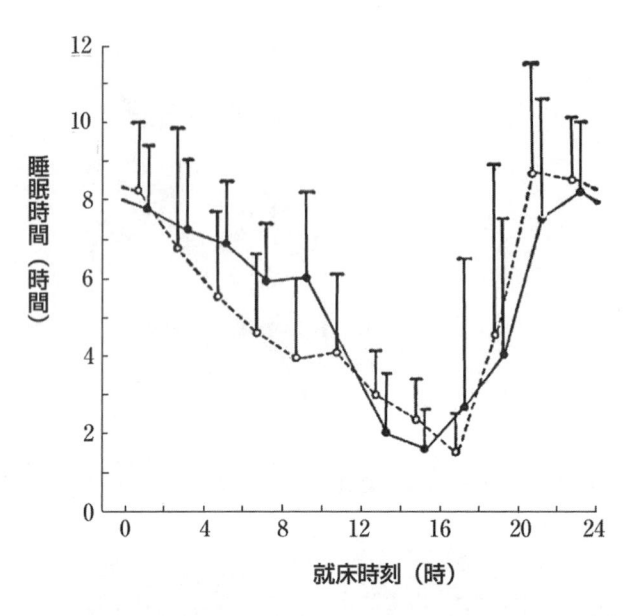

図10　交替勤務者の就床時刻と睡眠の長さの日独比較 [小木, 1994]

めるのが早く充分な長さの睡眠をとる事ができない可能性が高い。

　図10は交替勤務従事者における就床時刻別の睡眠時間の長さ（平均値：丸印）とその個人差（標準偏差：縦棒）を示したものである。実線はドイツ（ラジオ、テレビ放送局、空港荷扱）、点線が日本（印刷、新聞印刷、コンピュータセンター、動力車乗務）の調査結果である。いずれの国のデータにおいても就床時刻が午前10時から夜8時までの10時間にある場合、その睡眠時間は平均で5時間以下となっており、特に体温の高い午後から夕方にかけての時間帯からとる睡眠は極端に短くなっている。実際に、日中あるいは夕方からの睡眠が求められる夜勤や早朝勤時では睡眠問題の訴えが多くなる。表1は、1,000人の交替勤務者から得られた睡眠問題の訴えと睡眠時間をシフト別にまとめたものである。始業が午前8時の日勤と比較して、始業が午後11時の深夜勤では、寝付けないという入眠困難の訴えと、途中で目が覚めてしまう睡眠維持困難の訴えが約6倍、睡眠後の休息感のなさが6.7倍となっており、睡眠時間も日勤時の57％までに短縮している。さらに、睡眠時に騒音が気になって眠れないという訴えは11倍となっており、生体リズムの問題のみならず日中の生活騒音や戸外の交通騒音が夜間よりも日中では

表1　日勤（午前8時始業）、早朝勤（午前6時）、
　　　深夜勤（午後11時）の睡眠障害の訴え率と
　　　睡眠時間 [Akerstedt, 1984]

	日勤	早朝勤	深夜勤	
入眠困難	5	26	29	(%)
睡眠維持困難	9	32	54	
休息感なし	9	41	61	
騒音	2	10	22	
睡眠時間	7.6	5.7	4.3	(h)

表2 夜勤者の罹った病気
[厚生労働省, 2002]

疾患名	発生率（%）
胃腸病	51.0
高血圧性疾患	22.6
睡眠障害	18.8
肝疾患	13.1
糖尿病	6.9
心身症	5.4
心臓病	3.4
喘息	2.7
脳血管疾患	0.3
その他	13.4

総数は夜勤者の17.3%（283人）

多いことも夜勤前後の睡眠を不十分なものにする要因の1つと思われる。また午前6時が始業の早朝勤時にも深夜勤時ほどではないが、睡眠問題の訴えが多くなり、睡眠時間も日勤の際と比較して2時間ほど短くなっている。睡眠をとるタイミングを始業時刻に合わせて調整するとなると、普段より2時間早く就床することになるが、このタイミングは前述の睡眠禁止帯（sleep forbidden zone）に該当するために眠りに就く事は大変難しく、そのことがこのような睡眠時間短縮の原因になっていると思われる。

　不眠だけでなく、交替勤務従事者では過度な眠気を訴える割合も高く、勤務中および通勤途中に事故にあう可能性も高くなる。この背景には単純に生体リズムによる眠気が高い時間帯に作業や運転をする割合が高いというだけでなく、日勤者と比較して睡眠時間が短くなりがちであることも影響している。特に、交替勤務への従事が原因で不眠や過度な眠気を訴える「交替勤務障害」に該当する労働者では、交通事故や仕事中のミスや怪我のリスクが高くなりがちで、抑うつ傾向の上昇や生活の質（QOL: quality of life）の低下が認められる。したがって、交替勤務従事者における睡眠の質の低下を防ぐことは、事故の防止や労働者の精神的健康のためにも重要であるといえよう。

　生体リズムに逆らって働く夜勤への従事は、身体的健康の悪化も引き起こす。表2は、夜勤に従事するようになってから罹った病気の発生状況を示したものであるが、睡眠障害と共に、胃腸病、高血圧性疾患の発生が多くなっている。その他にも交替勤務への従事は肥満や糖尿病のリスクを高めること

も知られている。近年では、交替勤務への従事が、乳がんや前立腺がんのリスクを1.5倍程度にまで上昇させることも明らかとなっている［久保達彦，2014］。

(3) 交替勤務に関するガイドライン

夜勤や交替勤務は事故リスクや健康リスクを増加させるが、24時間化、国際化した社会で、夜勤や交替勤務を完全になくす事は難しい。また医療機関や警察、消防など、我々の生活のためには、夜間に働く人の存在が不可欠なのも事実である。そこで、夜勤や交替勤務従事者の事故・健康リスクの上昇を最小限するために、どのような勤務シフトが望ましいかについて、各国のガイドラインを見ていくことにする。表3には、各国の夜勤・交替勤務のガイドラインがまとめられている。

勤務の終了から次の勤務の開始までの時間を意味する勤務間隔（勤務間インターバル）に関しては、短いもので11時間、長いものでは48時間以上とされている。交替の方向に関しては、正循環がよいとするガイドラインがほとんどであるが、これには位相を後退させるよりも容易であるという特徴とともに、正循環のほうが勤務間インターバル

表3　各国の夜勤・交替勤務ガイドライン比較［久保智英, 2014 から抜粋］

	日本 看護協会	フィンランド 国立労働衛生研究所	韓国 産業安全衛生公団	米国 国立労働安全衛生研究所
勤務間隔	11時間以上。	11時間以上。出来れば12～16時間。	夜勤と日勤の間は最短24時間。	シフト間は48時間。
勤務の拘束時間	13時間以内。	8～10時間の勤務シフトは短く、8時間以上のシフトは、労働負担を考慮すべき。	夜勤は少しでも早く終えるべき。	残業・長時間勤務は避ける。労働負担を考慮して拘束時間を設定すべき。
連続夜勤の制限	2連続まで。	最小限にすべき。最大3連続まで。	3連続まで。	常夜勤は避けるべき。連続2～4回まで。最小限に。
夜勤中の仮眠	夜勤の途中で連続した仮眠時間を設定。	—	夜勤時に仮眠をとった方が良い、仮眠室を設置した方がよい。	—
交替の方向	正循環がよい。	正循環がよい。	正循環がよい。	—

を十分に確保しやすいという点も関係している。また、上述のように日本においては夜勤が 16 時間となる 2 交替のシフト形態をとっている病棟も多いが、日本の看護協会のガイドラインでも、その長さは 13 時間以内にすべきとされている。また、夜勤の連続日数はどのガイドラインでも最小限にされるべきとの考えが示されており、日本では 2 夜まで、フィンランドでは最長でも 3 夜連続までとされている。これは生体リズムをできる限り昼型に保つためにも重要である。第 4 章でも紹介されているように、生体リズムは光の影響を受けるので、夜勤中に高照度の光を浴びるとともに日中の光をできる限り避けるよう工夫をすれば、夜勤に生体リズムを合わせることも可能となるが、それには少なくとも 4、5 日を要する。さらに夜勤の後には休日が設定されることが多いとはいえ、その後は日勤シフトが控えており、今度は日勤に合わせたリズムに体内時計を再調整しなくてはいけなくなる。そのような頻繁な生体リズムの調整は現実的とは言えない。したがって、交替勤務従事者の健康を考えれば、これらのガイドラインに示されているように、連続した夜勤をできる限り減らすとともに夜勤の従事時間を短くすることで、日勤に適した生体リズムを維持したまま、夜勤をこなしやすくするシフトの組み方が望ましいと考えられる。

　夜勤中の仮眠について言及しているガイドラインは必ずしも多くないが、これまでの多くの研究では、夜勤中の眠気を低減させ、ミスの防止に役立つという仮眠の効果が示唆されている。また、普段の睡眠時間に近い時間帯に仮眠をとることが、生体リズムを昼型に保つことに貢献するとも考えられており、このような仮眠は生体リズムが変化することを防ぐ錨のような役割を果たすということで「アンカー・スリープ」とも呼ばれている。しかし、夜勤中にとる仮眠ではいくつかの点に注意が必要である。1 つ目は仮眠をとると「仮眠をとらない場合」と比較して作業スピードや正確性の改善が期待できるが、仮眠をとったからといって、日中と同程度に頭の冴えた万全の状態になるわけではないことである。2 つ目は睡眠慣性の問題である。睡眠慣性とは寝起きの直後からしばらくの間、強い眠気が残り認知機能が低下した状態になる現象のことである。この睡眠慣性は、睡眠が足りていない状態にある際や、深い睡眠から目覚めた際、そして深部体温が低い際に強く生じる。夜勤中の仮眠はこれらの条件に当てはまりやすく、仮眠後に強い睡眠慣性の

生じる可能性が高い。そのため、この睡眠慣性に注意を払わないと、事故防止を目的として取得した仮眠の直後に事故を起こすということにもなりかねない。睡眠慣性によるミスや事故を防ぐためには、まずは寝起き直後の作業を避ける事である。また仮眠時間を 20 分程度に限定することで、深い睡眠が出現する前に起床してしまう事も夜勤中の仮眠後に生じる睡眠慣性を防ぐ有効な方法の 1 つといえる［林, 2008］。

（浅岡章一）

参考文献

林 光緒　2008　「仮眠の効果」　堀 忠雄（編）『睡眠心理学』北大路書房, pp. 288-302.

日本医療労働組合連合会　2013　『2013 年度夜勤実態調査』医療労働, 562.

久保達彦　2014　「交替勤務者の発がんリスクマネジメント」　白川修一郎・高橋正也（監修）『睡眠マネジメント』エヌティーエス, pp. 82-90.

久保達彦　2014　「我が国の深夜交替制勤務労働者数の推計」 *Journal of UOEH*（『産業医科大学雑誌』）, 36, pp. 273-276.

元村祐貴・三島和夫　2014　「睡眠と情動：情動調節における睡眠の役割」*Brain and Nerve*, 66, pp. 15-23.

図版出典

図 1　厚生労働省　2016　「平成 27 年国民健康・栄養調査結果」（https://www.mhlw.go.jp/bunya/kenkou/kenkou_eiyou_chousa.html）

図 2　Kripke, D.F. et al., 2002, Mortality associated with sleep duration and insomnia, *Archives of General Psychiatry*, 59, pp. 131-136.

図 3　浅岡章一　2017　「大学生活への適応と睡眠習慣―乱れた睡眠習慣が退学・留年リスクに与える影響―」*Modern Physician*, 37, pp. 853-855.

図 4　Dawson, D. & Reid, K., 1997, Fatigue, alcohol and performance impairment, *Nature*, 388, p. 235.

図 5　Van Dongen, H.P. et al., 2003, The cumulative cost of additional wakefulness: Dose-response effects on neurobehavioral functions and sleep physiology from chronic sleep restriction and total sleep deprivation, *Sleep*, 26, pp. 117-126.

図 6　Lavie, P., 1985, Ultradian rhythms：Gates of sleep and wakefulness, In：H.

Schulz. & P. Lavie. (Eds.), *Ultradian rhythms in physiology and behavior,* Berlin, Springer-Verlag. pp. 148-164.

図 7　Mitler, M.M. & Miller, J.C., 1996, Methods of testing for sleepiness, *Behavioral Medicine,* 21, pp. 171-183.

図 8　亀井雄一　2006　「快眠を得るための体温調節」　上島国利（編）『睡眠障害診断のコツと落とし穴』中山書店 , pp. 172-173.

図 9　Van Loon, J.H., 1963, Diurnal body temperature curves in shift workers, *Ergonomics*, 6, pp. 267-273.

図 10　小木和孝　1983　『現代人と疲労』　紀伊國屋書店

表 1　Akerstedt, T., 1984, Work schedules and sleep, *Experientia*, 40, pp. 417-422.

表 2　厚生労働省　2002　「平成 13 年度労働環境調査の概況」（https://www.mhlw. go.jp/toukei/itiran/roudou/saigai/anzen/kankyou01/2-4.html）

表 3　久保智英　2014　「交替勤務者の睡眠と疲労」　白川修一郎・高橋正也（監修）『睡眠マネジメント』エヌティーエス , pp. 53-63.

第9章
睡眠障害

・この章のポイント

　本章は、非医療関係者がクライアントに応対する際に、睡眠改善の相談・改善介入と医療との境界を明瞭に認識し対応できるよう、睡眠障害についての一般的知識を習得するために設けられたものである。アメリカ睡眠医学会（American Academy of Sleep Medicine）が提案した International Classification of Sleep Disorders（ICSD）の第3版（ICSD-3）に準じて、必要と思われる最小限の睡眠障害について、その概略を記述した。医療関係者は、睡眠障害の診断と治療のより専門的な書籍に目を通しておくことをお勧めする。

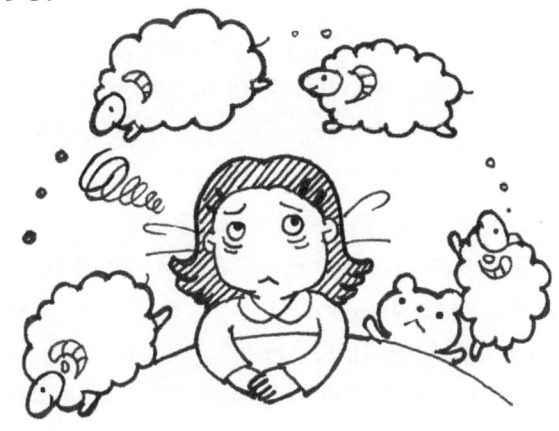

1. はじめに

　本章は、非医療関係者がクライアントに応対する際に、睡眠改善の相談・改善介入と医療との境界を明瞭に認識し対応できるよう、睡眠障害についての一般的知識を習得するために設けられたものである。医療関係者は、睡眠障害の診断と治療のより専門的な書籍に目を通しておくことをお勧めする。

　不眠や過眠は、疾患あるいは狭い定義での病気ではない。不眠や過眠は、健常な人間でも普段に起こりうる生理的な症状である。主睡眠（主にまとまって取る睡眠、健常成人では原則として夜間睡眠を指す）の直前にうたた寝や居眠りをした場合でも、睡眠欲求（プロセスSの欲求）が弱まり入眠や睡眠維持が困難となる。即ち不眠の症状は起こりうる。過眠症の疑いで日中の生理的眠気を検査する場合、脳波、眼球運動、筋電位を同時に測定する睡眠ポリグラフィを用い、1日4回2時間ごとに睡眠潜時（就眠許可から入眠するまでの時間）を測定する検査（睡眠潜時反復測定検査、MSLT: multiple sleep latency test）を用いることが多い。4回の検査の睡眠潜時の平均が5分未満の場合、重度の眠気と判断され、5分以上10分未満の場合、過度の眠気があると判断される。中等度の閉塞性睡眠時無呼吸障害群（OSAS）では、過度の眠気を示すことが多く、ナルコレプシーやその他の重篤な過眠症では、重度の眠気を示すことが多い。しかし、極めて少ない睡眠時間しか取れず睡眠負債が蓄積した生活が続いた場合には、健常な一般生活者でも日中のMSLTの検査で、5分未満で入眠するような過度の眠気が生じる。覚醒系が正常に働いていれば日常生活に多大の支障をきたすことは少なく病的なものとは考えられていないが、症状としては過眠を示す。不眠あるいは過眠は、ある場合には生理的に通常起こりうる現象であり、病的な状態の場合には、一方では医療を必要とする現象であることを理解しておく必要がある。睡眠障害の診断基準として、アメリカ睡眠医学会（AASM: American Academy of Sleep Medicine）が提案したInternational Classification of Sleep Disorders（ICSD, 1990年）、ICSDの一部改訂版（ICSD, Revised）が1997年に、ICSDの第2版（ICSD-2, 日本睡眠学会による翻訳版発刊済）が2005年に、第3版（ICSD-3, 日本睡眠学会による翻訳版発刊済）が2014年に発表されている。ICSD-3の翻訳版は2018年に日本睡眠学会の診断分類委

員会が翻訳し発刊されている。第 3 版は、第 2 版とくらべ不眠障害の診断基準と考え方が大きく変化している。精神科領域では、米国精神医学会のDSM-IV-R や DSM-V の診断基準が用いられることも多い。さらに、世界保健機関（WHO）の国際疾病分類の第 11 回改訂版（ICD-11）の診断基準が使われることもあり混乱しやすい。日本睡眠学会は、2018 年からは ICSD-3 に準じて睡眠障害を診断することを推奨している。『基礎講座　睡眠改善学』の第 1 版では、ICSD-1 に従って睡眠障害についての概略を記述した。本書では、ICSD-3 の診断・分類基準に準じた記述に改訂し、専門用語も ICSD-3 翻訳版に従っている。ICSD-3 での睡眠障害の主な枠組みを**表 1** に示す。ICSD-2 では不眠障害群として多種類の分類が示されていたが、ICSD-3 では原発性不眠と続発性不眠の区別は撤廃され、下位分類も大幅に刈り込まれている。心身の疾患や障害によって不眠が引き起こされるという考えを撤廃し、不眠を独立した疾患として捉える立場に ICSD-3（DSM-V や ICD-11 も同様）では変わっている。

表 1　ICSD-3 での睡眠障害の主な枠組み

不眠障害
　　慢性不眠障害（不眠障害が 3 ヵ月間以上持続）
　　短期不眠障害（不眠障害が 3 ヵ月未満）
　　その他の不眠障害
　　（不眠に関する症状は、入眠困難、中途覚醒、早朝覚醒に限定し熟眠障害は削除）
睡眠関連呼吸障害群
　　閉塞性睡眠時無呼吸障害群
　　中枢性睡眠時無呼吸症候群
　　睡眠関連低換気障害群
　　睡眠関連低酸素血障害群
中枢性過眠症群
概日リズム睡眠・覚醒障害群
睡眠時随伴症群
　　ノンレム関連睡眠時随伴症群
　　レム関連睡眠時随伴症群
　　睡眠関連運動障害群

2. 不眠障害 (insomnia disorder)

不眠障害 (insomnia) は、ICSD-2 では次のように定義されていた。

A. 睡眠の質や維持に関する訴えがある。

B. 訴えは適切な睡眠環境下において生じている。

C. 以下の日中の機能障害が最低1つ認められる、C-1) 倦怠感あるいは不定愁訴、C-2) 集中力、注意、記憶の障害、C-3) 社会的機能の低下、C-4) 気分の障害あるいは焦燥感、C-5) 日中の眠気、C-6) 動機、意欲の障害、C-7) 仕事中、運転中のミスや事故の危険、C-8) 睡眠不足に伴う緊張、頭痛、消化器症状、C-9) 睡眠に関する不安。

また、不眠症を原因として考えられるもので分類し、適応障害性 (急性) 不眠障害、精神生理性不眠障害 (原発性不眠障害)、逆説性不眠障害、特発性不眠障害、精神障害に伴う不眠障害、不適切な睡眠衛生、小児期の行動的不眠、薬物もしくは物質による不眠障害、身体疾患に伴う不眠、物質あるいは既知の生理学的症状によらない 特定不能の不眠障害 (非器質性不眠障害)、特定不能の生理的 (器質性) 不眠障害が下位分類されていた。

臨床現場で主に診断される慢性の経過を示す神経質性不眠障害、不眠恐怖症は、DSM-IV-TR における原発性不眠障害に該当し、ICSD-2 では、精神生理性不眠障害 (原発性不眠障害)、逆説性不眠障害、特発性不眠障害を包含した概念に相当する。なお、DSM-IV-TR における原発性不眠障害の診断基準は、次のようなものである。

①主要な訴えは、少なくとも1ヵ月間続く睡眠の開始または維持の困難、または非回復性の睡眠である。

②睡眠障害 (またはそれに伴う日中の疲労感) が、臨床的に著しい苦痛、または社会的・職業的または他の重要な領域における機能の障害を引き起こしている。

③睡眠障害が、ナルコレプシー、睡眠関連呼吸障害、概日リズム (サーカディアン・リズム) 睡眠障害または睡眠時随伴症の経過中にのみ起こるものではない。

④その障害は、他の精神疾患の経過中にのみ起こるものではない。

⑤その障害は、物質または一般身体疾患の直接的な生理学的作用によるも

のではない。

　このように、患者からの不眠の訴えと覚醒時の機能障害の主訴により不眠障害は診断され、明瞭な生物学的異常所見は必要とされていなかった。

　一方、ICSD-3 の慢性不眠障害（chronic insomnia disorder）の診断定義は、小児も含め下記のように変更されている。

　　A. 患者、（小児の場合は）保護者あるいは介護者から次のうち 1 つ以上の訴えがある。A-1）入眠困難、A-2）睡眠維持困難、A-3）早朝覚醒、A-4）適切なスケジュールでベッドに入ることに抵抗する、A-5）保護者あるいは介護者の介入なしでは眠りにつくことができない。

　　B. 夜間の睡眠が困難なために、患者、（小児の場合は）保護者あるいは介護者から次のうち 1 つ以上の訴えがある。B-1）疲労感または倦怠感がある、B-2）注意力や集中力や記憶に障害がある、B-3）社会的、家庭的、職業的、学業的なパフォーマンスに障害がある、B-4）気分が障害される、または興奮性がコントロールできない、B-5）日中の強い眠気、B-6）行動に問題がある（例えば多動、衝動性、攻撃性）、B-7）意欲、またはエネルギーや指導力が低下、B-8）エラーや事故を起こしやすい、B-9）睡眠に関する懸念または不満。

　　C. 睡眠や覚醒に対する愁訴は、睡眠についての不十分な機会（例えば、睡眠に割く十分な時間がない）、または不適切な環境（例えば、安全で暗く、静かで快適な環境で眠っていない）により説明できるものではない。

　　D. 睡眠の妨害や日中の症状は、少なくとも週に 3 回はある。

　　E. 睡眠の妨害や日中の症状は、少なくとも 3 ヵ月は続いている。

　　F. 睡眠と覚醒の困難性は、他の睡眠障害により説明できない。

　　A-F が全てみられる場合に、慢性不眠障害と診断される。

　短期不眠障害（short-term insomnia disorders）の診断基準は、A-C は、慢性不眠障害と同等で、D の「睡眠の妨害や日中の症状は、少なくとも週に 3 回はある」は除外され、D として、睡眠の妨害や日中の症状は、3 ヵ月未満であるとし、E を、睡眠と覚醒の困難性は、他の睡眠障害により説明できないとし、A-E の全てがみられるものを、短期不眠障害と定義している。

　従来の日本の医療における不眠障害の捉え方には、寝つきが悪い（入眠困

難）、睡眠中にしばしば目が覚めてしまう（中途覚醒）、まだ眠いのに朝早く目が覚めてしまい再入眠できない（早朝覚醒）、十分な時間眠ったはずなのに熟眠した感じがない（熟眠不全）などとされてきたものが多い。しかし、熟眠不全は客観的な検査結果が得られにくいことから ICSD-3 では削除されている。

　ICSD-2 では、不眠はその持続する日数から分類され、数日間の一過性の不眠と 1 ヵ月以内の短期不眠および 1 ヵ月以上続く持続性の長期不眠に分けられていた。そのタイプにより原因や治療法が異なる場合の多いことが説明されていた。一過性の不眠や短期不眠は、その原因として不安、ストレス、睡眠環境要因あるいは時差ぼけや夜勤・徹夜などの生体リズムの変調など、はっきりした原因を見つけ改善することが容易なものが多く、問題となることが多い不眠は、1 ヵ月以上続くような持続性の不眠とされていた。また、不眠に対する対策はその原因により異なるとされ、不眠の原因として次の 5 つに集約され 5 つの P と多くの教科書に記述されている。①高血圧、アレルギー性疾患、心臓疾患、泌尿器疾患など睡眠を障害する身体的障害（Physical）、②日常の活動や生活スケジュールの変動（Physiological）、③心理的な問題やストレスあるいは不安（Phycological）、④うつ病や不安障害、アルコールや薬物の乱用、認知症などの精神的障害（Psychiatric）、⑤さまざまな薬物（Pharmacological）が 5 つの P として不眠の原因となるとされてきた。

　最新の ICSD-3 では、不眠障害の分類は原因にかかわらず、3 ヵ月未満（旧定義では 1 ヵ月未満）の短期不眠障害と 3 ヵ月以上持続する慢性不眠障害の 2 つに分類されている。不眠障害には素因（性格、ストレス脆弱性、加齢、性差など）と増悪因子（不眠を引き起こす原因）が関与するが、これだけでは慢性不眠障害には陥らない。上記の 2 つの要因による不眠には誰でもが遭遇する。問題は、短期不眠障害を遷延させ慢性不眠障害を引き起こす要因である。不眠を悪化させる睡眠（生活）習慣や生理変化である。一過性の不眠をこじらせて 3 ヵ月以上放置しておくと、特有な生体変化が生じ不眠障害が重症化し、不眠の原因を取り除いても症状が改善しにくくなり、睡眠薬も効きにくくなると考えられている。短期睡眠障害のうちに治療あるいは改善することが適切であると ICSD-3 では説明されている。ICSD-2 で 5 つの P を

不眠の原因として捉えていたが、5つのPは、不眠の増悪因子と考えると理解しやすい。ICSD-2での5つのPに対して、ICSD-3では、不眠障害は、不眠の発症に関与する素因（Predisposing factor）、増悪因子（Precipitating factor）、永続化因子（Perpetuating factor）の3つのPで説明されている。日本人の慢性不眠障害の発症率は、20歳以上の男性の22.3％、女性の20.5％と報告されており、最も身近な睡眠障害である。閉経期以降の女性では不眠愁訴が増えるが、その原因は明らかではない。

　一過性の不眠や短期不眠では、睡眠薬の適切な服用が有効な場合が多く、適切な睡眠薬の処方で劇的に改善することが知られている。睡眠薬の投与は、服薬時間、投与量が高齢者では重要で、習慣的な就寝時刻直前の服薬とすみやかな就寝、アルコール同時摂取の禁止と少量からの服薬開始などのきめ細かな注意が必要とされる。また、高齢者は精神安定薬、β-ブロッカー、抗パーキンソン病薬などの鎮静作用を有する薬物などを服用している場合もあり注意を要する。最近の研究では、慢性不眠障害のリスクよりも、ベンゾジアゼピン系睡眠薬の6ヵ月以上の常用の方が、アルツハイマー型認知症を発症するリスク（1.84）が高いとの報告もあり、高齢者が漫然と長期にわたりベンゾジアゼピン系睡眠薬を常用することには注意を要する。

　またICSD-3では、単なる睡眠薬の投与よりも不眠障害に特化した認知・行動療法（CBT-I：Cognitive Behavioral Therapy for Insomnia）や睡眠環境および生活指導（睡眠衛生指導）が有効とされ、就寝前の睡眠薬投与は有効ではあるが補助的な対症療法とされている。また最近では、CBT-Iをインターネットで行うtele-medicineの試験応用も米国では盛んに行われている。不眠障害のCBT-Iや睡眠衛生指導は今後重要となる。

　喫煙は入眠を障害し、アルコールはしばしば不眠の原因になる。アルコールには中途覚醒を増大させ、レム睡眠の出現を抑制する作用があり、利尿作用と浅眠化によりトイレ覚醒を誘発し、再入眠を妨げる。睡眠薬の代用として寝酒を選択すると不眠を増悪させることがある。カフェイン含有飲料の過剰摂取も、しばしば本人が気づかずに不眠の原因となっている場合があり注意を要する。

　高齢者では夜間頻尿の問題がある。高齢者の夜間頻尿は、夜間睡眠が障害されている場合にも、中途覚醒後に心配でトイレに行くなどの泌尿器科的な

原因によらない場合もあるが、トイレでの排尿行動が覚醒水準を上昇させ再入眠を妨げる場合もある。高齢男女732名（女性418名，男性314名，60〜99歳）の夜間排尿回数と中途覚醒頻度との関係を調べた調査で、両者は、r=0.7208と非常に高い相関を示す（**図1左図**）。また、長期不眠愁訴をもつ高齢者では、有意に夜間排尿回数が多く、3回以上の夜間排尿回数を示す不眠愁訴高齢者は、非不眠愁訴高齢者の3倍近くに達する（**図1右図**）。排尿量の分布は、本来はサーカディアン・リズムに支配され、夜間には抗利尿ホルモン（アルギニン／バソプレシン）分泌により尿量が抑えられるのが正常な生理現象である。サーカディアン・リズムに乱れが生じると、夜間の尿量が増え中途覚醒が起きやすくなる。また、過活動膀胱などの泌尿器科疾患による場合もあり、夜間排尿回数が2〜3回以上で不眠愁訴のある人には、泌尿器科の受診を勧めることが望ましい。さらに、夜間排尿回数が3回以上の高齢者でも、睡眠薬を服用している人が2割以上存在し、夜間転倒骨折の危険性が極めて高い。夜間排尿回数が多く困っている人のなかには、夜間のカフェイン含有飲料やアルコールの過剰摂取の人や、午前中の水分摂取量の少ない人も見受けられ、生活指導により夜間頻尿が改善する場合もある。な

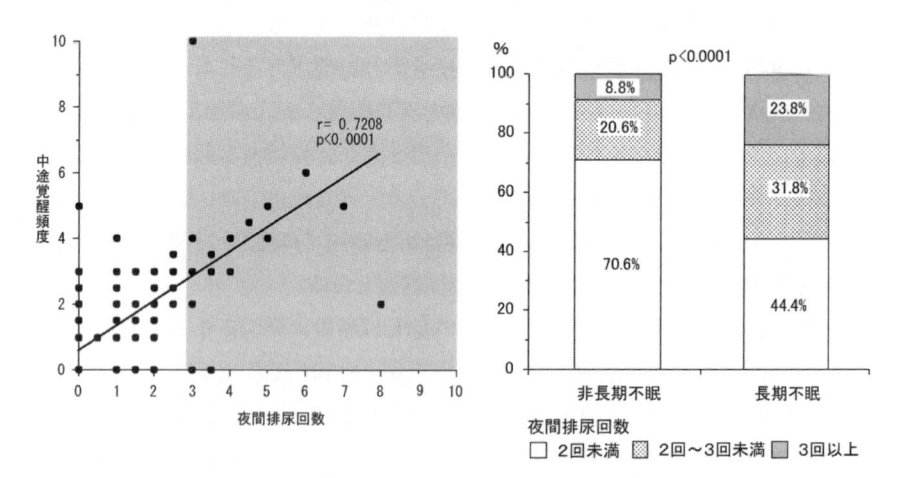

男女732名（女性418名，男性314名，60〜99歳）の夜間排尿回数と中途覚醒頻度との関係を散布図で示す。夜間頻尿のある高齢者は、明らかに中途覚醒が増加する。両者は、r=0.7208と非常に高い相関を示す。

図1　夜間排尿回数と中途覚醒頻度との関係

お、閉塞性睡眠時無呼吸障害群や循環器疾患による心不全を呈する患者では、Na 利尿ホルモンの分泌が増進し多尿となる結果、夜間尿量が増え夜間頻尿となる例もある。

3．睡眠関連呼吸障害

表 2 は、ICSD-3 での睡眠関連呼吸障害の診断分類で、表 3 に、ICSD-3 での成人の閉塞性睡眠時無呼吸症候群の診断基準を示す。

表 2　睡眠関連呼吸障害 (SRBD: Sleep Related Breathing Disorders) の ICSD-3 の診断分類

閉塞性睡眠時無呼吸障害群 (Obstructive Sleep Apnea Disorders)
　閉塞性睡眠時無呼吸 (成人)
　閉塞性睡眠時無呼吸 (小児)

中枢性睡眠時無呼吸症候群 (Central Sleep Apnea Syndromes)
　チェーンストーク呼吸パターンを有する中枢性睡眠時無呼吸
　チェーンストーク呼吸パターンがなく、他の医学的障害による中枢性睡眠時無呼吸
　チェーンストーク呼吸パターン　/ 高地での周期性呼吸による中枢性睡眠時無呼吸
　医学的治療、薬物による中枢性睡眠時無呼吸
　原発性中枢性睡眠時無呼吸　/　乳児の原発性中枢性無呼吸
　未熟児の原発性中枢性睡眠時無呼吸　/　治療中に発生した中枢性睡眠時無呼吸

睡眠関連低換気障害
　肥満による低換気障害
　先天性中枢性肺胞低換気障害
　視床下部機能不全による遅発性中枢性低換気
　特発性中枢性肺胞低換気　/　医学的治療、薬物による睡眠時低換気
　医学的障害による睡眠時低換気

睡眠関連低酸素障害
　睡眠関連低酸素症

孤発症状と正常からの異形型
　いびき　/　Catathrenia（nocturnal groaning: 夜間のうめき）

表3　ICSD-3での成人の閉塞性無呼吸障害群の診断基準

（AかつB）あるいはCの場合，診断基準を満たす。

A．以下に示す状態が1つ以上存在する。

　1．患者が，眠気、回復感のない睡眠、疲労感、あるいは不眠障害を訴える。

　2．患者が呼吸停止、喘ぎ、あるいは呼吸困難感で覚醒する。

　3．ベッドパートナーや他の観察者が、患者の睡眠中の習慣性のいびき、呼吸中断、あるいはその両方を報告する。

　4．患者が高血圧、気分障害、認知機能障害、冠動脈疾患、脳血管障害、うっ血性心不全、心房細動、あるいは2型糖尿病と診断されている。

B．睡眠ポリグラフィ（PSG）もしくは検査室外で行われる睡眠検査（OCST）により以下の所見を示す。

　PSG においては睡眠1時間あたり、OCST においては検査時間1時間あたりで、5回以上の主に閉塞性の呼吸イベント（無呼吸，低呼吸，もしくは呼吸努力関連覚醒（RERA：Respiratory Effort Related Arousals））を認める。

あるいは

C．PSG もしくは OCST により以下の所見を示す.

　PSG においては睡眠1時間あたり，OCST においては検査時間1時間あたりで、15回以上の主に閉塞性の呼吸イベント（無呼吸,低呼吸,もしくは RERA）を認める。

中年では閉塞性睡眠時無呼吸障害群が多く、高齢者では閉塞性睡眠時無呼吸障害群と中枢性睡眠時無呼吸症候群が混在し増加する。閉塞性睡眠時無呼吸障害群は、睡眠中に上部気道の閉塞により呼吸が停止し、動脈血酸素飽和度の低下が反復しておこり頻回に睡眠が妨害される障害で、日中の過度の眠気、不眠とともに特徴的ないびきを主症状とする。

図2は、重度の閉塞性睡眠時無呼吸障害群患者の終夜睡眠ポリグラフィ（PSG）の例である。上段が睡眠経過図で、徐波睡眠は全く出現せず、段階2が出現しても短時間で段階1や覚醒に移行していることが観察できる。最下段は、無呼吸の出現と時間で30秒以上の無呼吸が頻回に出現している。このように、重度の閉塞性睡眠時無呼吸障害群患者では満足に睡眠がとれて

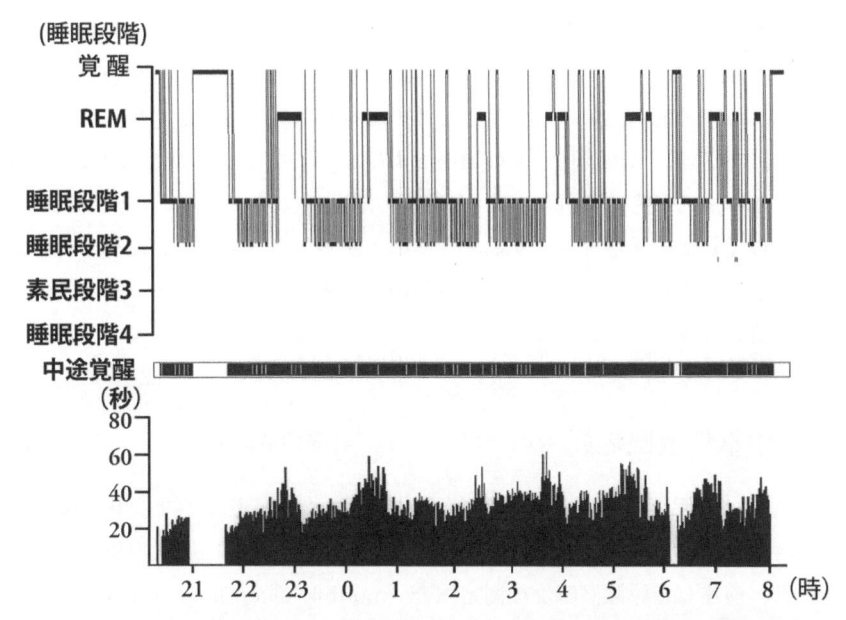

図2　重度の閉塞性睡眠時無呼吸障害群患者の夜間睡眠経過 [井上，2006]

　いない場合が多く、日中に過度の眠気を引き越す原因となる。

　日中の過度の眠気は、重大な交通事故の原因となり、このような症状を示す中年・高齢者の車の運転は、危険を伴う。中年期に多く、30 ～ 60 歳男性で人口の4％、女性では2％前後である。症状として、日中の強い眠気があるが、本人は自覚しない場合がある。大きく特徴的ないびきは必ず観察され、朝の頭痛、覚醒時の口渇、幼児では睡眠中の胸壁の陥没がみられることがある。症状の重さにもよるが、夜間の睡眠分断による影響で、交通事故や労働災害、家庭内外の事故、学業や作業能力の低下、記憶や意欲の減退、抑うつ状態、家庭や社会生活上の問題を引き起こしやすい。また認知症高齢者では、症状の悪化を引き起こすことが多く、筋弛緩作用のある睡眠薬の投与は控えることが望ましい。小児の睡眠関連呼吸障害は成長・発達への影響も大きく、適切な診断と治療を必要とされる場合が多い。小児の閉塞性無呼吸障害群の原因としては、扁桃・アデノイド肥大、鼻中隔異常、慢性鼻炎などが多く、耳鼻咽喉科での診断・治療が一般的である。

　中枢性睡眠時無呼吸症候群は、睡眠中に呼吸中枢の活動停止が生じ、呼吸

運動が消失し、動脈血酸素飽和度の低下が生じ、軽度なものを含めると高齢者の25％にみられるという報告もある。高齢者の睡眠時無呼吸の中には加齢による生理的変化によって生じたものも存在し、無呼吸が頻回に生じ、睡眠が障害され、低酸素血症や高血圧および心臓になんらかの変化を生じた場合にのみ病的と考えられていたが、最近の知見ではアルツハイマー型認知症、血管性認知症の発症リスクが高くなることが報告されており、適切な対応が必要と考えられるようになった。睡眠関連呼吸障害は、検査・診断・治療のできる病院も多い。

4. 中枢性過眠症群（ナルコレプシー、特発性過眠症）

　過眠は不眠とほぼ対極の状態を示す専門用語で、さまざまな状況で生じる。ここでは、代表的な過眠の疾患について記述する。過眠の生理検査法には、前述した睡眠潜時反復測定検査（multiple sleep latency test, MSLT）が用いられ、主観的（心理的）検査ではエプワース眠気尺度（the Epworth sleepiness Scale, ESS）がよく用いられる。ナルコレプシーの場合には，MSLTにより短い潜時でレム睡眠が高頻度で出現（入眠時REM期, sleep onset REM period, SOREMP）する。ESSは、8項目から構成され、日常生活に則した具体的な状況をイメージして回答する形式となっている。8項目の得点を単純累計し総合得点とし11点以上を過度の眠気ありと評価するが、上記のMSLTの検査結果とは、かならずしも一致しない。一方で、原版のESSは、日本での使用には対応しきれない面があり、幾つかの日本語版（JESS）が作成されている。睡眠関連呼吸障害では、日本呼吸器学会の作成版が用いられることが多い。

　表4は、ICSD-3での中枢性過眠症群の分類である。ナルコレプシーの日本での発症頻度は、0.16〜0.59％で、特徴的な4つの症状が知られている。（1）日中反復する居眠りがほとんど毎日みられる（日中の過度の眠気、睡眠発作）。（2）強い情動に伴っておこる姿勢筋緊張の突然の両側性の喪失（情動脱力発作）。（3）覚醒と睡眠の移行期にみられる、動く口をきくなど体を動かすことが一過性にできなくなる状態（睡眠麻痺）。この状態は1〜数分間で回復する。（4）睡眠開始時におこる鮮明な知覚体験（入眠時幻覚）。側

表4　ICSD-3での中枢性過眠症群（Central Disorders Hypersomnolence）

> ナルコレプシー（Narcolepsy）タイプ1
> ナルコレプシー（Narcolepsy）タイプ2
> 特発性過眠症（Idiopathic Hypersomnia）
> クライネ-レビン症候群
> 身体疾患による過眠症
> 薬物または物質による過眠症
> 精神疾患に関連する過眠症
> 睡眠不足症候群
> 孤発症状と正常範囲の異型
> 　　長時間睡眠者

に人がいる、何か霊のようなものが身近に立っているというような実在感を伴うことも多い。視覚的、聴覚的、触覚的、運動感覚的な現象も体験することが多く、この時には不安や恐怖を感じることが多い。（3）と（4）の状態は入眠期にレム睡眠が出現するためで、一般の人でも不規則な生活が続いた場合や徹夜の後の昼寝などで金縛りとして体験することがある。適切な治療を行えば、通常の生活を送ることが可能である。ナルコレプシーは、ICSD-3ではタイプ1とタイプ2に分けられている。タイプ1は、視床下部のオレキシン（ヒポクレチン）神経伝達の欠落によって生じることが確立している。脳脊髄液のオレキシンAの濃度が低値あるいは検出不能で眠気がある場合には情動脱力発作がみられなくても、ナルコレプシータイプ1と診断される。脳脊髄液のオレキシンAの濃度が測定されていない、あるいは診断基準以上の濃度がみられ、情動脱力発作がみられずナルコレプシーの症状を示す場合にはナルコレプシータイプ2と診断される。

　特発性過眠症は、ナルコレプシーより発症頻度はかなり低い。ナルコレプシーより日中の眠気は弱く睡眠発作も少ない。しかし、いったん眠り込むと、長い時間（多くは1時間以上）目覚めることができない。目覚めた後も爽快感がなく、目覚めること自体が困難である。長時間にわたる夜間の睡眠や頻回な日中の睡眠、過度の眠気あるいは過度に深い睡眠の訴えを特徴とする。この過眠症では、十分に長い時間眠らせても、日中の過度の眠気が消失しな

いという特徴をもつ。また、一部では目覚めがはなはだ困難で、目覚めた後も見当識障害（自分がどこにいるのか、何をしているのかわからないなど、錯乱性覚醒）を経験することもある。

ICSD-3 では、睡眠不足症候群は、正常な注意と覚醒水準を維持するのに必要な睡眠量が持続的にとれない場合に生じるとされている。病理学的な原因はなく、疾患とは考えにくいが、ナルコレプシーや特発性過眠症と一見混同されやすく、中枢性過眠症群に分類されたものと考えられる。持続的な睡眠不足により睡眠負債が過大に蓄積し、生活に支障が生じて医療機関を受診した場合に睡眠不足症候群と診断されるが、睡眠習慣の見直しにより適切な睡眠時間を確保できれば症状は容易に改善する。図 3 は、30 歳代の男性ビジネスパーソンの 10 日間の睡眠日誌である。本来は 7 時間程度の睡眠が必要とされる年齢であるが、6 時間以下の睡眠時間の夜が多く、10 日目には 7 時間を本来の睡眠時間と規定すると 14 時間もの睡眠負債量が蓄積していたことになる。○、△、× で記入させた日中の気分（M）とパフォーマンス（P）も、× か△であった。日中には過度の眠気が生じ、注意と覚醒水準を維持するのに困難な状態が生じていた例である。なお、睡眠不足症候群は、若年者や長時間睡眠者で多いとされているが、日本では 40 歳代と 50 歳代の男女で睡眠時間が特に短い。長時間睡眠者は、年齢相当で必要な平均的な睡眠時間より 2 時間以上長い睡眠を本来必要とする者であり、十分な睡眠時間を確保することで睡眠負債蓄積による症状は改善する。長時間睡眠者は、ナルコレプシー、特発性過眠症、睡眠関連呼吸障害、身体的原因による過眠症状と鑑別することが難しい場合があり注意を要する。

月日	曜日	0	1	2	3	4	5	6	7	8	9	10	11	12	13	14	15	16	17	18	19	20	21	22	23	S	D	M	P
5月11日	月																									5	2	X	△
5月12日	火																									6.5	2.5	△	△
5月13日	水																									5	4.5	X	X
5月14日	木																									5.5	6	X	△
5月15日	金																									6	7	△	△
5月16日	土																									6.5	7.5	X	△
5月17日	日																									5.5	9	X	X
5月18日	月																									4.5	11.5	X	X
5月19日	火																									5.5	13	X	X
5月20日	水																									6	14	X	X

■ 睡眠　S 睡眠時間　D 睡眠負債量　M 気分　P パフォーマンス

図 3　30 歳代の男性ビジネスパーソンの 10 日間の睡眠日誌

5. 概日リズム睡眠・覚醒障害群

　概日リズム（サーカディアン・リズム）睡眠・覚醒障害群には、交代勤務によるもの（交代勤務障害）、時差（ジェットラグ）によるもの（時差障害）、睡眠相が後退（睡眠・覚醒相後退障害）あるいは前進（睡眠・覚醒相前進障害）するもの、非 24 時間の睡眠・覚醒パターン（自由継続リズム型）をとるもの（非 24 時間睡眠・覚醒リズム障害）、認知症高齢者などにみられる睡眠相がバラバラに出現する不規則睡眠・覚醒型（不規則睡眠・覚醒障害）、内科疾患によるもの、薬剤または作用物質によるものなど（特定不能な概日睡眠・覚醒障害）がある。

　概日リズム睡眠・覚醒障害は、生体リズムが外界の環境変動リズムや社会生活にうまく同調できないことによって生じる睡眠・覚醒障害である。海外旅行などで経験する時差ぼけや交代勤務などによる睡眠障害などは日常的に遭遇する概日リズム睡眠・覚醒障害である。本書の第 3 章「睡眠と生体リズム」でも詳述されているが、人間には生体リズムを示す多種類の生命現象がある。また、生体リズムは複数の体内時計に支配されており、正常な状態では複数のリズム間の現象は同調して効率的に働いている。体内時計に乱れが生じると、複数のリズム間の同調関係が崩れ、それを脱同調と呼ぶ。生体リズム間で起こる場合を内的脱同調と呼び、生体リズムと外部環境のサイクル変動との間で起こる場合を、外的脱同調と呼ぶ。医療関係者のような不規則交代勤務者においては、生体リズムと睡眠・覚醒スケジュールが脱同調した状態になりやすいため、易疲労感、胃腸障害、肩こり、頭痛などの自律神経障害、中途覚醒の増加や持続時間の短縮などの睡眠障害が出現する。このためヒューマンエラーによる事故を引き起こすリスクが上昇する。なお、交代勤務型と時差（ジェットラグ）型の概日リズム睡眠・覚醒障害は根本的に異なり、時差型では、旅行先での滞在時間が経過すれば外環境に自律神経系の活動周期や睡眠・覚醒リズムも再同調する。12 時間の時差に自律神経活動は 1 週間で再同調し、睡眠覚醒リズムは若年者では 1 週間で、高齢者では 10 日間以上で再同調すると報告されている。

　近年注目を集めている疾患として睡眠・覚醒相後退障害がある。この疾患は、夜なかなか寝つかれず朝はなかなか起きられないという、いわば " 宵っ

ぱりの朝寝坊 " の極端なものである。普通はこのような極端な夜型でも、朝起きなければならないときは目覚められるのが通常であるが、この疾患は生体リズムが遅れた状態で固定してしまっているために起きようと思ってもどうしても目覚めることができない。近年では、深夜にスマートフォンやSNSに熱中していて就寝時刻が遅れる青少年が多いため、注意を要する疾患である。このような概日リズム睡眠・覚醒障害は、学業や社会生活に支障をきたす。青年期の睡眠・覚醒相後退障害の発症は、小児期の極端に遅い就寝時刻が誘因となることも報告されている。また、自閉症の児童では、不規則な就寝時刻とサーカディアン・リズムの異常を示す場合の多いことも知られている。不登校の児童が、二次的に睡眠・覚醒相後退障害になる場合、極端な例では昼夜が逆転して、努力しても睡眠・覚醒スケジュールを元に戻せず、学校関係者や家族が対応に苦慮する例も知られている。再登校できるような学校環境や家庭環境の整備、心理的な治療と同時に、概日リズム睡眠・覚醒障害への対策を行うことで、再登校が容易になるとの報告も多い。

　社会的な大きな問題として、認知症高齢者にみられる夜間異常行動やせん妄がある。認知症高齢者では、不眠や過眠、昼夜逆転した生活などがみられ、夜、家族が眠っている間に外に出てしまう、大声を出すなど問題となる行動がみられる。このような認知症高齢者にみられる不眠と異常行動には、生体リズムの障害によって引き起こされているものがある。認知症高齢者の生体リズムが、昼夜の区別がつかなくなった状態にある場合、サンダウンシンドローム（薄明期症候群）とも呼ばれることもあるように、薄明期から深夜にかけて異常行動が生じやすくなる。認知症高齢者では、不規則な生活や社会的接触の減少、太陽の光を浴びる時間が非常に少ないことなど、生体リズムを強化する因子が少なくなっていることが要因になっている。睡眠が分断し、夜昼なく睡眠が出現するような概日リズム睡眠・覚醒障害は、不規則睡眠・覚醒障害と呼ばれる。起床後に 2,500 ルクス以上の高照度光を 2 時間以上照射する高照度光療法や午前中の日光浴、介入による日中の覚醒状態の確保などで生体リズムの規則性が保たれ、症状が改善する場合も多い。

（1）夜勤時の生体リズムと睡眠

　夜勤交代勤務下でのサーカディアン・リズムと睡眠の関係は、海外旅行の際の時差ぼけ（時差障害）と類似した面を持つが、完全に同じ状態を示す訳

ではない。夜勤の場合、サーカディアン・リズムは自律性が高く、夜勤中も日勤の社会生活時と同様な位相を示す。夜勤者が翌日の昼間に眠る場合、身体や脳はサーカディアン・リズムの影響で昼の状態になっており、深部体温は高く、睡眠ホルモンともいえるメラトニンも分泌されない。そのため、入眠困難、持続性の悪化による睡眠の分断、短時間での覚醒、深睡眠やレム睡眠の減少、浅睡眠や中途覚醒の増加が生じる。場合によっては、睡眠機構と覚醒機構との相互関係やレム（REM）睡眠の発現パターンの異常で、金縛りなどの睡眠時随伴症を発症することもある。

　睡眠が障害された場合に生じる健康被害としては、意欲の低下、記憶・学習機能の障害、感情のコントロール機能の低下、免疫機能の低下、心臓・血管系疾患の発症リスクの上昇などが報告されている。交代勤務を行う従事者にとって、自己の健康維持に関しても睡眠障害を予防することは重要であるが、睡眠障害は脳機能に及ぼす影響が最も大きく、かつ直接的である。的確で素早い対応を要求され高度化した現在の作業においては、認知、記憶及び想起、判断など大脳皮質の適正な機能が睡眠負債により低下し、注意が散漫になることで、致命的な過誤を犯す危険性も高くなる。夜勤を含む交代勤務者での睡眠や対処法については、本書の第7章「社会と睡眠」および『応用講座　睡眠改善学』第3部の「時差ぼけの予防法と解消法および交替勤務下での睡眠への対処法」で詳しく記述されているので参照されたい。

6.　睡眠時随伴症群（パラソムニア）

　表5は、ICSD-3での睡眠時随伴症群の分類である。ノンレム睡眠に関連して生じる随伴症とレム睡眠に関連して生じる随伴症に大別されている。

　睡眠時随伴症群の中でも、成人のレム睡眠行動障害は注意が必要な疾患である。レム睡眠中は筋肉の活動が抑制され、夢をみても行動として現れないのが正常な状態である。レム睡眠行動障害（RBD: rapid eye movement sleep behavior disorder）では、レム睡眠中に筋肉の活動が抑制されないため、悪夢や不安な夢をみて、自分を防御しようとする、または逃避しようとする行動が起こってしまう。男性では、ベッドパートナーへの睡眠中の暴力的な行動から受診することも多い。女性では、暴力的な行動が少なく、夢の

精神活動に伴う四肢や体幹の動きやうめき声から家族が心配して受診することがある。長期ストレス曝露で発現しやすい。RBD は、パーキンソン病やレビー小体型認知症と同様に α-シヌクレインの蓄積により生じる神経変性疾患で、α-Synucleinopathies の前駆症状と考えられており、RBD を治療することで、パーキンソン病やレビー小体型認知症への進行の一部を予防できる可能性が指摘されている。

　睡眠関連随伴症群は、小児においても現れやすい症状であり、一部は小児の睡眠障害で紹介する。

表5　ICSD-3 での睡眠時随伴症群（Parasomnias）

ノンレム関連睡眠時随伴症群
　ノンレム睡眠からの覚醒障害群
　　　錯乱性覚醒
　　　睡眠時遊行症
　　　睡眠時驚愕症
　睡眠関連摂食障害
レム関連睡眠時随伴症群
　　レム睡眠行動障害
　　反復性孤発性睡眠麻痺
　　悪夢障害
その他の睡眠時随伴症群
　　頭内爆発音症候群
　　睡眠関連幻覚
　　睡眠時遺尿症
　　身体疾患による睡眠時随伴症
　　薬物または物質による睡眠時随伴症
　　特定不能な睡眠時随伴症
孤発症状と正常範囲の異型
　　寝言

7. 睡眠関連運動障害群

ICSD-3 では、睡眠関連運動障害群を**表6**のように分類している。睡眠関連運動障害群のなかでも知っておく必要があるものは、むずむず脚症候群（レストレスレッグス症候群）、周期性四肢運動障害、睡眠関連歯ぎしりなどである。睡眠関連歯ぎしりは、小児の睡眠障害で記述する。

むずむず脚症候群の特徴は、下肢の深部に生ずるなんともいえない不快感で、このような異常感覚が出現する時には、ほとんどいつもじっとしていることができず、たえず下肢を動かさざるを得ないので、この名称がついている。この異常感覚は、「むずむずする」、「虫が這うような」、「ひりひりする」、「違和感がある」、「じりじりする」などと訴えられることが多く、しばしば傾眠期に生じ、入眠困難による不眠を訴えることが多い。また、症状の発現傾向にはサーカディアン・リズム性が認められ、真夜中から午前4時の間にピークがあり、睡眠と覚醒の状態に完全に対応するものではない。むずむず脚症候群の患者の 80% 以上が、周期性四肢運動障害を併発する。透析患者の 20 ～ 40% に認められるという報告があり、一般高齢者でも 4 ～ 5% が罹患していると推定されている。

表6 ICSD-3 での睡眠関連運動障害群
(SRMD: Sleep Related Movement Disorders)

むずむず脚症候群（レストレスレッグス症候群、RLS: Restless Legs Syndrome)
周期性四肢運動障害 (PLMD: Periodic Limb Movement Disorder)
睡眠関連下肢こむらがえり
睡眠関連歯ぎしり (Sleep Related Bruxism)
睡眠関連律動性運動障害
乳幼児期の良性睡眠時ミオクローヌス
入眠時固有脊髄ミオクローヌス
身体疾患による睡眠時運動障害
薬剤または物質による睡眠時運動障害
特定不能な睡眠関連運動障害
孤発症状と正常範囲の異形
　過度断片的ミオクローヌス
　入眠時足部振戦および睡眠時交替性下肢筋賦活

　周期性四肢運動障害は、四肢に反復性の周期的な運動が睡眠中に生ずることが特徴である。しばしば中途覚醒が生じ、起床時の爽快感が失われる。周期性四肢運動障害、むずむず脚症候群とも自覚的には不眠や日中の過度の眠気および抑うつを訴えることが多く、持続性の不眠と誤診されやすく、主治医も漫然と睡眠薬を投与しやすいので注意を要する。カフェイン摂取の制限や禁煙、禁酒、入眠前の入浴とマッサージや軽運動、昼寝などの就寝時刻の変更で、症状が軽減する場合も多い。

8. 小児の睡眠障害

　睡眠時随伴症群や睡眠関連運動障害群は、小児においても現れやすい症状である。ICSD-3 の診断分類とは異なるが、ここでは、小児特有の主な睡眠障害について記載し、その中で睡眠時随伴症などにも言及する。

(1) 乳児突然死症候群（SIDS: sudden infant death syndrome）

　乳児突然死症候群は、睡眠中におこる予期できない突然死で、死亡前の病歴や病理解剖によってもその死因を明らかにすることができないものが多い。発症は 1 歳以下で、10 ～ 12 週齢がピークとされており、やや男児に多い傾向がある。寝姿勢と乳児突然死症候群の関係はよく知られており、うつ伏せや側臥位の寝姿勢でリスクが極めて高まる。乳児突然死症候群の危険因子は、妊婦の飲酒と胎児期、乳児期のタバコの煙の暴露が最もよく知られており、若年で低い経済階層の母親や早産・多胎妊娠の経歴のある母親からの出産が危険性を高くするとも報告されている。乳児突然死症候群と脳内の呼吸中枢の未熟成との関係も報告されているが、原因は明らかではない。

(2) 睡眠関連呼吸障害

　小児の閉塞性無呼吸障害群の診断基準は、成人とは異なる。睡眠関連呼吸障害で、閉塞性無呼吸障害群についても説明したので、ここでは診断基準を表 7 に示すに留める。

(3) しつけ不足型睡眠障害

　しつけ不足型睡眠障害は、ICSD-3 では不眠障害に分類されている。親による子供の就床時刻のしつけが不適切な場合に起こる。眠らなければならない時刻になっても、時間をかせいだりして就床を拒否し、なかなか眠らなく

表 7　ICSD-3 での小児の閉塞性睡眠時無呼吸障害群の診断基準

A かつ B の場合、診断基準を満たす。

A. 最低限次のうち、1 つ以上の症状がある。

　1.　いびき

　2.　小児の睡眠中の努力性呼吸、奇異呼吸、閉塞性呼吸
　　　（奇異呼吸：正常の呼吸運動とは逆に、吸気時に肺が収縮し、呼気
　　　時に肺が拡張する呼吸運動）

　3.　強い眠気、過活動、問題行動、または学習障害

B.PSG により次のうちで 1 つまたは 2 つがみられる。

　1.　睡眠 1 時間あたりで 1 回以上の閉塞性無呼吸、混合性無呼吸、
　　　または低呼吸がみられる。

　あるいは

　2.　総睡眠時間の 25% 以上で高炭酸血症（PaCo2>50 mm Hg）を伴う
　　　閉塞性低換気パターンが次の 1 つまたは 2 つと関連してみられる。
　　　　　a. いびき
　　　　　b. 吸気時の鼻の圧力波の平坦化
　　　　　c. 胸郭部の奇異運動

なる。しつけ不足型睡眠障害が、小児の概日リズム睡眠・覚醒障害の発症誘因となっている場合も多く、親の自覚が必要な小児の睡眠障害である。親が子供を放任する、親の夜型化生活を子供に押しつける場合などで起こりやすく、子どもの正常な発達を障害する場合もある。

（4）睡眠関連歯ぎしり

　睡眠関連歯ぎしりは、ICSD-3 では睡眠関連運動障害群に分類されている。歯ぎしりは正常な乳幼児の 50% 以上で，乳歯の生える時期や乳歯から永久歯に生え替わる時期にみられる。また、精神性ストレス、かみ合わせの不都合、歯肉症なども原因となる。乳幼児の重度の歯ぎしりでは、乳歯から永久歯への生え替わりに障害が生じることもある。また、睡眠時の頻繁な歯ぎしりが、起床時の頭痛の原因となっていることもある。

（5）寝言

　寝言は、ICSD-3 では睡眠時随伴症群に分類されている。寝言は子供の多くにみられ、精神性ストレスの行動性発散と考えられている。明瞭な寝言に

は家系性のあることが報告されている。

（6）夜泣きと夜驚（睡眠時驚愕症）

　乳幼児、小児の夜泣きの定義は一般的に漠然としており、新生児から２歳児までにみられる睡眠中の周期的に起こる涕泣と２歳以後にみられる夜驚の両者を混在して夜泣きと捉えることが多い。Englerらは、乳児の持続的な涕泣の原因として可能性のあるものをまとめている。消化器系が原因のものとして乳児のコリック（臍仙痛）、胃食道逆流、反芻症、哺乳（摂食）の問題、便秘、ミルクタンパクのアレルギーを指摘している。神経学的な問題として精神・身体発達遅延、コミュニケーションの問題を、呼吸器系の問題として後鼻孔閉鎖症、喉頭軟化症、先天性の肺疾患があげられている。感染症の問題として尿路感染症、中耳炎を、痛みが原因のものとして骨折、ヘルニア、角膜の擦過傷、アトピー性皮膚炎を、社会的な問題としてネグレクト（無視されること）、虐待、保護者との不十分な相互関係、しつけ不足睡眠障害を指摘している。

　コリックの発作は突然始まり、大声で激しく泣き数時間続くこともあり、発作は泣きつかれると止まる。下肢を腹の上に折り曲げ、手をにぎりしめる状態で泣くことが多い。発作は毎日一定時間になると繰り返し起こり、多くは午後または夕方に起こり、器質的原因はみられない。乳児のコリックの原因として、ミルクアレルギー、乳糖不耐症、哺乳の過誤、胃食道逆流、空気の多量嚥下などが指摘されている。生後３〜４ヵ月までは睡眠・覚醒リズムが確立しておらず、覚醒時のコリックを夜泣きと誤認することも多い。夜泣きのピークは生後５〜８ヵ月と報告されており、生後３ヵ月後にはほぼ消失するコリックとは経過が異なる。

　夜驚症（睡眠時驚愕症）は、ICSD-3では睡眠時随伴症群に分離され、引き裂くような悲鳴や叫びをあげてまわりをびっくりさせ、最も深い睡眠である徐波睡眠（多くは段階４）から急激に覚醒するのが特徴である。この時、強い恐怖を示し、激しい動悸などの自律神経系の変化や防御的な行動などがみられる。外部からの呼びかけなどの刺激には反応せず、むりやり覚醒させると錯乱や失見当識などの状態になる。大脳皮質はまだ眠った状態であり、抑制系のコントロールが不十分な状態で、脳幹の覚醒系や辺縁系の情動中枢などの活動性が急激に上昇してしまうためと考えられている。

(7) 睡眠時遊行症 (夢中遊行)

　睡眠時遊行症は、一連の複雑な行動から構成され、徐波睡眠に始まり覚醒で終わるパターンが一般的である。普通、睡眠の前半に出現するが、徹夜の後や海外旅行先のホテルでの睡眠など、徐波睡眠の出現パターンに乱れのある時も起こりやすい。小児の場合は、夜驚症を伴うこともある。発症は、歩行可能になるとすぐ起こるが、多くは4歳〜8歳がピークである。成人でもみられ、酩酊状態を示す。一般的には、夢中遊行と呼ばれることが多いが、夢をみていて歩き回るわけではない。

(8) 夜尿 (睡眠時遺尿症)

　夜尿は、乳幼児では自然な生理現象であり発達とともに自然に消失する現象であるが、年齢が進んでも頻繁に夜尿があり、発達に伴う自然な消失がない場合には異常を疑い専門的な医療機関を受診することが望ましい。日本夜尿症学会 (http://www.jsen.jp/、2018年6月) では会員一覧をホームページで公開している。

　国際小児尿禁制学会 (ICSS: international children's continence society) の定義では、2006年に5歳以降の小児の就眠中の間欠的尿失禁で、昼間尿失禁や、他の下部尿路障害の合併は問わないとし、さらに2014年には追記して、5歳以降で、1ヵ月に1回以上の夜尿が3ヵ月以上続くもので、1週間に4日以上の夜尿を頻回、3日以下の夜尿を非頻回と定義している。

　ICSD-2の診断定義による一次性の夜尿症は、4歳で約30%、6歳で約10%、7歳で約7%、10歳で約5%、12歳で約3%、18歳で約2%、全年齢を通して男児の方が女児より1.5倍多く、自然治癒率は年ごとで15%と報告されている。

　夜尿の原因は多岐にわたる。生後数年間の夜尿は、自然な生理的現象で発達とともに消失する現象である。また、抗利尿ホルモンであるバソプレシンの分泌にはサーカディアン・リズムがあり、日中に少なく夜間に分泌量が増大する。バソプレシン分泌のリズムは、サーカディアン・リズムのマスタークロックと考えられている視床下部視交差上核のペースメーカーにより支配され、睡眠の影響は極めて少ない。5歳以降の夜尿を有する小児の3分の2では、抗利尿ホルモンであるバソプレシンのサーカディアン・リズムが妨げられており、そのため夜間に多尿となり夜尿が生じているとの報告がある。

夜尿症の重要な危険因子として家族歴が指摘され、主に常染色体優性遺伝が関与しているとされる。二分脊椎などの先天性異常も夜尿を引き起こす原因となる。夜尿症をきたす疾患については、日本夜尿症学会の「夜尿症診療ガイドライン 2016」でとりまとめられている。夜間尿量の増大を引き起こす疾患として、低張尿が原因となる先天性腎尿路異常、神経性多飲症、尿崩症があげられ、高張尿によるものとして糖尿病があげられている。膀胱容量低下によるものとして、排尿筋過活動、排尿筋‐尿道括約筋協調不全、慢性尿路感染症などの膀胱疾患、脊髄破裂、脊髄髄膜瘤、脊髄腫瘍などの脊髄疾患、内分泌疾患として高カルシウム尿症が示されている。膀胱疾患に含まれる排尿筋過活動については、夜尿症の小児の3分の1は、夜間の排尿筋過活動を伴い、機能的な膀胱容量が低下している可能性があること、一方で覚醒時は正常な排尿筋活動と膀胱機能を示すことが報告されている。その他にも先天性腎尿路異常やてんかんも夜尿を引き起こす基礎疾患として指摘されている。

　また、覚醒閾値の上昇により膀胱からの上行性覚醒刺激が中枢に入力されても睡眠から覚醒へ移行できず夜尿が生じる障害がある。その他にも、夜尿のリスク要因として、便秘、発達遅延や他の神経機能不全、注意欠陥多動性障害（ADHD: attention-deficit hyperactivity disorder）、上気道の抵抗性の上昇、睡眠関連呼吸障害が報告されている。

　国内での夜尿症の治療については、日本夜尿症学会の「夜尿症診療ガイドライン 2016」によくまとめられているので参照されたい。

(9) 悪夢障害

ICSD-3 でレム関連睡眠時随伴症群として分類されている悪夢障害は、必然的に不安や恐怖との関連が強い現象である。子どもの不安障害においても悪夢がしばしば報告されている。全般的不安障害（generalized anxiety disorder）では、入眠困難、起床困難、日中の眠気とともに悪夢が報告されている。分離不安障害（separation anxiety disorder）でも同様である。睡眠構造の崩壊と強い不安によるストレスが悪夢を引き起こすものと指摘されている。ストレスと不安がより一層強い心的外傷後ストレス障害（PTSD: posttraumatic stress disorder）でも悪夢の報告が多い。通常の悪夢は睡眠後半のレム睡眠中に体験されることが多いが、PTSD の悪夢は睡眠前半にも

生じ、ノンレム睡眠中に起こることが多く、粗体動を伴うことも多い。その内容も心的外傷体験と同一の場面が悪夢で繰り返されることが多く、覚醒中に生じるフラッシュバック体験が睡眠に混入してきたものではないかとの指摘がある。ストレスが発症の起因となるレム睡眠運動性随伴症（RMP: REM sleep motor parasomnia）の子どもに悪夢の発生が多いことが指摘されている。また、慢性的な痛みのある子どもでは夜間の悪夢が多い。

　自殺未遂の子どもの多くに、不眠障害と悪夢がみられることが報告されている。自殺願望を持つ子どもや過去 6 ヵ月以内に自殺未遂の経験のある子どもの 48.9% に悪夢があったとの報告がある。自殺者での報告は少ないが、15 〜 19 歳の自殺者を調べた研究では、同じ地域の子どもより不眠障害が 10 倍も多かったと報告されている。自傷行為のあった高校生では、睡眠の質的悪化（2.18 倍）と頻回な悪夢（2.88 倍）の要因が有意に影響していたとされる。子どもが自殺、自殺願望、自傷行為を行うような状況にさらされた場合に、強いストレスによる不眠などの睡眠の質的悪化とともに頻回な悪夢が前兆として生じている可能性がある。悪夢は、正常な子どもでも起こりうる現象であるが、頻回に生じる場合、または持続する場合には、強いストレスにさらされており適切な回避行動をとれていない可能性がある。また、睡眠負債の蓄積が多大となっている可能性、REM 睡眠の出現圧力が極大している可能性など、睡眠が異常な状態に陥っている可能性があり、適切な専門機関の受診が必要である。

9.　女性特有の睡眠問題

　米国の睡眠医療、睡眠科学では Women Health の分野で女性特有の睡眠障害の研究と治療法の検討が熱心に進められている。残念ながら日本では女性に特化した睡眠研究や臨床は極めて少ない。産婦人科学の分野においても、女性の睡眠や睡眠障害に注目した研究はまれである。ICSD-3 では、女性特有の睡眠障害については、診断・分類の中で言及されているが、本書では項目を設けとりまとめた。

　日本の女性の睡眠時間は、NHK の国民生活時間調査が開始された 1960 年より一貫して男性にくらべ短いことが知られている。その中でも、更年期の

始まる 40 代女性が最も睡眠が短く、2008 年の国際比較調査では先進国のなかでも最短であったことも報告されている。一方で、米国の調査では女性の方が男性よりも睡眠時間が長い。また、海外の報告では、小児や未成年の女性も男性に比べ睡眠時間が長いことが報告されているが、日本では中学生以上の女子生徒、女学生は男性に比べ就寝時刻が遅く、起床時刻が早く、睡眠時間が短いことが知られている。このような多くの調査からも、日本人女性の睡眠時間の短さは生物学的な性差の問題ではなく社会的背景が影響していることは明らかである。

　ではどのような背景が日本人女性の睡眠を短くしているのであろうか。厚生労働省の 2010 年度の雇用均等基本調査で、女性の育児休業の取得率は83.7％であるのに対し、男性の取得率は 1.38％であった。また、2009 年度の雇用均等基本調査では、管理職全体での女性管理職の割合は 8.0％であった。日本では、家事、育児、介護を女性に主に強いるという文化的・社会的圧力があり、それが女性の生活時間を大きく左右している。そのような背景が、日本人女性の睡眠時間を短くし睡眠が不足し睡眠負債を蓄積させる日常生活を引き起こしている可能性がある。このような生活が当たり前と考える母親が日本には多く存在し、娘の遅寝・早起きの生活習慣を許容し助長している可能性も高いであろう。

　成人女性の睡眠中の徐波活動（SWA: slow wave activity）は、男性よりも多いとする報告が幾つかある。睡眠中の SWA は、入眠からの深部体温低下率と関係している可能性が指摘されている。動物実験では、視床下部の温度感受性神経細胞からの出力が、視床－大脳皮質汎性投射系による広範囲な徐波の出現を規定しているとする McGinty らの報告、ヒト睡眠中の大徐波の増加は、生理的な状況では、運動負荷によるものしか見当たらないこと、ヒートロード（heat load）・ヒートロス（heat loss）のモデルで、ヒートロードを増大させると徐波睡眠圧が上昇するという幾つかの報告もある。中高年以上の日本の女性は、家事を主に行い、料理、ホームクリーニング、洗濯などの軽作業、美容と老化防止目的の習慣的な運動も男性に比べて多い。このように日本の女性の睡眠は、睡眠時間は短いものの一見男性よりも質的には良好であるように思われるが、更年期以降の不眠愁訴は女性の方が多いことが疫学研究で判明している。

　さらに性ホルモンに関係した女性特有の睡眠の問題が存在する。月経周期は、成熟女性でおよそ 30.4±6.5 日で、正常な範囲は 25 ～ 38 日間とされている。この月経あるいは妊娠により引き起こされる睡眠の変化も、女性特有の睡眠の問題である。主に月経 2 ～ 3 日前より月経開始直後にかけて強い眠気を感じるものが多く、排卵期にも月経前ほどではないが眠気を訴える者がある。また、排卵期から月経期まで夜間睡眠中の深部体温が高く、そのため熟眠感が低下する場合も多い。

　妊娠により、プロゲステロンは 10 ～ 5,000 倍にまで分泌が増加し、エストロゲンの分泌も妊娠末期には 1,000 倍程度に高まり、コルチゾールも妊娠末期に分泌が一過性に増大し、睡眠構築にも影響が及ぶ。妊娠初期には、夜間睡眠の総睡眠時間が延長し徐波睡眠が減少するとともに中途覚醒が増加する。妊娠中期には、初期に比べ総睡眠時間の減少と徐波睡眠および中途覚醒の減少がみられ、妊娠末期には、徐波睡眠は減少し中途覚醒と浅い睡眠段階 1 が増加する。また、ほぼ 3 割の妊婦に 2 回以上の夜間排尿がみられる。そのため、3 割近くの妊婦が睡眠障害に罹患し、QOL（quality of life）の悪化、妊娠中毒症やマタニティーブルーズ罹患のリスク上昇が報告されている。さらに、夜間下肢こむらがえりなどの睡眠時随伴症状、レストレスレッグ症候群や睡眠関連呼吸障害なども妊娠に伴い増えることが報告されている。産褥期は、新生児の睡眠・覚醒リズムが生後 3 ～ 4 ヵ月まで確立しないために、新生児の睡眠・覚醒パターンに振り回されて極端な睡眠不足や不眠に陥る母親が、特に初産婦で多い。

　更年期障害患者の約 50％に不眠愁訴がある。血管運動神経症状が表出し不眠障害を合併している場合には、ホルモン補充療法が不眠障害を改善する場合も多い。更年期障害では、うつ病による不眠、レストレスレッグス症候群（むずむず脚症候群）、睡眠関連呼吸障害などによる不眠障害と鑑別が難しい睡眠障害も起きやすいので、治療方針を決定する前の専門的な鑑別診断が必須である。

（白川修一郎）

参考文献

日本睡眠改善協議会（編）2013 『応用講座 睡眠改善学』 ゆまに書房

American Academy of Sleep Medicine, 2014, *International classification of sleep disorders. 3rd ed,* Darien, IL, Academy of Sleep Medicine.

Sheldon, S.H., Kryger, M.H., Ferber, R., Gozal, D. (eds.), 2014 *Principles and Practice of Pediatric Sleep Medicine*, 2e, Saunders.

大川匡子（編）2015 『睡眠障害の子どもたち』 合同出版

Kryger, M.H., Roth, T. & Dement, W.C. (eds.), 2016, *Principles and practice of sleep medicine.* 6e, Elsevier.

日本夜尿症学会（編） 2016 「夜尿症診療ガイドライン 」2016 http://minds4.jcqhc. or.jp/minds/nocturnal-enuresis/nocturnal-enuresis.pdf（2018 年 8 月現在）

米国睡眠医学会（日本睡眠学会診断分類委員会・訳） 2018『睡眠障害国際分類第 3 版』ライフ・サイエンス

厚生労働科学研究・障害者対策総合研究事業「睡眠薬の適正使用及び減量・中止のための診療ガイドラインに関する研究班」および日本睡眠学会・睡眠薬使用ガイドライン作成ワーキンググループ（編） 2018 「睡眠薬の適正な使用と休薬のための診療ガイドライン─出口を見据えた不眠医療マニュアル），http://www.jssr.jp/data/pdf/suiminyaku-guideline.pdf（2018 年 8 月現在）

図版出典

図 2 井上雄一 2006「睡眠時無呼吸症候群の診断・治療」『最新精神医学』, 11（5）, pp.439-445.

第10章
睡眠の評価法

・この章のポイント

　睡眠に関する基礎的な知識を獲得し、現場に応用するためには、対象者の睡眠の状態を適切かつ多面的に把握することが求められる。睡眠や生活リズムの問題点を明確にしたうえで、個人に適した改善方法を検討し提案する。提案した改善方法が効果的であったか否かを明らかにするために、改善方法を試みる前後の変化を評価する必要がある。本章では、代表的な睡眠の評価法をとりあげ概述する。

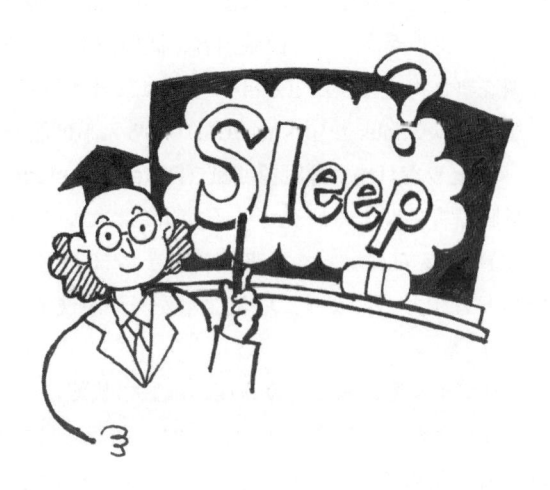

1. はじめに

　睡眠に関する基礎的な知識を獲得し、現場に応用するためには、対象者の睡眠の状態を適切かつ多面的に把握することが求められる。睡眠や生活リズムの問題点を明確にしたうえで、個人に適した改善方法を検討し提案する。提案した改善方法が効果的であったか否かを明らかにするために、改善方法を試みる前後の変化を評価する必要がある。本章では、代表的な睡眠の評価法を紹介する。各評価法の特徴を理解し、上手く組み合わせて使えるようになって欲しい。

2. 睡眠全般の評価

（1）睡眠健康の主観的評価

① 睡眠健康調査票（sleep health risk index, SHRI）

　中高年者の睡眠改善や高齢者の不眠予防を目的として作成された自記式の睡眠評価尺度である。1998 年に白川らによって発表された。

　16 項目からなり、6 因子「睡眠維持の健康度」、「睡眠の正常性」、「睡眠位相の健康度」、「睡眠中の呼吸系の健康度」、「目覚めの健康度」、「寝つきの健康度」で構成されている。高齢者においては「睡眠位相の健康度」は使用されない。得点が高いほど睡眠内容に問題があるとみなされる。

　調査票と得点変換用 Excel シートは、日本睡眠改善協議会の Web サイト（http://www.jobs.gr.jp/shri.html）から入手可能である。

② ピッツバーグ睡眠質問紙（Pittsburg sleep quality index, PSQI）

　睡眠障害に関する研究で多く使用されている自記式質問紙である。1989 年に Buysse らによって発表されてから 56 ヵ国語に翻訳され、日本語版は 1998 年に土井らによって信頼性と妥当性が検証されたものが多く使用されている。

　オリジナル版は過去 1 カ月間の睡眠の状態についての 19 項目と同室者に問う 5 項目から構成されている。日本語版では同室者に関する質問を除く 18 項目が使用されている。18 項目は、「睡眠の質」、「入眠時間」、「睡眠時間」、「睡眠効率」、「睡眠困難」、「眠剤の使用」、「日中覚醒困難」の 7 つのカテゴ

リに分類され、各カテゴリの得点が算出される。さらに、7つのカテゴリを加算して総合得点を算出する。得点範囲は 0 〜 21 点である。日本語版では総合得点 5.5 点がカットオフ値として設定されており、これを超えると不眠障害の可能性が高い。

　PSQI は不眠のスクリーニングには有用な評価尺度であるが、睡眠の全体的な質を評価する際に使用されることも多い。一方で、睡眠習慣の規則性に関する質問が設定されておらず、交代制勤務や不適切な睡眠習慣、概日リズム睡眠・覚醒障害などの評価には不向きである。また、得点の算出方法が若干複雑であるため、結果のフィードバックには少々時間を要する。

③ アテネ不眠尺度（Athens insomnia scale, AIS）

　WHO（世界保健機構）を中心とした「睡眠と健康に関する世界プロジェクト」が作成した不眠の程度を評価する自記式質問紙で、ICD-10（国際疾病分類）に準拠している。2000 年に Soldatos らによって発表され、日本語版は岡島らによって翻訳され、2013 年に妥当性と診断への有用性が報告されている。

　過去 1 ヵ月間に週 3 回以上あった症状について 8 項、4 件法で回答を求める。2つの因子があり、「夜間の睡眠問題」と「日中の機能不全」とに分けられる。得点範囲は 0 〜 24 点である。全体のカットオフ値は 6 点で、これを超えると不眠障害の可能性が高い。「夜間の睡眠問題」のみを AIS-5 として用いることもある。その際の得点範囲は 0 〜 15 点、カットオフ値は 4 点である。

　AIS は PSQI と比較して得点の算出方法が簡便であるため、短時間で結果をフィードバックすることが可能である。

④ 児童青年期睡眠チェックリスト
（child and adolescent sleep checklist, CASC）

　幼児から高校生までの幅広い年齢層の子どもの睡眠習慣を把握し、睡眠問題をスクリーニングするための質問紙である。海外でよく使用されている Owens らによる子どもの睡眠習慣質問票（the children's sleep habits questionnaire, CSHQ）をベースとして岡らによって 2009 年に発表された。

　保護者記入版と本人記入版がある。保護者記入版は幼児から高校生まで質問内容は同じであるが、小学生以降の本人記入版には学年による漢字や語彙

力を考慮した4種類の質問票が用意されている。「A. 睡眠に関連する生活習慣」、「B. 就床前・入眠時の状況」、「C. 睡眠中の状態」、「D. 起床時・日中の状態」について36項目からなる。Aは全12項目で時刻や頻度などを記入する形式となっている。BからDは全24項目について0～3点で評価し、得点範囲は0～72点である。18点以上であると睡眠に問題があるとされる。

　子どもの発達に合わせて同じ質問を長期に渡って測定することが可能である。親子でそれぞれ回答するため、保護者が子どもの睡眠状態を理解しようとするきっかけとしても有用である。CASCの質問票はWeb上（http://www.childsleep.org/index.html）で公開されており入手可能である。

3.　夜間の睡眠評価

（1）客観的評価

① 睡眠ポリグラフィ（polysomnography, PSG）

　睡眠の評価や診断において最も精度が高い方法として世界的に用いられている。睡眠の主観的評価尺度やアクチグラフなどの客観的評価指標の妥当性を示すための基準としても用いられている。

　睡眠評価では、脳波（EEG）、眼電図（EOG）、筋電図（EMG）の3つの指標が用いられる。睡眠脳波を測定する際には、直径10mmほどの銀 - 塩化銀（Ag-AgCl）電極を頭皮上に国際式10-20電極法（ten-twenty electrode system）に従って中心部（C3-A2またはC4-A1）に装着し、電位の発生しない耳朶などに装着した基準電極との電位差を測定する。α波は後頭部優勢で出現し波形も見やすいため、後頭部（O1-A2またはO2-A1）も同時に測定される。EOGおよびEMGの測定には顔面の表皮上に銀 - 銀塩化電極を左右に装着する。EOGはEEGと同様に基準電極との差をとり、EMGは左右の電位差を測定する。皮膚と電極の間に電解質を含んだ汗の成分に近い電極糊を介在させると測定が可能になる。EEGでは、頭皮上に装着した電極間に振幅が数μVから300μV、周波数が0.5Hzから200Hz程度の電位の波が数十mVの直流電位成分に重ねて出現するが、微弱電位であるため増幅が必要である。ポリグラムでは100万倍から200万倍増幅して可視化されている。各波形（α波など）については、第2章の図1を参照されたい。

睡眠段階の判定には、Rechtschaffen & Kale による 1968 年の「睡眠段階判定国際基準」、および日本睡眠学会コンピュータ委員会による 2001 年の「睡眠段階判定国際基準の自動判定のための補足定義および修正」が用いられる。睡眠障害の臨床検査においては、「AASM による睡眠および随伴イベントの判定マニュアル」が用いられることも多い。2007 年に初版が発行され 2016 年版がもっとも新しい。アメリカ睡眠医学会（AASM）の判定マニュアルでは、睡眠段階 3 と 4 の区別をせず N3 として 1 つの段階とみなしている。睡眠段階 1 と 2 はそれぞれ N1、N2 と表記されるが定義は睡眠段階判定国際基準と同じである。また、測定部位は中心部、後頭部に加えて前頭部（F3-A2 または F4-A1）の測定が基本とされている。睡眠段階の詳しい定義については、第 2 章第 2 節を参照されたい。

② 体動センサー

PSG は睡眠中の脳の神経活動を測定しているため睡眠の評価ツールとして高い評価がある一方で、高価な機械や設備、測定技術が必要である。加えて、電極装着による拘束や時間的拘束など対象者に対する負担も大きいという問題がある。近年では、就寝中の体動をシートやマット状のセンサで測定する無拘束型の評価ツールも開発されている。

寝具もしくはマットレスの下にセンサーを設置して体動を測定する。測定データは内臓のメモリに記録され、専用のソフトウェアをインストールしたパーソナルコンピューター上で閲覧、管理する。測定指標は主に睡眠時間、睡眠潜時、中途覚醒時間、睡眠効率などである。PSG との一致率は健常者では 92％程度，睡眠時無呼吸患者群では 76％程度と報告されている。また、後述する体動による活動量を計測するアクチグラフとの一致率は、健常者で 96％程度、要介護者では 86％程度と、対象によって判別能が異なる。

無拘束で連続して記録することが可能であるため、病棟や介護施設などで見守りのために使用されることも多い。比較的安価であるため、家庭においても日常の睡眠状態を把握するために使用可能である。

(2) 主観的評価
① OSA 睡眠調査票第 2 版と MA 版

OSA 睡眠調査票は、睡眠のよしあしや熟眠感の有無、起床時の体調などの主観的睡眠感を測定する尺度である。OSA 睡眠調査票は小栗、白川、阿

住によって作成されたものであり、著者らの頭文字から名づけられた。1982年に第1版、1985年に第2版、1999年には中高年者を対象としたMA（middle age and aged）版が山本らによって発表された。

　OSA 睡眠調査票第2版は、「A. 睡眠前調査」と「B. 起床時調査」からなる。「睡眠前調査」は、日中行動の最低限の把握、一般的な生活態度および就床前の身体的・精神的状態を把握するための項目である。「起床時調査」は31項目からなり、5因子「ねむ気」、「睡眠維持」、「気がかり」、「統合的睡眠」、「寝つき」で構成されている。両極6件法で回答を求め、標準得点を算出して評価する。MA版は、第2版の「起床時調査」の項目から20項目が抜粋され、5因子「起床時眠気」、「入眠と睡眠維持」、「夢み」、「疲労回復」、「睡眠時間」から構成される。回答方法も両極4件法で、第2版と同様標準得点を算出して評価する。図1は、OSA‐MA版による睡眠感と性格特性との関連を示したものである。性格が外向的か内向的かは睡眠感と関連が見られないが、神経症傾向は「起床時眠気」、「入眠と睡眠維持」、「疲労回復」と関

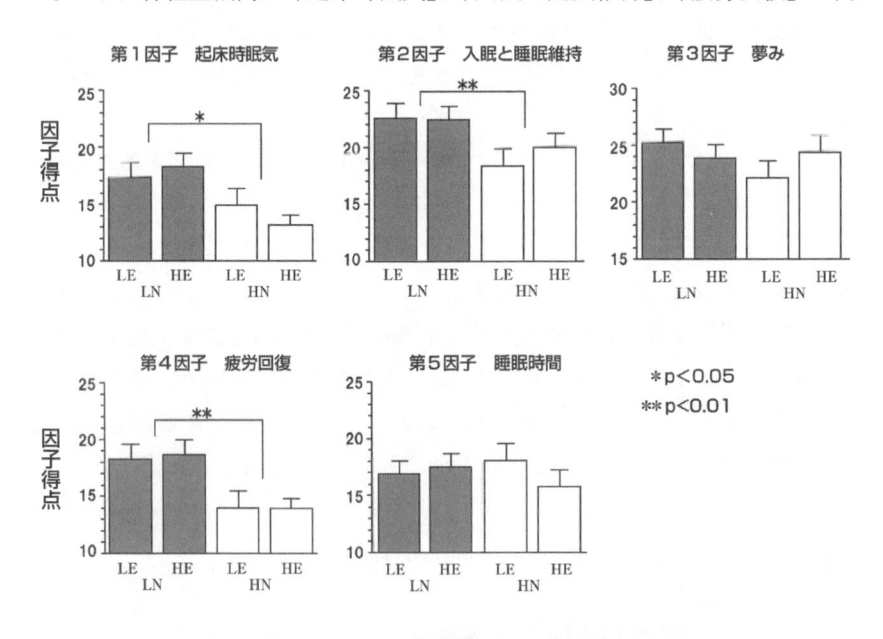

図1　OSA‐MA版による睡眠感と性格特性との関連

　　LNは神経症傾向低群、HNは神経症傾向高群、LEは内向性群、HEは外向性群を示している。
　　縦軸はOSA‐MA版因子得点で、因子得点が高いほど睡眠感が良好であることを表している。

連しており、神経症傾向が高いほどこれらの評価が悪い様子がみられる。

　第 2 版の両極 6 件法は高精度であるものの、項目数も多く回答に時間を要するため、臨床現場や中高年者には適用しにくい面もあった。これらのことを受け、中高年者を主たる対象としているものの幅広い年齢層において簡便に使用可能な MA 版が作成された。MA 版の調査票と標準得点変換用 Excel シートは、日本睡眠改善協議会の Web サイト（http://www.jobs.gr.jp/osa_ma.html）から入手可能である。

② セントマリー病院睡眠質問票
(St. Mary's hospital sleep questionnaire, SMH)

　入院患者の睡眠を評価するために作成された自記式の睡眠評価尺度である。Ellis らによって 1981 年に発表され、Leigh らが 1988 年に 2 因子構造の検討を行い、内山らによる 1999 年の日本語版も 2 因子構造が用いられている。

　前夜の睡眠と起床時に関する 14 項目からなり、2 因子「寝つき」と「睡眠の質」で構成されている。得点は高いほど寝つきや睡眠の質が良いことを示している。

　繰り返し個人の睡眠状態を測ることが可能であるため、検査の前後、病状や環境の変化の前後で比較する時など睡眠臨床で多く用いられている。

4.　日中の眠気評価

(1) 客観的評価
① 反復睡眠潜時検査（multiple sleep latency test, MSLT）

　日中の眠気の強さを寝つきやすさと捉え、PSG による睡眠潜時を指標とした測定方法である。中枢性過眠症群の日中の眠気を測定する方法として多く用いられており、2005 年のアメリカ睡眠医学会（AASM）による実践指針に示された標準的な手順に従って実施される。

　MSLT は 2 時間間隔で 5 回の仮眠機会から構成されている。初回は起床後 1.5 ～ 3 時間後に始める。30 秒を 1 区間として消灯から睡眠段階 1 以上が連続 3 区間出現した時点で覚醒させ、最初の区間までの時間を睡眠潜時とする。入眠が確認されなかった場合は消灯から 20 分経過したところで検査を終了する。5 回の平均睡眠潜時を算出して指標とする。一般的に 5 分未満で

あると過度な眠気があるとされ、10 分以上であると正常な覚醒水準である
と考えられている。ICSD-3 では平均睡眠潜時が 8 分未満であることが診断
目的での過度な眠気と定義されている。

MSLT を実施するためには、測定 1 〜 2 週間前から睡眠日誌やアクチグ
ラフを用いて睡眠 - 覚醒リズムおよび夜間の睡眠時間を把握しておく必要が
ある。測定する際には温度や湿度がコントロールされた静かな暗所で行う。
また、測定直前のカフェインやアルコールの摂取、喫煙、過度な運動といっ
た覚醒水準を高める行動を控えるよう求めることも忘れてはならない。

② 精神運動ヴィジランス課題 (psychomotor vigilance test, PVT)

眠気による覚醒水準の低下を客観的に測定する課題として、1985 年に
Dinges らによって開発された。

標準課題は 10 分間で、ランダムに発生する視覚または音声刺激提示に対
してボタンを押すまでの反応時間（reaction time, RT）を測定するもので
ある。断眠や睡眠不足などの時には 500 ミリ秒以上の反応時間の延長（lapses）
や誤まった反応開始（false start）の回数などが多くなる。

持続した単調な作業であるため、類似した状況になりやすい産業保健分野
で多く用いられている。

(2) 主観的評価

① エプワース眠気尺度 (the Epworth sleepiness scale, ESS)

主観的な眠気を測定する尺度で、オリジナルのエプワース眠気尺度（ESS）
は 1991 年に Johns によって発表された。日本語版は福原らによって翻訳さ
れ、2006 年に JESS として発表された。

8 つの日常生活でよく行う活動場面が想定されており、その状況になった
としたらどのくらい、うとうとする（数秒〜数分眠ってしまう）可能性があ
るか 4 件法で回答する。得点範囲は 0 〜 24 点である。得点が高いほど眠気
が強い。

中枢性過眠症群をはじめ過度な日中の眠気を測定する際に用いられる
が、生理的眠気検査の MSLT とは必ずしも一致する結果は得られていな
い。JESS 質問票は、iHope International 株式会社の Web サイト（https://
www.sf-36.jp/qol/ess.html）から入手可能である。商業目的で使用する場合
には、使用登録の手続きが必要である。

② スタンフォード眠気尺度（Stanford sleepiness scale, SSS）

1973 年にスタンフォード大学で開発された、世界で最初の主観的な眠気を測定する尺度である。

眠気の程度を表す 22 項目が 7 段階に分類され、当てはまる状態の番号を次の 1 から 7 で選択する。「1: 元気で活動的。機敏である。はっきりと目が覚めている。」「2: 調子がよい。集中できる。」「3: くつろいでいる。起きている。はっきりと目が覚めているというわけではない。応答はできる。」「4: 少しぼんやりしている。最高ではない。気がゆるんでいる。」「5: ぼんやりしている。起き続けることに興味を失い始めている。動作が鈍くなっている。」「6: 眠い。横になりたい。眠気と戦っている。頭がはっきりしない。」「7: ほとんど夢見状態である。すぐに眠ってしまいそう。起きていられない。」

個人内の眠気の変動を測定するためには有用である。一方で、明確なカットオフ値は存在しないため個人間や臨床的な過度の眠気の診断には適さない。

③ カロリンスカ眠気尺度（Karokinska sleepiness scale, KSS）

1990 年にカロリンスカ研究所で開発された、主観的な眠気を測定する尺度である。日本語版は甲斐田らによって 2006 年に KSS-J として発表され、妥当性が確認されている。

眠気を 9 段階で評定するもので、「1. 非常にはっきり目覚めている」から「9. とても眠い（眠気と戦っている）」まで、奇数段階に眠気の程度を表す言葉が書かれている。SSS と同様に明確なカットオフ値は存在しない。

図 2 は、KSS-J と客観的眠気指標との関連を示している。KSS-J は脳波の α 波や θ 波活動との個人内相関が高く、眠気の測定課題である PVT における Lapses や RT の延長との関連が高いことが示されている。運転シミュレーターで運転中の眠気は KSS 得点の増加が常に先行して示されるなど眠気の測定感度が高い。運転以外にも交代制勤務など、産業保健分野で多く使用されている。

④ 子どもの日中眠気評価尺度
（the pediatric daytime sleepiness scale, PDSS）

SSS や KSS-J は特定の状況での眠気を想定するものではないが、JESS は特定の状況を想定するため子どもには適応しにくい。PDSS は 2003 年に Drake らによって作成された小学校高学年から高校生にかけての子どもが

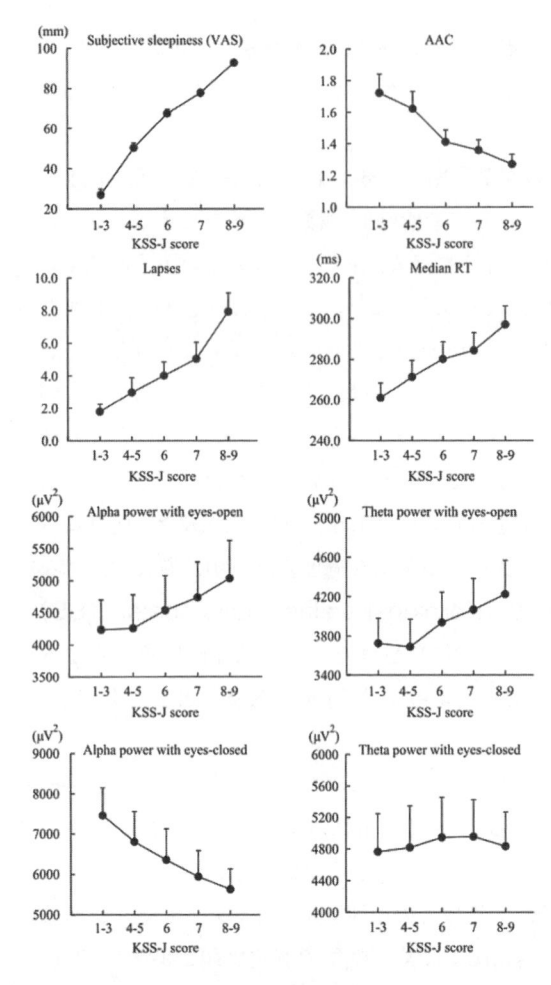

図2　KSS-Jと客観的
　　　眠気指標との関連

横軸はKSS-Jの得点を示している。
左上からVAS（visual analog scale）による主観的眠気、AAT（alpha attenuation test）によるα波減弱係数（alpha attenuation coefficient, AAC）は覚醒度が高いほど高値を示す。
2段目のLapsesおよびMedian RTはPVTによる500ミリ秒以上の反応時間の延長と反応時間の中央値を示す。
下4つはKDT（kalorinska drowsiness test）による開眼時と閉眼時におけるα帯域（8-12Hz）のパワー値およびθ帯域（4-7.9Hz）のパワー値を示している。傾眠に伴い、開眼時はアルファ波とシータ波活動の増大、閉眼時はアルファ波活動の減少とシータ波活動の増大がみられる。

経験する状況を想定して眠気を測定する自己評価式尺度である。日本語版は2016年に駒田らによってPDSS-Jとして発表されている。

　8項目の質問に対して5件法で回答を求め、合計得点を算出する（項目3のみ逆転項目）。得点範囲は0～32点で、得点が高いほど眠気が強いことを示している。現段階においては明確なカットオフ値は存在しない。

　本尺度は小学校高学年以降を回答対象としてされており、低学年に適応する際には質問内容が十分理解できているか確認する必要がある。低学年の眠気を測定する場合には、保護者や教師といった身近な大人が子どもに確認しながら回答することが望ましい。質問項目は東京医科大学のWebサイト

（http://www.tokyo-med.ac.jp/sleep/D_O_S_news4P.htm）で公開されている。

5. 睡眠‐覚醒リズムの評価

（1）客観的評価
① アクチグラフ（actigraphy）

体動を加速度センサーで捉え、連続的に測定記録する小型装置である。おおよそ 1 カ月間連続して活動量を測定することが可能であるため、睡眠‐覚醒リズムを客観的に測定するために多く用いられる。非利き手の手首に装着する腕時計型のもの、衣服の上から腰部に装着するもの、足首に装着するものがある。測定データは装置内部のメモリに保存されるため、パーソナルコンピューターにダウンロードして、専用のソフトウェアを用いて処理される。

　結果は運動による加速度の変化が時間ごとにグラフ化して表される（第12 章の図 2 を参照）。また、歩行数や運動強度、相対的な基礎代謝量や消費カロリーなども数値化することができる。睡眠‐覚醒リズムについては、予め設定された体動の閾値から睡眠と覚醒とが判別される。睡眠ポリグラフィと主に非利き手の手首に装着したアクチグラフとの一致率は高く、健常者では 90％以上である。腰部に装着するものでは手首のものよりも中途覚醒が多く、睡眠時間は短く判定される傾向にある。また、睡眠障害の患者群では、PSG と非利き手の手首に装着したアクチグラフとの一致率は 85％程度、子ども（3-18 歳）では 87-90％と下がることも報告されている。アクチグラフは単独で使用するのではなく、睡眠日誌と併用しながら睡眠と覚醒の状態を測定することが望ましい。

　加速度を検出する運動方向は 1 方向（X 軸）、2 方向（X-Y 軸）、3 方向（X-Y-Z 軸）の 3 種類があり、定義した軸の方向からデータが収集されるため、装置を装着する身体部位や方向によって、活動量の値が変わる可能性がある。そのため、装置を正しく装着することはもちろん、装置や対象者の特徴を知り先行研究の値と比較しながら結果を解釈する必要がある。

（2）主観的評価
① 睡眠日誌

睡眠日誌（sleep log もしくは sleep diary）は、日々の就床時刻や起床時

刻といった睡眠習慣を記録するもので、睡眠‐覚醒の規則性や睡眠の量を比較的長期にわたり把握するために用いられる。対象者自身に記録してもらうことが多いが、記録が難しい患者や乳幼児などの場合には看護者や保育者に記録してもらう。

　特定の形式はないため、目的に応じて測定項目を設定することができる。例えば、就床時刻、起床時刻、睡眠時間、臥床時間（寝床にいた時間）、睡眠潜時、中途覚醒時間、熟眠感、眠剤の服用量、食事、入浴、昼寝・うたた寝、日中の支障度などがあげられる。睡眠時間と臥床時間があれば、睡眠時間（分）÷臥床時間（分）×100で睡眠効率（％）を求めることができる。その他、行動変容を目的とした場合に、日々の行動目標の達成度を記録する欄を設けると、行動の意識化を促す道具にもなる。図3は、介入前の不規則な睡眠‐覚醒リズムの大学生の睡眠日誌を例として示す。就床時刻と起床時刻の変動が大きく、寝床に入ってから寝つくまでに時間を要している。また、食事の時刻も不規則で1日に2回しか摂らない日も多いことがわかる。

　使用の適用範囲は広く、睡眠障害の予防から診断まで有用である。特に、概日リズム睡眠・覚醒障害群の診断においては、睡眠日誌とアクチグラフを用いた睡眠位相の把握が基本とされている。14日間以上の記録が望ましい。信頼性の高いデータを得るためには、記録者の協力が不可欠である。記録の目的や必要性を十分に説明し、理解してもらう必要がある。長期にわたる場合には記録が負担になり怠りやすくなるため、記録内容の確認作業を記録者とともに行いフィードバックするなどの工夫を要する。

② 朝型‐夜型質問紙
(morningness/eveningness questionnaire, MEQ)

　概日リズムの位相における個人差（クロノタイプもしくは朝型‐夜型）を測定する自記式質問紙である。1976年にHorneらによって発表され、日本語版は1986年に石原らによって発表された。

　19項目3因子から構成されている。得点範囲は16‐86点で、得点が高いほど朝型を示す。具体的には、16-30点が明らかな夜型、31-41点がほぼ夜型、42‐58点が中間型、59‐69点がほぼ朝型、70‐86点が明らかな朝型と分類される。

　交代制勤務への適応を予測することを目的として作成されたものであるが、

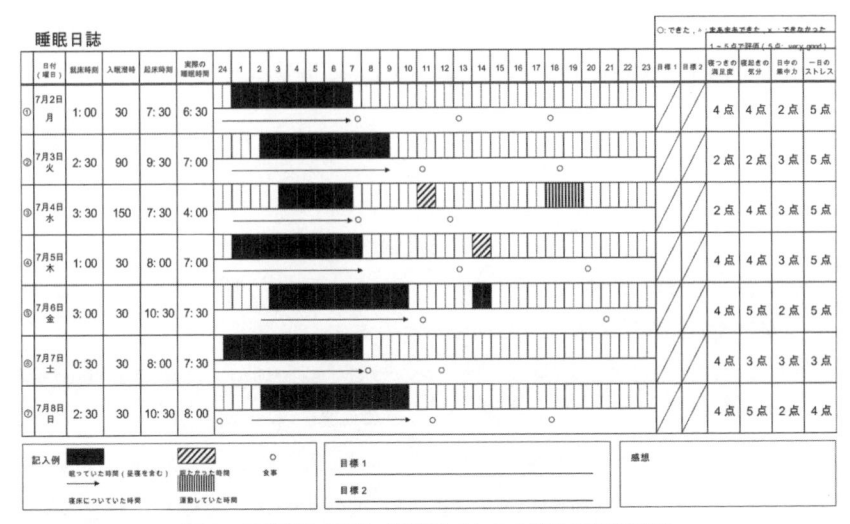

図3　不規則な睡眠—覚醒リズムの大学生の睡眠日誌

クロノタイプを測定する質問紙として国内外で最も多く用いられている。体温やメラトニン、コルチゾールといったバイオマーカーとの関連も多く検討されている。

③ ミュンヘンクロノタイプ質問紙
(Munich chronotype questionnaire, MCTQ)

Roenneberg らによって 2003 年に発表された比較的新しい質問紙である。日本語版は 2014 年に国立精神・神経医療研究センター精神保健研究所によって発表されている。

「個人情報」、「仕事（学校）のある日／仕事（学校）のない日」、「屋外で過ごした時間」、「仕事（学校）について」、「刺激物」の5項目からなる。クロノタイプの判定には「仕事（学校）のある日／仕事（学校）のない日の睡眠」についての項目のみを使用する。基本的には「仕事（学校）のない日」の睡眠中央時刻（midpoint of sleep in free days, MSF）を求めてクロノタイプの指標とするが、「仕事（学校）のある日」の睡眠中央時刻（midpoint of sleep in workdays, MSW）を求めて、MSF - MSW をすると相対的社会的ジェットラグ（relative social jetlag, SJLrel）を算出することができる。相対的社会的ジェットラグとは、仕事（学校）がある日とない日の睡眠 - 覚醒リズムの差のことであり、差が大きいほど睡眠負債が多いことを示している。

　質問項目や判定方法は独立行政法人国立精神・神経医療研究センターの
Web サイト上で公開されている（https://mctq.jp/）。

（古谷真樹）

参考文献

小栗 貢、白川修一郎、阿住一雄　1985　「OSA 睡眠調査票の開発—睡眠感評定のため
　　の統計的尺度構成と標準化—」『精神医学』, 27, pp. 791-799.

石原金由、宮下彰夫、犬神 牧ほか　1986　「日本語版朝型 - 夜型（Morningness-
　　Eveningness）質問紙による調査結果」『心理学研究』, 57, pp. 87-91.

白川修一郎、鍛冶 恵、高瀬美紀　1998　「中年期の生活・睡眠習慣と睡眠健康」『平成
　　7 年度～平成 9 年度文部省科学研究費補助金（基盤研究 (A)）「睡眠習慣の実態調査と
　　睡眠問題の発達的検討（主任研究者・堀 忠雄）」研究報告書』, pp. 58-68.

土井由利子、箕輪眞澄、内山 真 ほか　1998　「ピッツバーグ睡眠質問票日本語版の作成」
　　『精神科治療学』, 13, pp. 755-763.

内山 真、太田克也、大川匡子　1999　「睡眠および睡眠障害の評価尺度」　太田龍朗、
　　大川匡子（編）『臨床精神医学講座 13 睡眠障害』　中山書店, pp. 489-498.

山本由華吏、田中秀樹、高瀬美紀 ほか　1999　「中高年・高齢者を対象とした OSA 睡
　　眠感調査票（MA 版）の開発と標準化」『脳と精神の医学』, 10, pp. 401-409.

福原俊一、竹上未紗、鈴鴨よしみ ほか　2006「日本語版 the Epworth Sleepiness Scale
　　（JESS）～これまで使用されていた多くの「日本語版」との主な差異と改訂～」『日
　　本呼吸器学会誌』, 44, pp. 896-898.

Kaida, K., Takahashi, M., Åkerstedt, T.,et al., 2006, Validation of the Karolinska
　　sleepiness scale against performance and EEG variables. *Clinical Neurophysiology*,
　　117, pp. 1547-1581.

岡 靖哲、堀内史枝、谷川 武ほか　2009　「児童青年期睡眠チェックリスト（Child and
　　Adolescent Sleep Checklist：CASC）による睡眠調査・問診システムの作成と評価」
　　『睡眠医療』, 3, pp. 404-408.

岡島 義、井上雄一　2012　『認知行動療法で改善する不眠症』　すばる舎

図版出典

図1　山本由華吏、田中秀樹、前田素子ほか　2000　「睡眠感に影響を及ぼす性格特性 —神経症傾向、外向性・内向性についての検討—」『健康心理学研究』, 13 , pp. 13-22.

図2　Kaida, K., Takahashi, M., Åkerstedt, T., et al., 2006, Validation of the Karolinska sleepiness scale against performance and EEG variables. *Clinical Neurophysiology*, 117, pp. 1547-1581.

第11章
個別相談と改善技術

・この章のポイント

　睡眠は日常的な現象であり、生理的・心理的な影響を受けやすく、生活習慣によって大きく左右される。クライアントがより良い睡眠をとれるように、睡眠に関する科学的知識と評価技術を基盤として個別相談を行うことが大切である。クライアントが普段どのような睡眠生活習慣を送っているかを把握した上で問題点を整理し、実行可能な解決法をクライアントとともに探りながら実践的方策を提示する。

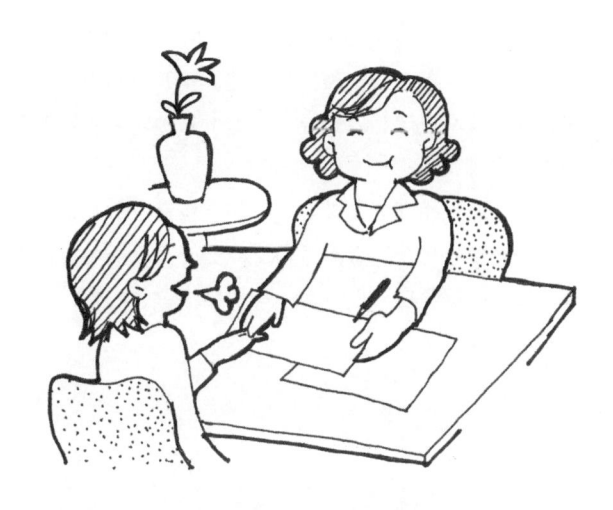

1．個別睡眠相談における注意事項

　睡眠や眠気に関してはテレビ番組や雑誌、ウェブサイトなどで特集が組まれ、様々な情報や雑学があふれている。眠りの重要性が認識され、日常生活で睡眠学の知識が必要とされていること、逆に言えば、満足な眠りをなかなか得られない現代人の状況を示している。しかしながら、睡眠学の知見に照らし合わせると、的はずれな情報や基本的な考え方に問題があるものも多い。

　第1章で述べられているように、睡眠は生命維持に重要な機能であるので、自分の意思で自由にコントロールすることはできない。体内時計や睡眠中枢のメカニズムに従って、睡眠の質や量、タイミングが決定されている。したがって人間は、不十分な睡眠で活動し続けることは不可能であるし、反対に、無理に眠ろうとしても眠れるわけではない。こうした点に誤解を持っている方や、眠りに対して極端に期待を持っている方も少なくない。したがってクライアントが睡眠相談の目的を睡眠のメカニズムを無視した問題解決に設定している場合、不合理な考え方を修正していくことも必要になる。

　睡眠相談は、科学性に裏打ちされた実践の場であることが大切である。臨床実践は実証に基づく科学によって支えられていなければならないという考え方は、医学分野で先行するものであるが（Evidence Based Medicine: EBM）、睡眠相談においても睡眠学の知見を基盤とする必要がある。そのように考えると、特別な健康法や非現実的な睡眠法はないことが理解できる。クライアントからの相談に対して、正しい知識や睡眠改善のための科学的な実践的方策を提示し、クライアントに理解できるように説明することが重要である。

　なお、睡眠相談では対応不可能な場合（医師の診察や検査、薬などによる治療が必要な場合）もあるので、そのような場合は適切な医療機関を紹介する。日本睡眠学会のホームページに掲載されている「日本睡眠学会専門医療機関」を参照する。

2.　個別睡眠相談のスキル

　クライアントが求めていることは何であろうか。それに対して何をすれば
よいのだろうか。睡眠相談において必要なことは、睡眠に関する科学的知識
と評価技術を基盤として、① クライアントの話を傾聴して悩みを受け止め
ること、② クライアントが普段どのような睡眠生活習慣を送っているかを
把握すること、③ 問題点を整理して、実行可能な解決法をクライアントと
ともに探りながら実践的方策を提示することである（図 1）。

クライアントの愁訴を傾聴・受容する
実行可能な解決法をクライアントとともに探る
（協同作業）

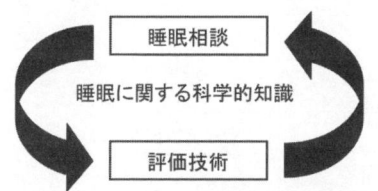

睡眠相談

睡眠に関する科学的知識

評価技術

クライアントの愁訴・睡眠生活
習慣を把握する
問題点の整理
解決するための方策をたてる

図 1　睡眠相談の流れ
睡眠相談では、クライアントの愁訴
を傾聴し、評価技術をもとに愁訴・
睡眠生活習慣を把握し問題点を整理
する。そして、睡眠に関する科学的
知識を基盤として、実行可能な解決
法をクライアントとともに探り、解
決するための方策をたてる。

　クライアントの愁訴を受け止めるために、クライアントが睡眠に関してど
のような問題を持っており、困っているのかをよく聴くことが重要である。
きめこまかく注意しながら話を聴き、クライアントの悩みや感情を正確に表
現し、共感的に話をすることが大切である。クライアントに対するあたたか
さ、共感、思いやり、誠実さ、配慮、力量といった事柄は、睡眠相談におい
て基礎的要件となる。クライアントは日頃、家族や周囲の人に悩みを訴えた
り相談したりしていることもあろう。しかしながら、心配をしてもらえこそ
すれ、適切な助言を受けられず困っている方が多い。あるいは、周りの理解
を得られず、「誰も自分の苦しみをわかってくれない」という不信感を持っ
ている方もいる。専門家としてクライアントの愁訴をよく聴くことが睡眠相
談の第一歩である。ラポール（信頼関係）を築くことで、その後の睡眠相談
がスムーズに進んでいくからである。眠れない、あるいは眠いといった主観
は、もしかしたら間違っている（実際にはそうではない）かもしれない。「眠

れない」と愚痴をこぼしているが実際にはよく眠っており、ベッドパートナー
や家族に相手にされないで、さらに不平不満が募るという状況もしばしば遭
遇する。客観的にはよく眠れているのに、主観的には眠れないと感ずる睡眠
状態誤認の場合も実際には少なくないが、まずはクライアントの主観を大切
にすべきである。眠りたいのに眠れないという状況は本人にとって苦痛なこ
とである。クライアントが「眠れない」と苦しんでいるなら、その苦しみを
受け止めて「眠れないという状況はお辛いですよね」という言葉をかけるこ
とが大切である。

　クライアントとの関係性については、相談−指導という上下関係ではなく、
クライアントの問題や悩み、課題に対して、一緒に力を合わせて取り組んで
いく問題解決チームと考えるとよいだろう（図2）。

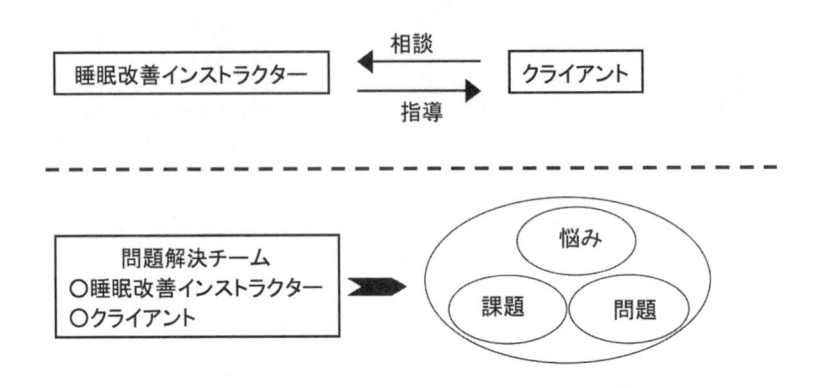

図2　睡眠相談におけるクライアントとの関係
睡眠改善インストラクターとクライアントとの関係性を図示した。睡眠相談では、
クライアントが睡眠改善インストラクターに対し相談をし、それに対して指導する
という関係性（上図）というよりはむしろ、クライアントの問題や課題、悩みに対
して、問題解決チームを作成し協同して解決にあたるという関係性（下図）である。

　また、睡眠相談では過去のことや将来のことを話し合うのではなくて、ク
ライアントが今、現実に抱えている問題や悩んでいる具体的な状況に焦点を
あてて、その解決を目指す。たとえば「私が不眠なのは、小さい頃経験した
つらい過去が影響しているのかもしれない」といったことには対処が困難で
あるし、将来の大きな目標に対応することもやはり難しい。今現在、クライ

アントが有している問題状況をより現実的な視点から検討し、問題の軽減を目指すという方針がはっきりしていると睡眠相談がスムーズにいく（図3）。

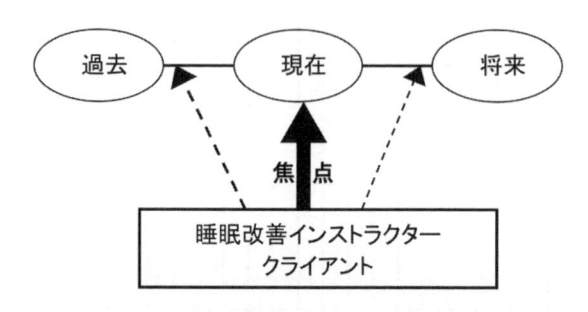

図3　睡眠相談で対象とする事項
睡眠相談では、過去や将来に焦点を当てるのではなく、今、ここでの問題
(here-and-now problems) に焦点を当て、その解決を目指す（問題解決志向）。

3.　個別睡眠相談のアセスメント

　クライアントの愁訴、どのような点で困っているかを整理できたら、次はクライアントが普段どのような睡眠生活習慣を送っているかを把握する。クライアント自身、実際にどのような睡眠パターンで生活しているのか、把握できていない場合があるので、睡眠日誌を利用するとよい（図4）。

　睡眠日誌は、10 〜 30 日間程度、毎日つけるよう依頼する。あまり細かく厳密に記入しようとすると、かえって眠れなくなってしまう場合があるので、だいたいでよいので経過を観察するつもりで記入するよう指導する。布団にいた時間帯を矢印で示し、実際に眠っていたと思われるところを黒塗りで記入していく。日中の眠気を含めて、うとうとしていたところは斜線で記入する。また、10 日間で特に変わったことがあった場合にはメモをし、気分についても「かなり良い」〜「かなり悪い」で自己評価してもらう。睡眠日誌から、ベッドに入った時刻（就床時刻）、実際に眠った時刻（入眠時刻）、目が覚めた時刻（覚醒時刻）、ベッドから出た時刻（起床時刻）、夜中に目が覚めた回数（夜間中途覚醒）、日中眠気のあった時間帯などを把握することができる。記載された睡眠日誌をもとに、睡眠習慣だけでなく食事や運動習慣などを尋ね、1 日の体調や気分を聞いてみる。いつ頃から睡眠に問題が出てきたのか、眠るまでにどのくらいの時間がかかるか、眠るときの気持ち、起

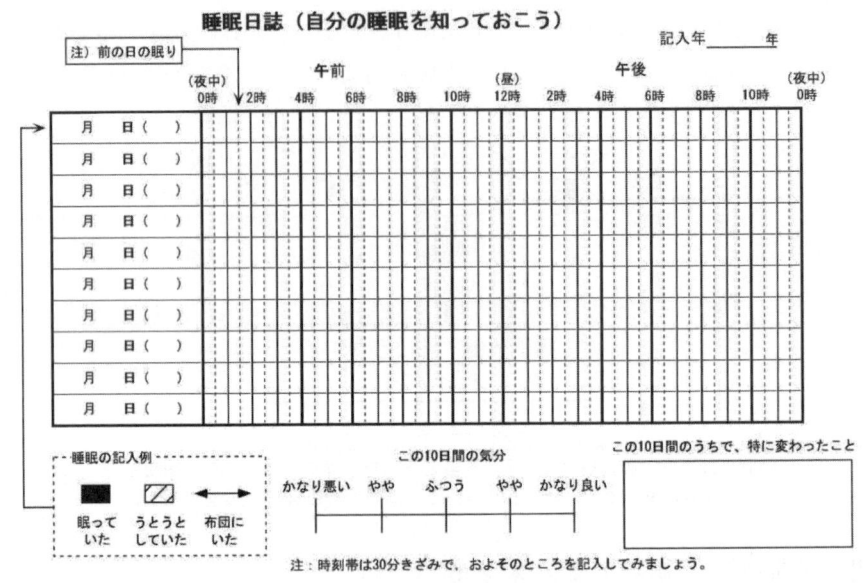

図4 睡眠日誌
睡眠日誌をつけることで、実際にどのような睡眠パターンで生活しているのか把握することができる。記入例にしたがって、10～30日間程度毎日記載する。

きたときの気持ち、日中に眠くなることはないか、身体に何か症状は出ていないかなどを確認する。睡眠日誌をつけることで、睡眠に関する問題点や睡眠パターン（睡眠・覚醒リズム）の現状を把握することができ、睡眠生活習慣を見直す際に有用な情報を得ることができる。

　睡眠日誌は、睡眠表（票）、スリープダイアリー、スリープログとも呼ばれ、決まった書式はないので、使いやすいように自作する。著作権フリーで使用できる様々な書式が公開されているので、それらを利用するとよい。スマートフォンのアプリやウェブサービスを用いる人も増えている。

　睡眠日誌で睡眠のパターンを把握するとともに、睡眠健康維持に重要な項目がどのくらい実行されているかをチェックする。睡眠の健康を維持するためには、1日の生活習慣に気をつける必要がある。起きてから眠るまで、眠ってから起きるまでの1日の習慣であるためポイントを絞るのが難しく感じられるが、睡眠相談ではより良い睡眠をとるためにポイントとなる習慣に焦点を絞ってチェックするとよい（図5）。図5に示したチェック表では、項目を大きく5つの分類（規則正しい生活、日中の活動、眠る前のリラックスと

眠りへの準備、睡眠へのこだわり、眠る環境）にわけている。あまり短い期間（1週間程度）でも生活の習慣性を把握しづらいが、長すぎても（1ヵ月以上）正確性がなくなるため、過去2週間から1ヵ月程度の習慣について尋ねる。出張や旅行、試験など特殊な場合は考えずに、普段の生活について尋ねるが、出張や夜勤が普段の生活の場合にはそうした状況を考慮に入れる。

図5　睡眠健康維持に重要な項目のチェック表

ここ2週間〜1ヵ月を振り返り、以下の文章に当てはまっていれば〇を、当てはまらなければ × をつけてください。

規則正しい生活に関して
（　　）朝だいたい決まった時間に起きる。1時間以上変動しない
（　　）休日も起きる時間は平日とあまり変えないようにしている
（　　）規則正しく3度の食事をとる

日中の活動に関して
（　　）朝、明るい光を浴びる（窓際の明るい陽射しであれば30分、
　　　　　窓から1m離れたところの明るさであれば1時間程度）
（　　）日中はできるだけ人と接し、いきいきと過ごす
（　　）夕方30分程度の少し汗ばむくらいの運動やウォーキングをする
（　　）午後3時以降に昼寝や居眠りをしない

眠る前のリラックスと眠りへの準備に関して
（　　）夕食は就寝3時間前までに済ませておく
（　　）就寝3時間前以降にカフェインをとらない
（　　）就寝1時間前以降に喫煙しない
（　　）睡眠薬代わりに飲酒しない
（　　）就寝間際に激しい運動、心身を興奮させることをしない
（　　）就寝直前に熱いお風呂に入らない
（　　）就寝前はリラックスして過ごす

眠りへのこだわりに関して
（　　）眠くなってから床につく
（　　）眠れなければいったん床から出たり、眠る部屋を変える
（　　）あまり眠ろうと意気込みすぎない

眠る環境に関して
（　　）静かで暗く、適度な室温・湿度で、ほこりの少ない寝室環境を維持する
（　　）ベッド（寝床）は狭すぎない
（　　）自分にあった寝具、枕を使う
（　　）寝室を別の用途（仕事、食事など）で使用しない

4. 睡眠生活習慣のチェック技法

(1) 睡眠維持に重要な項目のチェック内容

　睡眠健康維持に重要な項目（図5）をチェックすることで、現在の睡眠生活習慣を見直し、正しい睡眠知識を身につけることが可能になる。

① 規則正しい生活に関して

　規則正しい生活は全ての基本である。睡眠は生体リズムの影響を受けやすく、たとえリズム障害でなくても睡眠に問題を抱える方では生活リズムの乱れが疑われることがある。平日、休日に関わらず一定の生活習慣を守るように心がけることが大切である。

　食事も生体リズムの維持には重要である。決まった時間に3度食事を取ることが望ましい。特に、内蔵にある体内時計を動かすために朝食をとるように心がける。朝食を食べると消化器官が動き出し、1日の始まりを体に合図する。また、朝食には昼間の活動を支える栄養分をとるという大切な役割もある。体内時計のリズムを積極的に整えていくことが、より良い睡眠につながる。朝は食欲がない、あるいは朝は食事をしている時間がないという場合にも、ヨーグルトや手軽にとれる食品を用意しておくなど、少しでも何か食べられるようにアドバイスするとよい。

② 日中の活動に関して

　1日は24時間であるが、人間の体内時計の周期は24時間からずれておりやや長めになっている。地球の時刻とのずれを修正するために強い効果をもっているものは光である。体内時計での「朝」の時間帯に光を浴びると、リズムの位相は前に動く。つまり人間の身体は光を浴びると体内時計がリセットされ、身体と環境のバランスを保つことが可能になる。しかし光の入らない部屋で1日中過ごすと生体リズムは乱れてしまう。できるだけ朝は光を浴び、日中も活動的に過ごすことが望ましい。

　また、適度な運動は入眠を助け、睡眠を深くすることが知られている。運動は緊張をやわらげる効果もあるので、あまり時間のないときでもストレッチなどを行うとよい。日中はなるべく体を動かし、昼と夜のメリハリをつけるようにする。昼寝やうたた寝は眠気が強い時には必要であるが、長時間の睡眠や午後3時以降の昼寝は体のリズムを乱す原因となり、夜の寝つきを悪

くするので控えるようにする。

③ 眠る前のリラックスと眠りへの準備に関して

　夜の時間帯は部屋の照度を少し落とし気味にするとよい。夜、明るい場所にいると体内時計が「まだ昼が続いている」と勘違いしリズムを遅らせる。また、強い光には覚醒作用があるので、夜は照明を暗めにしてゆったりリラックスして過ごす。パソコンやスマートフォンの画面にも注意が必要である。

　入眠時に胃腸が活発に動いていると睡眠が妨げられることがあるので、夕食後は十分な時間がとれるようにする。カフェイン含有飲料、タバコ、酒などの嗜好品は、いずれも眠りを妨げる方向に作用する。カフェインが覚醒作用を有することはよく知られているが、コーヒー、紅茶、緑茶、烏龍茶などのお茶類、炭酸飲料などの市販のドリンク剤にも含まれている。夕方以後は、カフェインを含まない麦茶、そば茶、ハーブティーなどにするとよい。タバコは吸入直後にはリラックス作用があるが、その後、覚醒作用が数時間持続する。寝る前の一本は、良い習慣とは言えない。飲酒は一時的に入眠を促進するが、その後の利尿作用などから夜間後半の睡眠を障害する。また、眠ることを目的とした飲酒が習慣化すると、アルコール耐性が上がるために飲酒量が増えるという危険もある。特に睡眠薬を使用している人が飲酒すると副作用が出ることがあるので、絶対に一緒に飲まないように注意する。

　入浴は、リラックスやリフレッシュ効果があるが、寝る直前に熱いお風呂に入ると、体がほてり寝つきにくくなる。寝る1～2時間前に少しぬるめのお風呂に入るか、熱いお風呂がよければより早い時間に入るとよい。また、就床直前は激しい運動や過度に頭を使うことはせず、リラックスして過ごせる環境を整える。

④ 眠りへのこだわりに関して

　眠りを誘うとされる音楽を聴く、リラックス作用のあるアロマを焚くなど、寝つきをよくするために毎日寝る前に決まって行うことを"入眠儀式"という。一種の習慣づけであるが、それをすることでスムーズに入眠できるようになる場合もある。しかし、眠りに問題があり「今日は眠れるだろうか」と気にしている人には逆効果になるおそれがある。「これで眠れた」、「これをするとよい」などと聞くと、眠りに対するこだわりが助長されたり、期待やプレッシャー、緊張感が高まったりして逆に眠れなくなってしまうからであ

る。このようなクライアントには、睡眠のことを気にしすぎないこと、寝る前にするといいことなどを考え過ぎないように誘導する。

　不眠を経験した身体は、寝床＝眠る場所ではなく、寝床＝眠れない場所という感覚が残っている可能性がある。すると、眠りを意識しない昼間や、いつもの寝床ではない場所では簡単に眠ることができるのに、いつもの寝床に入るとかえって目がさえてしまうという皮肉な結果になる。就寝時刻が近づくとイライラしたり、不安になったりするのも同様の理由が考えられる。また普段、寝床で本を読むなど、眠りとは関係がないことをしている場合にも、寝床＝眠る場所ではなく、寝床＝活動場所という誤った感覚が身についてしまっているため、入眠が妨げられる可能性がある。

　したがって、寝床は寝るだけのところと考え、あれこれ睡眠のことを気にしすぎずに、眠くなってきたら寝床に入ればよいと考えてもらう。そうすることで、寝床＝眠る場所という思考パターンになり、スムーズに眠りに入りやすくなる。

⑤眠る環境に関して

　睡眠は様々な要因の影響を受ける。寝室環境が整っていない場合には快適な睡眠を得ることはできない。自分がリラックスできる、心地よいと感じる環境に整えることが大事である。

（2）個別相談の具体例

　ここでは、実際に記載された睡眠日誌や睡眠健康維持に重要な項目のチェック表を見ながら、どのような点に着目して問題を解決していくのか検討したい。

　まず図６の例について、この方はどのようなことに困り睡眠相談を訪れたのであろうか。また、この方の睡眠にはどのような問題があり、どのようにすれば良い睡眠を得ることができるであろうか。

　このクライアントの場合は、（1）入眠困難、（2）夜間中途覚醒、（3）早朝覚醒が問題であると思われる。夜10時頃にはベッドに入るけれども、なかなか寝つくことができずベッドの中でうとうとしているようである。1時間、ひどいときには2時間、3時間寝つけずにベッドで過ごし、寝ついた後も途中で目が覚めている様子が睡眠日誌より見てとれる。また、朝も早く目が覚めてしまうがなかなか起きあがらずにベッドの中で過ごしている。睡眠健康

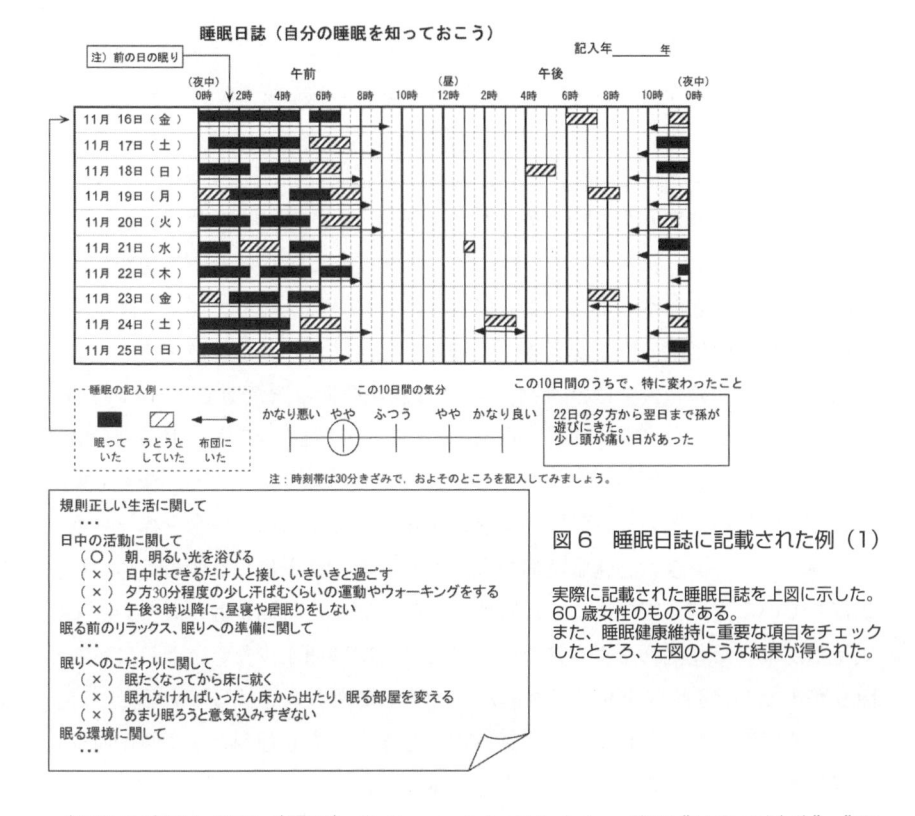

図 6　睡眠日誌に記載された例（1）

実際に記載された睡眠日誌を上図に示した。
60 歳女性のものである。
また、睡眠健康維持に重要な項目をチェック
したところ、左図のような結果が得られた。

維持に重要な項目（図5）をチェックしてみると、特に”日中の活動”、”眠りへのこだわり”に関する項目に × が多かった。

　眠くないのに寝床に入るとなかなか寝つけず、眠れないことで焦ってしまい余計に眠れなくなる。また、目が覚めているのに布団の中で過ごしていると、「寝床は眠れずに苦しむ場所」という誤った認識（習慣）ができてしまう。寝床にいる時間が長いことで、熟眠感が減り、密度の薄い睡眠につながってしまう。「ぐっすり眠れない」「よく眠れない」と訴える方には、寝床にいる時間を短くすることをおすすめする。眠くなるまで床につかず、朝も少し早めに起きるようにし、睡眠時間を短くする方が効果的である。夜中途中で目が覚めたときも同様である。すぐ寝つけそうならそのまま床にいてよいが、なかなか寝つけない場合は一度床から出て別の場所で眠気がくるまで過ごした方がよい。ベッドの中でまた寝つけないのではないかという不安にさいなまれるより、いったん床から出て気分を変えた方がよい。

　また、夜よく眠れないので昼間もうとうとしてしまったり、遅い時間帯に居眠りをしてしまうなど日中の活動性に問題がある場合が多い。昼寝は午後3時くらいまでに切り上げることを指導する。できればお昼くらいに30分仮眠をとっておくと、その後の眠気が防げるのでよい。

　さらに、睡眠時間が少ないと翌日に差し障りが出るとか、8時間寝ないとだめだ、というように考える方も少なくないので、こういった不適切な信念を取り除き、できなかったことよりできたことに意識を持っていく。睡眠構造や睡眠時間は年齢の影響が大きく、加齢とともに深い睡眠は減少する。また米国睡眠財団の報告では、年齢別に必要な睡眠時間は学童期で9～11時間、ティーンネイジャーで8～10時間、成人で7～9時間、65歳以上の高齢者で7～8時間とされている。年をとると、若い頃のように「長く、深く」眠ることは難しい、という科学的知識を伝えることで不適切な信念を徐々に変えていくことができる。睡眠時間をなるべくコンパクトに短くするくらいの気持ちでいる方が、床の上にいる時間と実際に眠れた時間が近づいていって、気持ちが楽になり眠れるようになる。また「睡眠時間が少ないと翌日に差し障りが出る」、「8時間寝ないとだめだ」と強いこだわりを持っていると、寝床に入る際にたくさん眠ろうと意気込んでしまう。もし理想とする睡眠時間を取得することができなければ「十分に眠れなかった」、「全く眠れなかった」と考え、気分が落ち込むことにもなる。しかし、現実ではそれほど長い時間の睡眠をとらなくても、日中の活動をこなすことができる。むしろこのようなこだわりを持つことによって、寝つきが悪くなったり自分の苦しみを増やしてしまう。翌日調子が悪いのは、睡眠時間が少ないことだけが原因とは限らない、眠れないことばかり考えても仕方ないし眠れなくても何とかなるかもしれないなど、合理的に考えることで気が楽になって眠れるようになる場合も多い。

　図7の例はどうだろうか。図6の例とは違い、中途覚醒もなく、睡眠時間もコンパクトであるが、問題はないだろうか。睡眠日誌から読み取れる問題点としては、(1) 平日の睡眠時間が短い、(2) 日中の過度の眠気、(3) 休日の夜ふかし朝寝坊などが挙げられる。平日の就床時刻は深夜1時過ぎ、起床時刻は6～7時頃で、平均睡眠時間は6時間をきっている。望ましい睡眠時間は人によって異なるが、日中に過度の眠気を感じたりパフォーマンスが低

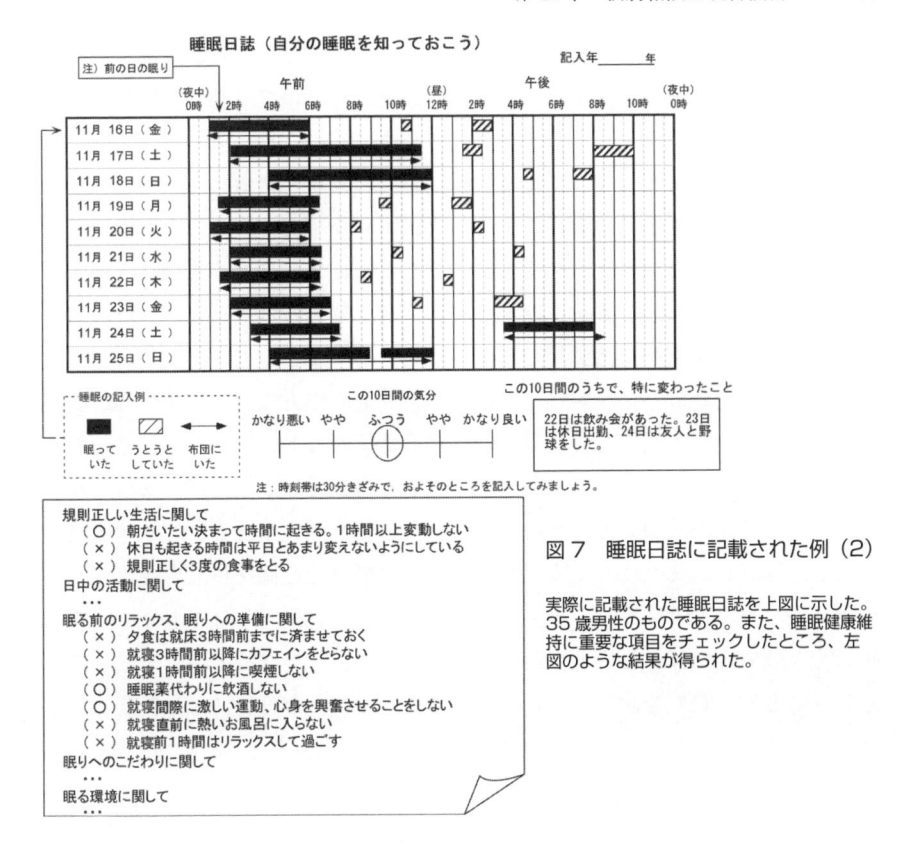

図7　睡眠日誌に記載された例（2）

実際に記載された睡眠日誌を上図に示した。35歳男性のものである。また、睡眠健康維持に重要な項目をチェックしたところ、左図のような結果が得られた。

下しているような場合には、夜の睡眠が不足していると考えられる。睡眠日誌を見ると、日中にうとうとしている時間帯が多く、仕事に支障をきたしていることが推測できる。また、平日と休日の睡眠時間に差があり、睡眠負債が蓄積していることがわかる。睡眠健康維持に重要な項目（図5）をチェックしてみると、規則正しい生活、眠る前のリラックス、眠りへの準備に×が多かった。したがって平日の睡眠時間を確保するために、帰宅後なるべく早く就床できるよう食事や入浴のタイミング、睡眠生活習慣を指導する。

就床直前に食事をとると、睡眠中に消化が行われることになり、睡眠に悪影響を及ぼす。帰宅後の深夜に食事をとるのではなく、あまり遅くなりすぎない時間帯に夕食をとる方がよい。残業中に休憩時間があるならば、その時間を利用して夕食を済ませ、帰宅後空腹感がある場合には胃腸にもたれないものを少し口にするにとどめる。就寝前のカフェイン摂取、喫煙、アルコー

ル摂取にも留意する。就寝前に熱い風呂に入ると入眠が妨げられ睡眠が浅くなるので、深夜に帰宅後入浴する場合にはシャワーで済ませたり、少し温めの湯にする。

仕事のスケジュールによって平日の睡眠時間の短縮を余儀なくされている場合には、平日の睡眠時間を長くすることが困難な場合がある。その場合には、休日に睡眠を確保させる必要がある。ただし、休日に遅くまで眠っていると、生体リズムに悪影響を及ぼすため、休日も朝寝坊は控えていったん起床し、太陽の光を浴びて活動をした後、仮眠や昼寝をとる方が望ましい。

図7のような睡眠パターンは、若い方や会社勤めの方に多く見受けられる。周りも同じような生活をしているのに、自分だけが昼間に眠気を感じてしまうのは気合いが足りないのか、あるいは何かの病気なのかと相談に来られる。しかし単に睡眠不足のことも少なくない。きちんと睡眠をとることをアドバイスし、睡眠日誌を続けて記入してもらい、睡眠時間を確保した場合に日中の眠気がどう変化するか、自身で確認してもらう。「睡眠時間を十分に規則正しくとっていれば、日中も快適に過ごせる」と自分自身で認識、納得してもらうことで、良好な睡眠生活習慣を続けていくことが可能になる。

5. 個別睡眠相談の応用

（1）インターネットを用いた個別睡眠相談

インターネットが身近になり、私たちは様々な情報を検索し使うことが自然で当たり前のこととなった。病気の治療を受ける際、多くの患者は医療機関に受診する前、そして受診した後や治療中にも、インターネットで情報を求める。病院に行くほどではないが睡眠に問題を感じており、健康や日常生活への影響に不安をもっている人であればなおさら、気軽にアクセスできるインターネットの活用を試みるであろう。米国睡眠医学会は、テレメディシン（遠隔医療情報システム）を健康管理のための重要な仕組みと捉え、ウェブ上で睡眠の専門家とコンタクトをとれるサービスを開始している。

インターネットを用いた睡眠相談を行うことで、忙しい日常生活の中で、睡眠の問題を先送りしているクライアントにも、機会を提供できる。また自宅だけでなく、職場や外出先からのアクセスも可能となり、健康経営の1つ

として採用する企業も出てくると思われる。

インターネットを用いた睡眠相談も対面式の場合と同様、クライアントの愁訴や睡眠健康を阻害している問題点を整理し、睡眠に関する知識を伝えながら、睡眠改善の取り組みを促していく。その際に、アセスメントで使用する睡眠日誌やチェックリストなどのツールもオンラインで実施、管理していくことになる。インターネットの他のサービスと同様、プライバシーとセキュリティが重要となる。また他の心理尺度、たとえば抑うつ尺度やストレス尺度などは著作権で保護されているものが多い。その場合には、心理テストの出版社と契約を交わし、オンラインでの実施に対して料金を支払う必要がある。こうした留意点がある一方で、クライアントはいつでもどこでも入力が可能であり、対面式よりも短いスパンで個別相談を実施できるという利点がある。たとえばオランダの研究グループは、中高生に対し睡眠健康維持のための生活習慣を指導しながら、実行すべき睡眠スケジュールをメールで送信するという介入を行っている。睡眠健康維持のための生活習慣としては、ソーシャルメディアの使用制限（就床時刻の1時間前からはゲームやテレビ視聴をしない）、カフェイン摂取の制限（午後8時以降はコーヒー、紅茶、コーラを飲まない）、昼寝の調整（原則、日中は昼寝をしない、昼寝をする場合は30分以内とし午後4時以降は避ける）、睡眠環境の調整（就床時刻の1時間前から照明を落とす、朝すぐにカーテンを開ける）であった。睡眠スケジュールは、就寝時刻を毎日5〜10分ずつ早めていく、週末に就寝時刻を変えない、かつ起床時刻を1時間以内のずれにとどめるといった内容である。睡眠スケジュールや指導の配信は、ある程度自動化すればコスト・労力を低く抑えることができる。

（2）　生活の中での睡眠改善のための工夫

生体リズムをうまく維持し快適な睡眠を得るためには、毎日の積み重ねが大切である。睡眠健康維持に重要な項目を理解できたとしても、生活の中に取り入れて習慣化できなければ効果は期待できない。そこで、睡眠生活習慣を簡便に自己管理できるよう"生活の中での睡眠改善の工夫"（図8）を宿題として取り入れてみるのも1つの方法である。4〜8週間にわたり、起床時刻や食事時間の規則性、夕方の軽運動、昼間の活動性や短時間の昼寝、起床後および日中の光受容など、睡眠健康向上に貢献する7項目の生活習慣を毎

生活の中での睡眠改善のための工夫

第 1 週目

毎日、夕食後に記入してください。
まず日付を書き、各項目ができていた場合には、その欄に〇をつけてください。
最後の第7日まで書き終わりましたら、各項目について〇の数が3個以上であれば、週全体欄に〇をつけ
その〇の合計を一番下の欄に記入してください。それがあなたの達成度になります。

	第1日 月 日	第2日 月 日	第3日 月 日	第4日 月 日	第5日 月 日	第6日 月 日	第7日 月 日	週全体
1. 目覚めた後、太陽の光があたる場所に30分以上いましたか？	〇	〇	〇		〇	〇	〇	〇
2. お昼頃から午後3時頃までの間に30分程度の昼寝をしましたか？		〇		〇			〇	〇
3. 午後、屋外ないしは太陽の光の入る明るい場所で3時間以上過ごしましたか？	〇	〇			〇		〇	〇
4. 一日、生き生きと過ごせましたか？		〇		〇				〇
5. 夕方に簡単な体操や散歩など、軽く体を動かしましたか？	〇					〇		
6. 朝、決まった時刻（だいたい前後30分以内）に、起床しましたか？	〇	〇			〇	〇		〇
7. 朝、晩の食事は決まった時刻（だいたい前後30分以内）にとりましたか？		〇	〇	〇	〇			〇

〇の数の合計を記入してみてください→
5点以上を目指そう、できるものから実行してみましょう。 **6**

図8　生活の中での睡眠改善のための工夫（白川ら作成）

日夕食後にチェックするという方法である。A4用紙1枚に1週間の記録ができるようになっており、〇の数の合計を1週間単位で本人が記載する。7項目中5項目について週3回以上できることを目指して、できるものから実行するよう指導する。〇をつけることで、できた項目に着目するとともに、できなかった項目は何かを把握し睡眠を改善しようという意欲がわいてくる。実際に行動することで睡眠が改善されていくことを認識することができ、次第に習慣化されていきチェックをつけなくても実行できるようになる。こうした簡便な方法によって、4週間程度の短期間で睡眠維持や寝つきが良好となり、睡眠健康を改善できることが明らかとなっている。

　適正な生体リズムと健康な睡眠を確保するための高齢者の生活習慣について、一目でわかるように図解されたものが図9である。睡眠健康増進に関する研究で、ほぼ良好な結果の得られている事実が1日の生活習慣の中に取り込まれている。毎日必ず全ての項目を行う必要はなく、可能なものから週3回程度行っていくよう指導することで、健康な睡眠、生活習慣を持続できる。

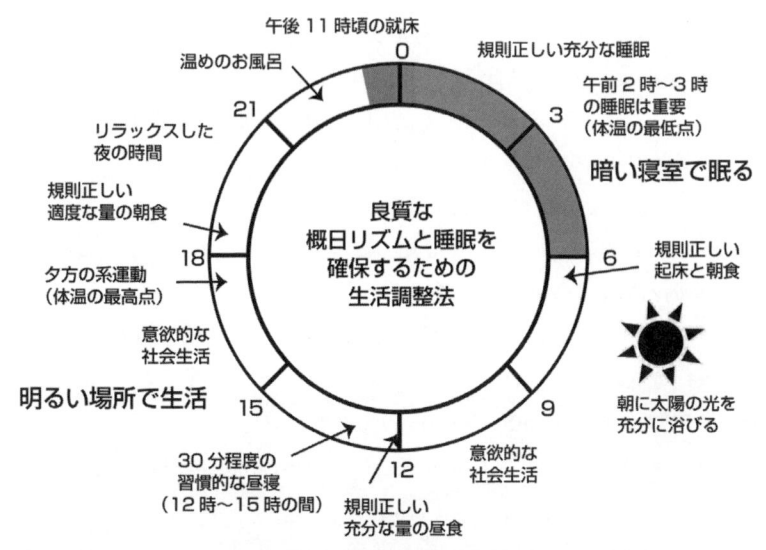

図 9 適正な生体リズムと健康な睡眠を確保するための高齢者の生活習慣（白川ら作成）

高齢者ではなく若者や社会人の場合は、就床時刻や起床時刻は自分の生活に適した時刻でよいができるだけ規則的にすること、休みの日も就床・起床時刻が大幅にずれないようにすること（ウィークデイの睡眠不足を解消しようと朝寝坊するのではなく、朝起床して活動した後、午睡をとる方が生体リズムの観点からよいこと）、習慣的な昼寝は難しいので昼休みなどに積極的に15 分程度の仮眠をとること、などがポイントとなる。

　睡眠は日常的な現象であり、生理的・心理的な影響を受けやすく、生活習慣によって大きく左右される。人間にとって睡眠は、心身の休息を確保するための生物学的な機能であり、健康の保持・増進にとって欠かせないものである。しかしながら、睡眠に関して誤った知識・認識を持つ者は少なくない。睡眠相談では、クライアントの愁訴を傾聴し、その背景にある問題点を探るとともに、睡眠に関する正しい科学的知識を伝えながらより良い睡眠をとれるように指導していくことが大切である。

（駒田陽子）

参考文献

白川修一郎　2000　『おもしろ看護睡眠科学』　メディカ出版

ジュディス・S・ベック著・伊藤絵美ほか（訳）　2004　『認知療法実践ガイド・基礎から応用まで』　星和書店

Dewald-Kaufman et al., 2014, The effects of sleep extension and sleep hygiene advice on sleep and depressive symptoms in adolescents : a randomized controlled trial, *J Child Psychol Psychiatry*, pp. 273-283.

ゲルハルト・アンダーソン著・長江信和訳　2016　『インターネット認知行動療法ガイドブック』　創元社

日本睡眠学会専門医療機関　https://jssr.jp/（2023 年 10 月）

米国睡眠医学会テレメディシン http://www.sleepeducation.org/telemedicine（2023 年10 月）

第12章
集団を対象とした睡眠改善技術

・この章のポイント

　睡眠指導を有効に機能させるためには、睡眠に関する正しい知識教育にあわせて、実際に、睡眠に有効な生活習慣を獲得・維持させていくことが重要である。本章では、地域住民の睡眠確保に有効な生活指導法を地域保健現場での実践例や教育現場での集団を対象とした睡眠改善技術、睡眠マネジメントの実践例を交えながら紹介する。さらに、睡眠改善支援に必須とされる、①適正な知識の普及　②支援ツールの提供③人材育成にも言及する。

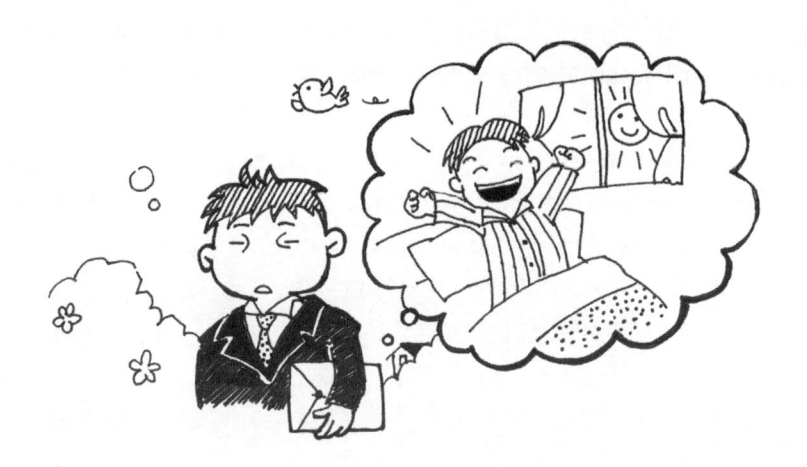

1. 生活課題としての睡眠改善

　これまで、睡眠の問題は、脳・心身健康の維持・増進や能力発揮・肌健康などと関係する生活課題として捉えられることは少なかったようである。心身の健康と密接に関係する睡眠問題の予防や対処は、本人の健康、魅力発揮のみならず、かかわる家族や介護者の QOL（quality of life）を考える上でも社会的急務といえる。

　本章では、地域住民、特に高齢者の睡眠確保に有効な生活指導法を地域保健現場での睡眠健康教室、自己調整法講習会等の実践例を交えながら紹介する。特に、加齢に伴う個人差の増大とライフスタイルの見直しの観点から、高齢者が良質な睡眠を確保するための技術を解説するとともに、睡眠改善支援に必須とされる、①適正な知識の普及、②支援ツールの提供、③人材育成に重点をおいて紹介する。

　さらに、子供の食習慣や運動習慣、授業中の眠気、ストレス耐性とも関連する適正な睡眠の確保を図るための具体的な生活習慣メニューや学校での睡眠マネジメントの実践例を紹介し、家庭・教育現場における睡眠健康教育の必要性についても言及する。

2. 高齢者の睡眠と健康
——加齢にともなう個人差の増大とライフスタイルの見直し

　近年、睡眠は心と体の健康と密接に関係することや、日本国民の 5 人に 1 人、特に高齢者では 3 人に 1 人が不眠で悩んでいることが報告され、高齢社会化した我が国では、高齢者の不眠対策は大きな社会問題となりつつある。近年の睡眠研究で明らかにされている睡眠の障害や不足による脳・心身への影響も多岐にわたっており、QOL を想像以上に阻害している（図1）。

　睡眠の不足や悪化は、免疫機能の低下や高血圧、肥満、老化とも関係している。高齢者における睡眠の不足や障害は、意欲低下、抑うつ状態など高齢者の社会的不適応を引き起こす要因ともなっている。これまで、加齢とともに中途覚醒が増え、深い睡眠である睡眠段階 3、4 の減少、REM 睡眠の減少が多くの研究で報告されている。高齢者においては、社会的接触や運動量の減少など、サーカディアン・リズム（概日リズム）24 時間周期に調整する

同調因子である光、運動、社会的接触、食事の規則性などの入力が低下するのもリズム劣化の要因であるが、高齢者の不眠には、種々のサーカディアン・リズム現象の同調の乱れ（内的脱同調）も原因の１つと考えられている。

　一方、近年、睡眠と深く関与する深部体温リズムは、55歳以降、顕著に個人差が増大することが指摘されている。高齢に

睡眠の障害や不足による脳、心、身体への影響

《脳機能への影響》	《身体の健康への影響》
集中力の低下	免疫力低下
注意維持の困難化	循環器機能の低下
記憶能力の低下	身体回復機能の低下
学習能力の低下	生活習慣病の増加

《心の健康への影響》	《行動への影響》
感情制御機能の低下	朝食欠食
創造性の低下	遅刻、欠席の増加
意欲の低下	授業中の居眠り
モラルの低下	事故・けが

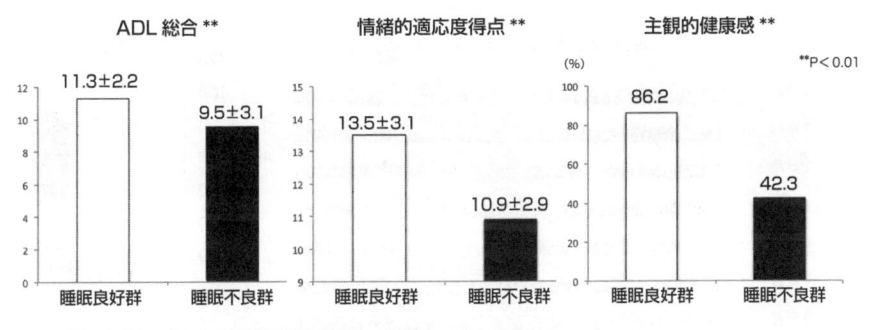

ADL 総合 **　　　11.3±2.2　9.5±3.1　睡眠良好群　睡眠不良群

情緒的適応度得点 **　　13.5±3.1　10.9±2.9　睡眠良好群　睡眠不良群

主観的健康感 **　　(%)　86.2　42.3　睡眠良好群　睡眠不良群　**P＜0.01

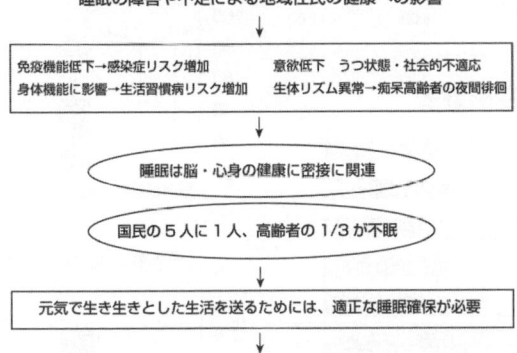

睡眠の障害や不足による地域住民の健康への影響

免疫機能低下→感染症リスク増加　　意欲低下　うつ状態・社会的不適応
身体機能に影響→生活習慣病リスク増加　　生体リズム異常→痴呆高齢者の夜間徘徊

睡眠は脳・心身の健康に密接に関連

国民の５人に１人、高齢者の 1/3 が不眠

元気で生き生きとした生活を送るためには、適正な睡眠確保が必要

治療薬との併用、常用依存や副作用の問題で、
睡眠薬の投与が困難な場合も多い

地域住民の睡眠確保には、ライフスタイル（生活習慣）の改善が重要

図１　睡眠の不足、悪化による、脳・心身への影響とライフスタイルの重要性

186

なっても、若年者と深部体温リズムの振幅がさほど変わらない人もいるということである。睡眠悪化は加齢の影響と平均値的に考えず、加齢と共に個人差が大きくなること、その個人差の背景には、ライフスタイルや環境が関与することの認識も重要である。また、光環境が不十分で睡眠に重要な働きをする夜間のメラトニン分泌が少ない不眠高齢者に、午前10時〜12時、午後14時〜16時の日中4時間、4週間程度2,500ルクスの光照射を行うことで、メラトニン分泌が若年者の水準まで上昇し、不眠も改善したことが報告されている。これは、日中に十分な量の光を浴びることで、高齢であってもメラトニン分泌が増進する可能性を示している。加齢により機能が低下したのではなく、光不足を引き起こした生活パターンが睡眠悪化の原因と推測される。

　図2は睡眠健康が悪化している高齢者と睡眠健康が良好な高齢者の1週間の昼夜活動量を腕時計型の高精度な万歩計（アクチグラフ）で測定し比較

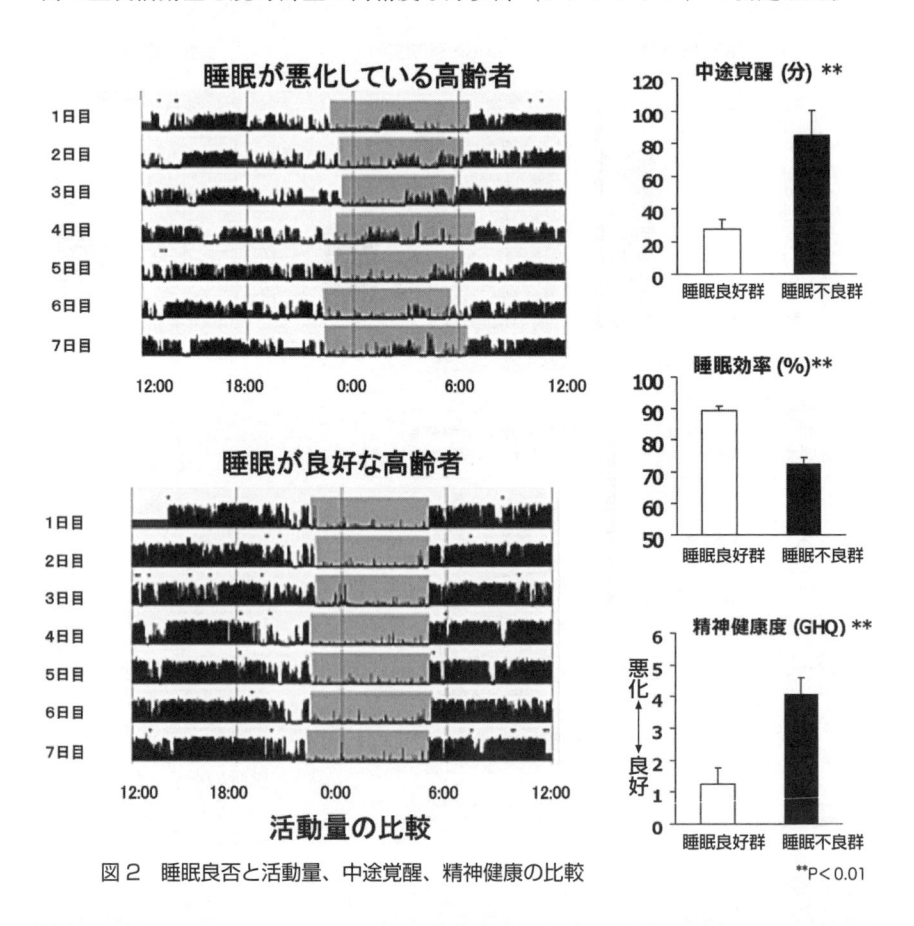

図2　睡眠良否と活動量、中途覚醒、精神健康の比較　　　　　**P＜0.01

したものである。睡眠健康が悪化している高齢者は、夜間、寝床についている期間にほぼ毎日中途覚醒時間が2時間近くあることが観察され、愁訴の背景の重大性が示唆される。日中は、小刻みに活動量が極端に低下しており、居眠りが多いことが読みとれる。つまり、睡眠が悪化している高齢者は、日中の居眠りも多く、活動性も低いことがわかる。一方、睡眠健康が良好な高齢者は、日中の活動量も高く、活発に行動しており、睡眠と覚醒のメリハリがはっきりしており、精神健康も良好である。また、睡眠が良好な人ほど、協調性（情緒的適応性）、自己の生活に関する満足度や日常生活動作能力（ADL）が高いことや、病気の数も少なく、主観的健康感も高いことも報告されている。つまり、寝たきりにならず、ボケない、元気で生き生きとした健康生活を過ごすためには、適正な睡眠の確保が重要になる。これまで、不眠の治療には睡眠薬を用いることが一般的とされてきたが、高齢者の場合、他疾患の治療薬との併用の問題や長期投与による常用量依存、さらには記憶力の低下などの副作用の問題から、睡眠薬の投与が困難な場合も少なくない。従って、適正な睡眠の確保のためには、ライフスタイルの改善が重要な意味を持つ。

3.　沖縄の元気高齢者に学ぶ

　沖縄と東京の高齢者の睡眠健康やライフスタイルについて比較検討した研究では、沖縄の高齢者は睡眠健康が良好であり、また、睡眠健康の維持や増進には昼寝（特に午後1〜3時の間に30分間程度）や夕方の散歩、運動（深部体温の最高期近傍）の非都市型の生活習慣が重要な役割を果たしていることが指摘されている。さらに夜間睡眠の悪化は日中の適正な覚醒維持機能の低下、とりわけ、夕方以降の居眠りが有力な原因であることも指摘されている。

4.　短時間の昼寝は認知症予防にも有効

　これまで昼寝は、夜間睡眠の入眠や維持を障害し、不眠を引き起こす原因と考えられ、睡眠に問題がある高齢者の生活指導においては、昼寝の禁止と日中生活の充実が強調されてきた。ところが、近年、健康で意欲的な高齢者

ほど、短い昼寝を習慣的にとっていることや、30分以下の昼寝が不眠を予防することがわかり、昼寝について見直しがせまられている。また、30分以下の昼寝は認知症の発病の危険性を5分の1以下に軽減させること、一方、1時間以上の昼寝は、アルツハイマー型認知症の危険性を2倍に増加させることが指摘されている［Asada et al., 2000］。つまり、習慣的な短時間の昼寝は効果的であるが、長すぎる昼寝は逆効果になり、デイ・ホームや病院・施設等でよく見受けられる長すぎるお昼寝は、少し考え物である。30分以下の昼寝が、認知症のリスクを低減する要因としては、昼寝で脳の疲労が軽減することや、睡眠が改善することによって免疫機能が上昇する可能性などが考えられている。また、短時間の昼寝（仮眠）の脳機能回復の効果については、事象関連電位などの脳活動からの検証も行なわれており、情報処理速度の短縮や処理容量が改善することも指摘されている。仮眠の長さは、深い睡眠、段階3、4の出ない長さが重要である。55歳未満では15〜20分、55歳以上では30分が望ましい。

　さらに、認知症高齢者の睡眠マネジメントにも、短い昼寝、日中の覚醒維持、生活リズム調整技術が活用されている。認知症高齢者に対して、午前9時半からの散歩、日光浴、昼食後の30分の短い昼寝、17時からレクリエーションを施設で毎日実施すると20回程度あった夜間コールが1ヵ月後には8回、2ヵ月後には6回に減少した事例もある（図3）。

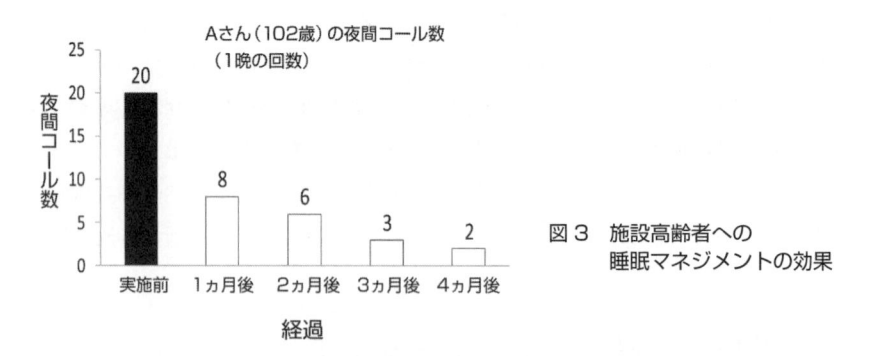

図3　施設高齢者への睡眠マネジメントの効果

5. 短期集中型の睡眠健康教室
──短い昼寝と夕方の軽い運動の習慣づけの効果

　以上の成果を踏まえ、筆者らは、不眠で悩む高齢者を対象に、昼食後の短

時間昼寝および夕方の軽運動（覚えやすく、座っても、寝てもできる軽いストレッチや腹式呼吸で習慣づきやすいもの；福寿体操）の習慣づけ指導を 4 週間、週 3 回、短期集中的に行なった。その結果、覚醒の質が向上、夕方から就床前にかけての居眠りの減少がみられ、夜間睡眠の改善が認められた（図 4）。また、日中の眠気の改善や活動にメリハリがつき、コンピュータを用いた認知課題の成績も向上した。さらに、体力測定を行なった結果、柔軟性やバランス感覚、脚筋力の測定値が有意に向上し（図 5）、日中の覚醒度、集中力、意欲、身体的疲労、食欲など主観的評価も有意に改善していた。

　この一連のメカニズムのポイントは、日中の適正な覚醒の維持と、夕方から就床前までの居眠りの防止である（図 6）。深部体温が最も高くなる夕方の時間帯は、筋力や運動能力のサーカディアン・リズムの頂点位相に相当するため、運動を行なうのに効果的である。日中の覚醒度や注意力、柔軟性やバランス感覚、脚筋力まで改善したことは、転倒予防や骨折予防、さらには、寝たきり予防や介護予防にもつながるものといえる。実際に 1998 年より福寿体操（軽運動）の普及や全世帯への健康カレンダーの配布、高齢者の睡眠健康教育や健康増進活動に精力的に着手した沖縄県佐敷町（現在の南城市）では、毎年数千万円単位で医療費が減少し、高齢者 1 人あたり 100 万円を越えていた医療費が、4 年後には約 70 万円に減少したとの興味深い結果が出ている（図 7）。

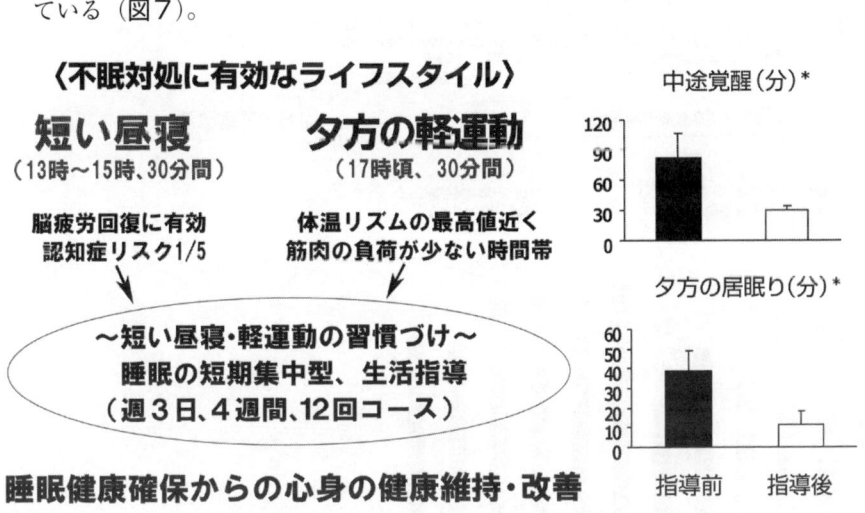

図 4　短時間昼寝および夕方の軽運動による睡眠改善

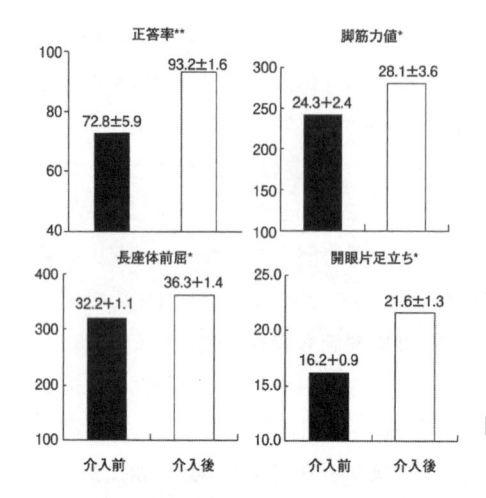

図5　認知課題と体力測定値の改善

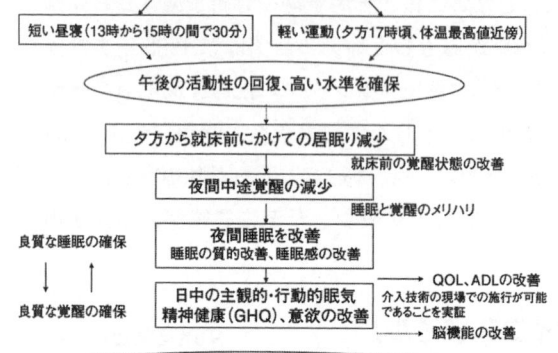

図6　睡眠改善のメカニズム

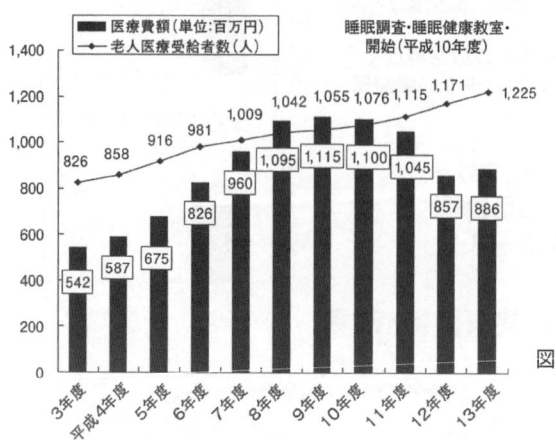

図7　医療費の遷移

6.　非薬物療法の重要性
──認知・行動学的介入と自己調整法の普及

　日中の適正な覚醒の確保からの快眠法に注目した、高齢者や地域住民向けの"快眠ミニ・デイサービス"が広島県や岩手県で行なわれている。地域での睡眠健康指導の定着化には、簡便で有効かつ継続性のある介入システムや評価法が必須である。たとえ単発の健康講演であっても、機会をつくって睡眠に関する情報収集・アセスメントを定期的にフォローアップすることが望ましい。睡眠に関するサービスも、高齢社会の健康増進の支援策になる。

　高齢者の睡眠障害の治療場面では、睡眠に関する正しい知識や捉え方、習慣的な日常行動の是正を目的とする認知行動的介入など非薬物的アプローチ（睡眠衛生、あるいは生活習慣の調整技術）が有用な場合が多いことも指摘されている。不眠の非薬物的アプローチには、①弛緩法（眠る前にリラックス：筋弛緩、入浴、儀式、環境）や②刺激統制法（寝室では「眠る」を最優先：寝室は眠るだけ、ベッドで仕事や食事、テレビは避けるなど）、③睡眠制限法（短い時間で深く眠る：就床時刻を遅く、睡眠効率重視、実質的な睡眠時間の比率を高くする、睡眠効率＝実際の眠っている時間／床についている時間（%）、85%が目安　最低でも6時間）、④認知療法（思い込み・こだわりを減らす：間違った思い込みの修正する認知再構成法）などがある。確かに、睡眠改善には、医師や心理士など専門家による睡眠健康教育が有効な手段だが、我が国では、不眠の認知行動療法の専門家が少ないことや方法論や支援体制も不十分で、一般的な治療法といえるほど広く浸透しているとはいえない。また近年、不眠成人が、睡眠の「自己調整法」を習得することで、不眠を緩和できることが指摘されている。しかし、効果的な睡眠教育の内容や構成を再吟味やどのような患者に有効であるか検討する余地も残されており、高齢者や地域住民にそのまま適用することも容易ではない。今後、より多くの高齢者、地域住民の睡眠健康の確保・改善のためには、日常生活レベルで実施可能なライフスタイルの改善が重要な意味を持つといえる。習慣的な運動がサーカディアン・リズムの同調因子としても働きを持つことや規則的な食事習慣は、臓器の代謝リズムの同調に有効であることも指摘されている。つまり、人間本来の体にあったライフスタイルを見直す必要がある。

7. 睡眠マネジメントのポイント
──ライフスタイル改善と環境調整

　睡眠マネジメントに際しては、まず睡眠の重要性や睡眠改善に重要な知識を理解してもらうことが大切である。さらに、知識を行動にうつすこと、習慣として取り入れることが重要である。睡眠維持・改善のためには、人間本来の体にあったライフスタイルを見直し、日常生活レベルで実施可能なライフスタイルや環境の調整が重要な意味を持つといえる。睡眠マネジメントのポイントはライフスタイルの改善と睡眠環境の調整、すなわち、①概日リズムの規則性の確保、②日中や就床前の良好な覚醒状態の確保、③睡眠環境の整備、④就床前のリラックスと睡眠への脳の準備が重要であることを理解してもらうことが大切である。これらのポイントをふまえつつ、睡眠改善のためのツールとして、具体的なメニューを提示にしたものが、以下の生活リズム健康法である。

8. 生活リズム健康法(睡眠の自己調整法)を生活に取り入れる

　表1は、日常生活に取り込み、継続することで睡眠健康増進や認知症予防に有効な生活習慣（生活リズム健康法）を示している。各項目は上記の認知行動的介入技法を日常の生活の中で実践できるよう簡便な形で表現したものである。睡眠マネジメントのポイントをふまえ、日常の生活の中で実践できるよう多様なライフスタイルに対応できる形で列記している。すべて行う必要はなく、自分の生活と照らし合わせて可能なもの3つ程度目標を決めて、できるものから週3日程度行っていくことが大切である。

　具体的には、まず生活リズム健康法（習慣チェック）の項目について、出来ている習慣には○、出来ていないが頑張れそうなものには△、頑張っても出来そうにないものには×で回答してもらう。頑張れそうな項目（△）が指導のポイントとなる。×を○に変えようとすると目標が高すぎて、途中で挫折してしまう可能性があるため、△をつけた項目の中から、頑張れそうなもの──本人が実行可能な目標行動を3つ程度選択してもらうことが重要である。1つでも問題習慣が変われば、それが突破口となり、他の習慣も徐々に変わり、悪循環から少しずつ抜け出すことができる。もし、△がない場合

表1　生活リズム健康法―日常生活に取り入れよう―

①あなたの習慣をチェックしましょう！

> ＊（　）の中に、既に出来ていることには○、頑張れば出来そうなことには△、
> できそうにないものには×をつけてください。

1.（　）毎朝ほぼ決まった時間に起きる
2.（　）朝食は、良く噛みながら毎朝食べる
3.（　）午前中に太陽の光をしっかりと浴びる
4.（　）日中はできるだけ人と会う
5.（　）日中はたくさん歩いて活動的に過ごす
6.（　）趣味などを楽しむ
7.（　）日中は、太陽の光にあたる
8.（　）昼食後から午後3時の間で、30分以内の昼寝をとる
9.（　）夕方に軽い運動や、体操や散歩をする
10.（　）夕方以降は居眠りをしない
11.（　）夕食以降、コーヒー、お茶等を飲まない
12.（　）寝床につく1時間前はタバコを吸わない
13.（　）床に入る1時間前には部屋の明かりを少し落とす
14.（　）ぬるめのお風呂にゆっくりつかる
15.（　）寝床でテレビを見たり、仕事をしない
16.（　）寝室は静かで適温にする
17.（　）寝る前に、リラックス体操（腹式呼吸）を行う
18.（　）眠るために、お酒を飲まない
19.（　）寝床で悩み事をしない
20.（　）眠くなってから寝床に入る
21.（　）8時間睡眠にこだわらず、自分にあった睡眠時間を規則的に守る
22.（　）睡眠時間帯が不規則にならないようにする
23.（　）たくさん文字を書き、新聞や雑誌など、読み物を音読する
24.（　）1日1回は腹の底から笑うようにする
25.（　）いつもと違う道を通ったり、料理を作るなど、新しい事に挑戦する

☆ チェックの結果は、いかがでしたか。無理のない範囲で、
　少しづつ○を増やし、△や×が減るような生活習慣に変えていきましょう！

② あなたの睡眠の満足度を確認しましょう。 次の質問に100点満点でお答えください。
　　1）　寝つきの満足度は・・・・・・・・・・・・・・・・（　　　）点
　　2）　熟睡の満足度は・・・・・・・・・・・・・・・（　　　）点
　　3）　日中のすっきり度（疲労・眠気）は・・・（　　　）点　　良いほうが100点で記入

☆生活習慣の改善と合わせて、満足度がどう変化しているかについて時々振り返りましょう！

◎生活改善のために～あなたの行動改善の目標を決めましょう。
　①のチェックリストで、△（頑張れば出来そうなこと）の中から3つほど、自分で改善しようと
　思う目標を選び、番号で記入してください。

　　　　　　☆目標1（　　）　　☆目標2（　　　）　　☆目標3（　　　）

☆ 生活の中で実践できそうなものを選び日誌やカレンダーに達成できたか記録（○、×）し
　ましょう！

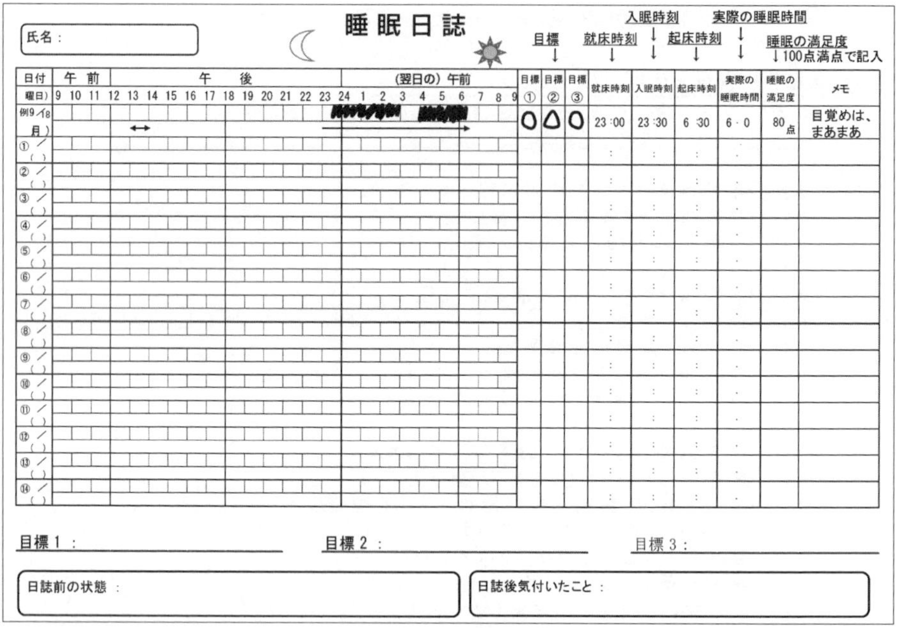

図8　睡眠日誌

は、×の中からではなく○の中から、もっと頑張ってみようと思うもの、実行できるものを選ばせる。長期的視野にたって根気強く、達成を賞賛したり、目標設定の助言を行ないながら指導していくことが大切である。

　表1は熟年層版であるが、小学生版、中学生版、高校生・大学生版、熟年層版、周産期版、交代勤務者版などがあり、対象の睡眠関連問題に対応したメニュー項目で構成されており、英語版［Tanaka,Tamura, 2016a］についても紹介されている。事前に○×クイズなどを活用して、睡眠の重要性や改善に必要な知識を伝えることが大切である。

　睡眠の重要性については対象が認知しやすい問題（朝食欠食、集中力、自尊心、メディアコントロール、ストレス対処、うつ・認知症予防）との関連をわかりやすく、理解してもらうことが動機づけを高めるポイントとなる。各世代共通して、セルフマネジメント力の向上も目指している。生活リズム健康法（睡眠知識教育と自己調整を組み合わせ認知と行動の変容を促す方法）には、リスト項目の中から実行可能な目標行動を1〜3つ選択し、2週間〜1ヵ月目標行動を実践する方法と、さらに睡眠日誌（**図8**）の記載を求める

方法がある。妊婦［渡辺・田中, 2018］や小学生［田村、田中, 2014a；古谷ほか, 2015；Tamura,Tanaka, 2014］、中学生［田村ほか, 2016；Tamura & Tanaka, 2016a］、保護者［古谷ほか, 2015］、教員［田村・田中, 2014b］、社会人［Adachi et al., 2003］、看護師［Morimoto, et al., 2016］などを対象とした研究で効果が認められている。生活リズム健康法は地域の睡眠相談においても活用されている。その際、愁訴と対応させて、実行可能そうな目標行動を選ぶことも重要となる。選択することでモチベーションも上がる。

　上述のように、睡眠の質や日中の質の改善には、睡眠に関する正しい知識と望ましい習慣行動の獲得・維持、さらにそれを支える動機付けや達成感がとても重要である。よかれと思い、まったく逆効果の習慣を身につけている可能性もある。まずは、正しい知識や習慣を知り、あまり無理をせず、できそうなことからはじめ、習慣行動を少し変えるだけでも、これまでの悪循環を断ち切るきっかけになる。

9. 睡眠健康活動のシステム化への試み
「―ぐっすり・すっきり宣言―」

　地域での睡眠マネジメントを実現するには、現場で実行可能な簡便で継続性のある支援システムや評価法を提示することが重要になる。ライフスタイル改善により高齢者の睡眠や精神健康が改善することを筆者らは地域保健現場で検証してきた。「ぐっすり・すっきり宣言」をスローガンに、睡眠健康教室と自己調整法（自己管理法を改名）講習を展開したシステムを一部紹介する（**表2**）。この町では、はじめに、住民健診時に睡眠調査を行ない、全員に結果をフィードバックした［田中, 2006b］。また、睡眠良否と健康健診データの関連を分析し、睡眠の悪化は血圧や尿酸値、肝機能、心機能の悪化のリスクを高めることなど体の健康と関連していること、睡眠改善は生活習慣病予防に重要であることを広報で広く住民に周知した［田中ほか, 2007］。

　さらに希望者に対しては、大学の臨床心理学科と連携して心の問診コーナーを設け、精神健康の面接も行ない、その場でワンポイントアドバイスを行なった。自分の不眠のタイプを知ることから始め、ライフスタイルを振り返ってもらうために、教材、チェックリストを用いて、個別に日中の生活メ

表2 脳と心のヘルスプロモーションの普及

「ぐっすり・すっきり宣言」

住民健診（予防・早期対処）→睡眠健康調査→全員にフィードバック、広報、啓発活動
↓
睡眠健康教室（短期集中体験講座；脳と心の癒し塾）
　　　　　生活習慣指導、グループワーク、快眠とストレス対処へための習慣づけ

他の地域住民→睡眠健康教育（ぐっすり・すっきりセミナー）
　　（自己調整法）習慣チェック、目標設定、日誌、セルフモニタリング
　　　　スタッフが定期的に巡回、助言指導
↓
　　　知識→習慣獲得・維持→睡眠・日中の質の改善・維持
　　睡眠健康活動からの脳と心身の健康づくり・仲間づくり

ニューを助言した。さらに、睡眠問題がある地域住民に短期集中型の睡眠健康教室「脳と心の癒し塾；4週間の間、週3回、全12回」を開催し、快眠とストレス緩和のための習慣づけを行っている。教室は保健センターで開催され、保健師と地域ボランティアが中心になって運営した。この取り組みでは、短い昼寝、夕方の軽運動の習慣づけに加え、睡眠健康教育とグループワーク（問題習慣行動や目標行動を互いに助言）を自宅での昼寝終了後に行なうことで、夜間睡眠に影響しやすい午後3時以降の覚醒維持をより確実にしている。23名の参加者（平均67.4歳）のうち8割の人たちの睡眠状態や体調が改善した。終了1ヵ月後、7ヵ月後の追跡調査でも大半の参加者に睡眠改善効果や習慣行動が維持されていた（図9）。

　睡眠健康教室では睡眠の状態をアクチグラムで可視化し、精神健康等のセルフチェックの結果もフィードバックした。

　一方、不眠で悩んでいても教室に参加できない（集団受講を好まない人や、時間的に余裕のない人が含まれる）を対象に、睡眠の自己調整法の講習会"ぐっすり・すっきりセミナー"も提供した。これも健診時に希望者を募り、チェックリストや教材を用いて、1ヵ月間の睡眠日誌と目標行動の記入を指導し、自分の睡眠習慣、習慣行動についてのセルフモニタリングと認知

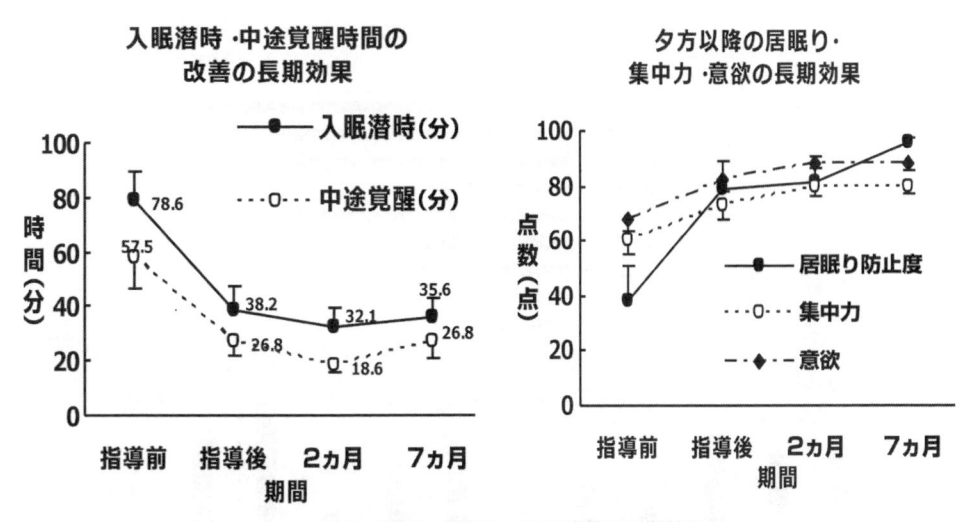

図 9　睡眠・居眠り・意欲改善の長期効果

変容をねらった。講義、スリープマネジメントのポイントは、ライフスタイルの改善と睡眠環境の整備だが、高齢の地域住民に対しては、ポイントをしぼり、睡眠に有効な生活メニューを朝、昼（日中）、夜に分けて、具体的な習慣行動を提案する方が実際に理解が高く、行動変容を促しやすい。愁訴と対応させて、出来そうな目標を 2 ～ 3 項目選んで実行してもらうことがポイントである。また、目標行動の達成率の低い場合は、保健師が定期的に確認、相談に応じることが効果的である。

　高齢の地域住民に対するデイサービスや講習会などでは、ポイントをしぼり、個別に有効な生活メニューを朝・昼・夜に分けて、具体的な習慣行動を提案するほうが理解されやすく、行動変容を促しやすいようである。愁訴と対応させて、実行可能そうな目標を 2 つか 3 つ選ぶことも重要となる。

　筆者らは睡眠健康の諸側面（入眠と睡眠維持等）と習慣行動の関係を詳細に検討し、4 週間の自己調整法で、中途覚醒が有意に減少し睡眠状態が改善することを確認した［田中ほか, 2007］。また、中途覚醒が多い高齢者に対する 2 週間の自己調整法でも、中途覚醒や睡眠効率が有意に改善した。さらに近年では、地域での 1 回の快眠教室と 2 週間の生活リズム健康法を組み合わせ合わせ体験型の習慣づけを行うことで、夜間睡眠や精神健康、QOL の

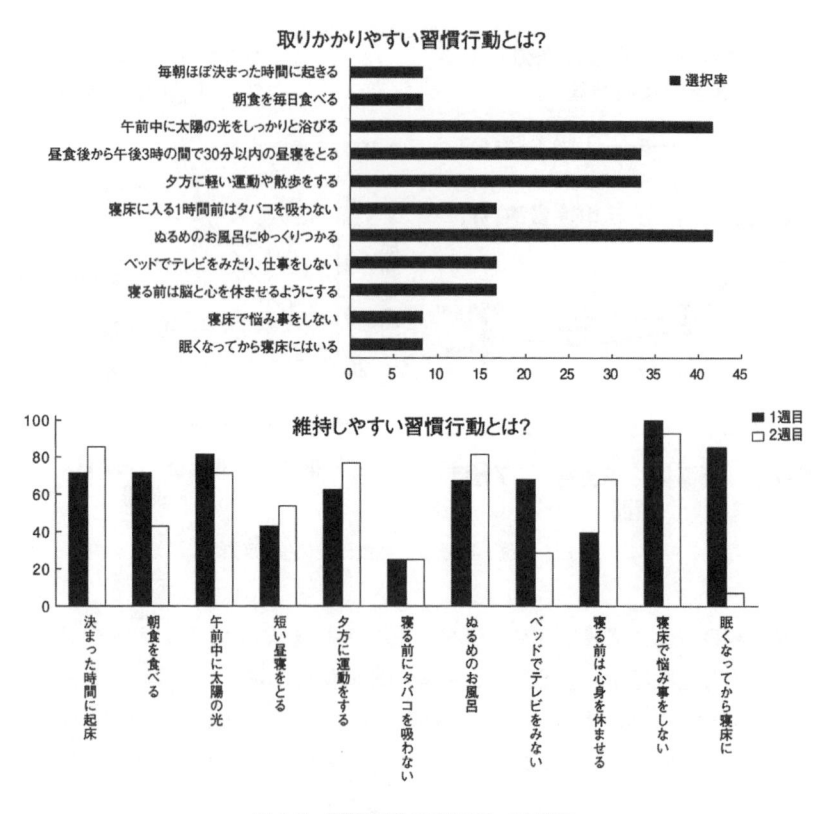

図10　習慣行動の選択率・維持率

改善効果も認められている。主観指標だけでなく、活動量計でも、睡眠潜時や中途覚醒時間の有意に減少することが確認されている。

　また、高齢者の睡眠マネジメントにおいて、選ばれやすくて、実践しやすい目標行動を検討することも重要である。目標行動としては（図10）、「午前中に太陽の光をしっかりと浴びる」や「昼食後から午後3時の間で、30分以内の昼寝をとる」、「夕方に軽い運動や、体操や散歩をする」、「ぬるめのお風呂にゆっくりつかる」が選ばれやすい項目であること、目標達成率・維持率は「午前中に太陽の光をしっかりと浴びる」「夕方に軽い運動や、体操や散歩をする」、「ぬるめのお風呂にゆっくりつかる」、「寝床で悩み事をしない」などの項目で高かった。つまり、中途覚醒が多い高齢者の自己調整法においては、「午前中に太陽の光をしっかりと浴びる」や「夕方に軽い運

動や、体操や散歩をする 」、「 ぬるめのお風呂にゆっくりつかる 」が推奨しやすい効果的な項目といえる。また、「 寝床で悩み事をしない 」など認知的対処に関する項目は、選択率はさほど高くないが、一旦選択されれば、効果的な項目といえる。一方、目標達成率が低い場合は、対象者の生活パターンを加味して、定期的に相談に応じることや習慣改善の重要性を丁寧に説明することも大切である。

10.　講演会を活用した睡眠教育

　単発の講演では知識教育が中心となる場合が多い。この問題を解決するツールとして筆者らは上記の生活リズム健康法を活用している。講演においても睡眠への意識啓発や習慣改善を図ることは大切である。筆者は、睡眠○×クイズを交えながら、睡眠の重要性や睡眠のしくみ、快眠法を中心に講演を行い、自己調整法を指導している。講演で同意の得られた高齢者に対して生活リズム健康法を実施した研究では、睡眠や血圧改善のほか、QOL や自己効力感が向上している[Tamura & Tanaka, 2016b]。現場の要望により、形は様々であるが、知識獲得、認知や習慣の修正、維持、質の改善へと良い循環（知識⇒習慣⇒質改善）を形成するきっかけ、糸口といった点では共通している。

11.　睡眠改善を切り口にした心身の健康づくりの地域展開

　不眠の認知行動療法は抑うつや PTSD 症状の軽減にも効果があること、睡眠薬と併用して実施しても、単独で実施しても効果があることも指摘されている。広島県海田町では「健康かいた 21」の一環として、睡眠改善を切り口にした心身の健康づくりのために、睡眠講演や睡眠相談、睡眠改善教室を開催している。睡眠教室（週 1 回 4 週間）では睡眠とストレス対処の知識と実技、合わせて自己調整法（目標行動の選択、睡眠日誌を用いたセルフモニタリング）を行っている［田中ほか , 2014］。教室（90 分）は、1 回目は講義（睡眠）、GW（不眠の悩み共有）、2 回目は講義（生活習慣）、GW（目標行動の見直し、筋弛緩法）、3 回目は講義（ストレス）、GW（良いところ

表3 教室のスケジュール

睡眠改善教室の流れ〜脳と心の癒し塾〜

90分/1回	講義・グループワーク（GW）	体操
1回目	講義「睡眠は脳と心の栄養 生活リズム健康法」 GW「不眠の悩みの共有、目標行動を決める」	福寿体操
2回目	講義「快眠のための1日の過ごし方」 GW「睡眠改善の目標行動についての見直し、筋弛緩法」	福寿体操
3回目	講義「ストレスと上手につきあうコツ」 GW「ストレス緩和のポイント・良いとこ探し・ 　　ポジティブ思考力」	福寿体操
4回目	講義「快眠と笑いで健康アップ」 GW「最近笑った話について発表」	福寿体操

探し）、4回目は講義（快眠と笑い）、GW（最近笑ったことの発表）を行い、毎回、講義、GW後に30分間体操を行った（表3）。1ヵ月後、睡眠満足度、朝の気分、意欲、食事の味に改善がみられた。さらに睡眠に加え、抑うつ気分、QOL、活動量の改善に効果あることがわかった。教室の内容としては、特に睡眠、ストレスについての講義、良いところ探しなどのGWが改善につながったと参加者の多くが感じていた。継続的に睡眠、生活リズム改善に重点を置いた市町では、糖尿病や高血圧性疾患、自殺の標準比死亡比（平成22〜26年）が県の平均以下になった。一方、上記3回までを行った他の市町でも、入眠や中途覚醒に量的な改善がみられた。また、不眠重症度も改善し、その効果は終了8週後にも維持されていた［田村・田中, 2015］。上記の教室は、他地域でも、認知症予防教室としても活用されている。

12. 睡眠健康改善支援ツールの提供、人材の活用

　睡眠健康のためのデイサービス、教室等は、それぞれの地域保健現場の事情にそった形で運営され、昼寝や運動の指導に加えて「 笑い 」の要素を加え

たり、レクリエーションを採用している地域もある。また、回数については、4 週間、週 3 回（計 12 回）の教室を行っている場合や、4 週間、週 2 回（計 8 回）の場合や 2 週間、週 3 回（計 6 回）があり、基本的には、睡眠に良好な習慣を短期集中型体験学習することで、認知と行動の変容を図ることを主目的としている。期間としては、生体リズムの観点から、最低でも 2 週間は必要であるが、認知症・うつ・生活習慣病予防事業、病院、リハビリ施設、あるいは包括支援センターの事業にも応用可能と思われる。また、睡眠教室開催に伴うサークル化やボランティアなどの人材育成もフォローアップのためは必要になってくる。このような「 短い昼寝と夕方の運動、それに加えて笑いも 」という習慣づけと普及活動は、コミュニティ形成や活性化にも有効で、高齢社会の地域保健的な課題解決の糸口になる可能性も考えられる。筆者はこれを “脳と心のヘルスプロモーションを支える住民中心型ソーシャルサポートシステム” とよんでいる。高齢者の睡眠健康を維持・増進する生活メニュはすでにコンテンツ化され、パンフレット、および快眠生活プログラムビデオが公表されている。教室指導支援ツールの提供や自己調整法のツールの提供、指導者育成、また人生経験の豊かな人材の活用が欠かせない時代にきている。

13.　学校での睡眠マネジメントのポイント

　適切な睡眠は、心身の健康はもちろんのこと学業成績や洞察力を向上させることが指摘されている。ひと昔まえにささやかれていた「四当五落」神話も、最近では科学的に否定され、眠りはこれまで私たちが考えていた以上に、人間の脳機能、心身健康と密接な関連をもつことが明らかになってきた。一般的に睡眠マネジメントのポイントは、ライフスタイルの改善と睡眠環境の整備であるが、学校現場に即した生徒の睡眠マネジメントのポイントを表4 に示す。睡眠や生活リズムについての知識の普及に加え、学校側が認知しやすい、実際の問題行動（授業中の居眠りや集中力、朝食欠食、メンタルヘルス、身体症状）との関連をわかりやすく、理解してもらうことがキーポイントとなると思われる。

　養護教員と連携して、広島県の 4,533 人の高校生を対象に、生活習慣と健

表4　生徒へのスリープマネジメントとポイント

　１．朝、生体リズムを整える、特に、光、食事
　２．授業の合間、昼休みの短時間仮眠
　３．帰宅後の仮眠をつつしむ
　４．就床前は、脳と心身をリラックス
　　　　　　光環境、悩みごと、脳・心身の興奮事項
　５．チェックリスト、日誌による生活指導
　　　　―達成できそうな習慣行動目標―

康の関係を調べた結果、睡眠時間が不規則な生徒に「ぼんやりする、だるい、横になりたい、考えがまとまらない、頭が重い、肩がこる、腰が痛い」などの心身の不調の訴えがあることがわかった。また、暴飲暴食するや物に当たるなど、ストレスを上手に処理できない生徒が多かった。睡眠時間が不規則な生徒の生活習慣として、テレビやビデオ視聴、携帯メールに費やす時間が３時間を越えていることも明らかになった。さらに、睡眠時間が不規則な生徒は、「ぐっすり眠れない、なかなか寝つけない、朝起きられない、疲れがとれない、睡眠時間短い」という訴えが圧倒的に多かった。つまり、これまでのような、「しっかり眠りなさい」、「早く寝なさい」、「早く起きなさい」という指導だけでは、生徒の行動変容には、なかなかつながりにくく、まずは、良質な睡眠を確保するには、睡眠の不規則化に関わる生活習慣、すなわち生活リズムとストレス対処の改善から指導することが必要であるといえる。

　指導のツールとしては生活リズム、睡眠に有効な具体的な習慣行動のチェックリストや睡眠日誌を併用する。まず、出来ている習慣行動には○、出来ていないが頑張れそうなものには△、頑張っても出来そうにないものには×で回答してもらう。△をつけた項目の中から、頑張れそうなもの、本人が実行可能な目標行動を３つ程度選択させる（表５）。些細な行動変容も賞賛し達成感をもたせ、継続させることが重要である。基本的には、習慣行動のチェック項目、すべてが○になることが理想的だが、２、３個ずつ長期的視野にたって根気強く、指導していくことが現実的であろう。

　実際に、生徒の脳・心身の健康増進の観点から、広島県内のいくつかの高

表5　生活リズムの確立のために1日の過ごし方

生活リズムの確立のために1日の過ごし方を振り返りましょう！
次のことで、すでにできていることには〇、頑張れば出来そうなことには△、
できそうもないものには×を付けてください。

1.　【　　】	毎朝、ほぼ決まった時刻に起きる
2.　【　　】	朝起きたら太陽の光をしっかり浴びる
3.　【　　】	朝食を規則正しく毎日とる
4.　【　　】	日中はできるだけ人と接し、活動的に過ごす
5.　【　　】	趣味や部活動などを楽しみ、活動的に過ごす
6.　【　　】	帰宅後は仮眠をしない
7.　【　　】	夕食後以降、お茶やコーヒー等カフェインの摂取を避ける
8.　【　　】	就寝の2時間前までに食事を終わらせる
9.　【　　】	夜9時以降、コンビニなどの明るいところへ外出しない
10.　【　　】	夕食後に夜食をとらない
11.　【　　】	ぬるめのお風呂にゆっくり浸かる
12.　【　　】	寝るときは携帯電話を枕元から離す(または電源を切る)
13.　【　　】	ベッドでテレビを見たり、読書をしない
14.　【　　】	寝るときは部屋着からパジャマ(寝間着)に着替える
15.　【　　】	寝室は快適な空間に工夫する
16.　【　　】	寝る前は、脳と身体がリラックスできるように心がける
17.　【　　】	就床時間が不規則にならないようにする
18.　【　　】	午前0時までには就寝する
19.　【　　】	寝床の中で悩み事をしない
20.　【　　】	眠たくなってから寝床に入る
21.　【　　】	休日も、起床時刻が平日と2時間以上ずれないようにする
22.　【　　】	睡眠時間が不規則にならないようにする

頑張れば出来そうなこと△の中から、改善してみようと思う目標を3つ選んで下さい
目標1:　　　　　　　目標2:　　　　　　　目標3:

校では、生徒の睡眠や生活リズム指導に、教材やチェックリストを用いている。2週間の睡眠日誌と目標行動の記入を指導した結果、睡眠の状態や寝つきが有意に改善し、寝起きの気分や日中の眠気、授業中の居眠りも改善した。習慣行動も2週間の指導前後で、「朝起きたら太陽の光をしっかり浴びる」、「夜9時以降明るいところに外出しない」や「就寝時間が不規則にならないようにする」などの項目で多くの生徒に改善が見られた。適正な睡眠に関する知識教育と2週間で日誌記録による自己調整法でも、食習慣や睡眠習慣や眠気改善がみられる生徒が多く、このことは、学校現場での睡眠健康教育、基本的生活習慣での指導の重要性や必要性を改めて再認識させられる

結果であるといえる。

　また、様々な生徒に対応しながら行なう継続的な指導場面では、どのような習慣項目が選ばれやすく、維持しやすいかを把握しておくことも重要である。図 11 は各項目ごとに 2 週間の維持率を示している。また、項目の最後に○がついている項目は、選択率も高い項目を示している。「6. 帰宅後は仮眠をしない」、「7. 夕食後以降、お茶やコーヒーなどカフェインの摂取を避ける」、「21. 休日も起床時刻が平日と 2 時間以上ずれないようにする」などは選択率、維持率がともに高く、高校生に推奨しやすい項目といえる。睡眠指導を有効に機能させるためには、睡眠に関する正しい知識教育にあわせて、実際に、睡眠に有効な生活習慣を獲得させ・維持させていくことが極めて重要で留意しておく必要がある。つまり、知識習得の確認や習慣の獲得・維持を定期的にチェック・確認するしくみを作ることも重要であり、そのような継続的な支援が生徒の睡眠や日中の状態（意欲、眠気など）につながること

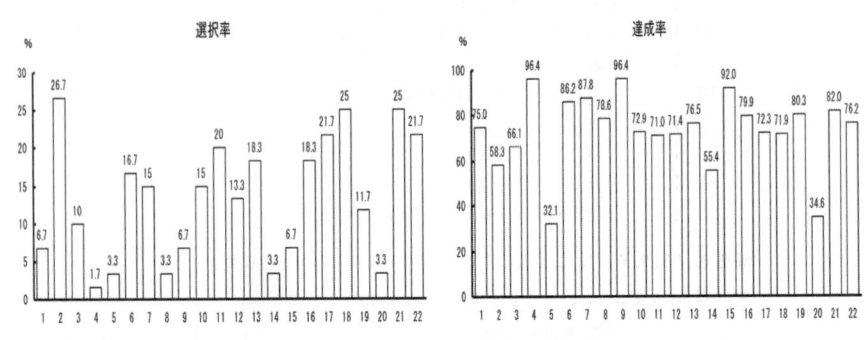

1.毎朝、ほぼ決まった時刻に起きる
2.朝起きたら太陽の光をしっかり浴びる○
3.朝食を規則正しく毎朝とる
4.日中はできるだけ人と接し、活動的に過ごす
5.趣味や部活動などを楽しみ、活動的に過ごす
6.帰宅後は仮眠をしない○
7.夕食後以降、お茶やコーヒー等カフェインの
　摂取を避ける○
8.就寝の2時間前までに食事を終わらせる
9.夜9時以降、コンビニなどの明るい所へ外出しない
10.夕食後に夜食をとらない○
11.ぬるめのお風呂にゆっくり浸かる○

12.寝るときは携帯電話を枕元から離す
　（または電源を切る）
13.ベッドでテレビを見たり、読書をしない○
14.寝るときは部屋着からパジャマ（寝間着）に着替える
15.寝室は快適な空間に工夫する
16.寝る前は、脳と身体のリラックスに心がける○
17.就寝時間が不規則にならないようにする○
18.午前0時までには就寝する○
19.寝床の中で悩み事をしない
20.眠たくなってから寝床に入る
21.休日も起床時刻が平日と2時間以上
　ずれないようにする○
22.睡眠時間が不規則にならないようにする○

○印がある項目が選択率が特に高い項目

図 11　習慣行動の選択率・維持率

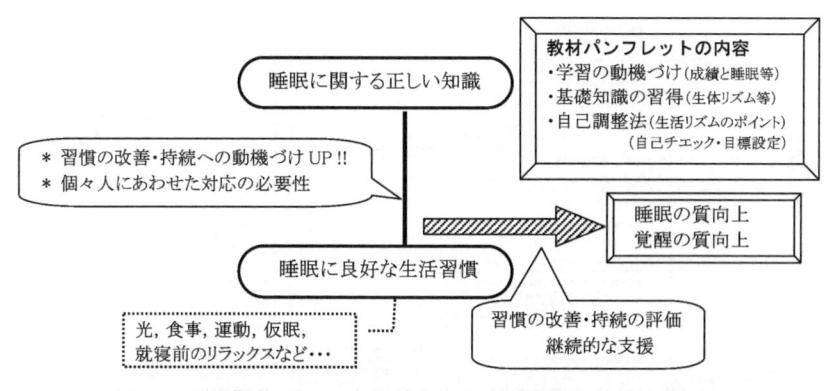

図 12　睡眠指導における知識教育および習慣獲得・維持の重要性

を留意して、生徒と関わることが大切である（図 12）。

　さらに、理想をいえば、入眠困難、睡眠維持困難など、愁訴に対応した目標推奨が出来ることが望ましいが、そのためには、指導者自身が、睡眠に関する知識を深めておくことが重要となる。現在は、上記の調査結果を基に、養護教員たちにより、簡便な教材パンフレットとチェックリストが作成され、県内の高校で広く使われている。また、小・中学生や大学生など生徒の理解度にあわせた改訂版が作成されている。

14. 遅刻・欠席日数の増加、不登校への対応と実践例

　極端な夜型化、昼夜逆転がみられる場合には時間療法的対処も有効である。遅刻・欠席日数の増加への対処について、習慣行動チェックリストと睡眠日誌による生活指導（月 2 回、60 分）および時間療法（図 13）を組み合わせることで遅刻、欠席の改善が可能である。時間療法に合わせ、同調因子を強化するような習慣行動を目標とすることで、睡眠時間を固定をより確実にしたケースの場合、半月で改善が見られ、半年後も深夜 1 時〜午前 7 時 30 分のスケジュールが維持され、無事、2 年生から 3 年生に進級できた。

　生徒の不登校問題も生体リズム障害（睡眠・覚醒リズム障害）と関係していることが指摘されている。睡眠 - 覚醒のリズムが乱れているときほど、行動問題が増加することが報告されている。不登校の問題に対しても、今後ス

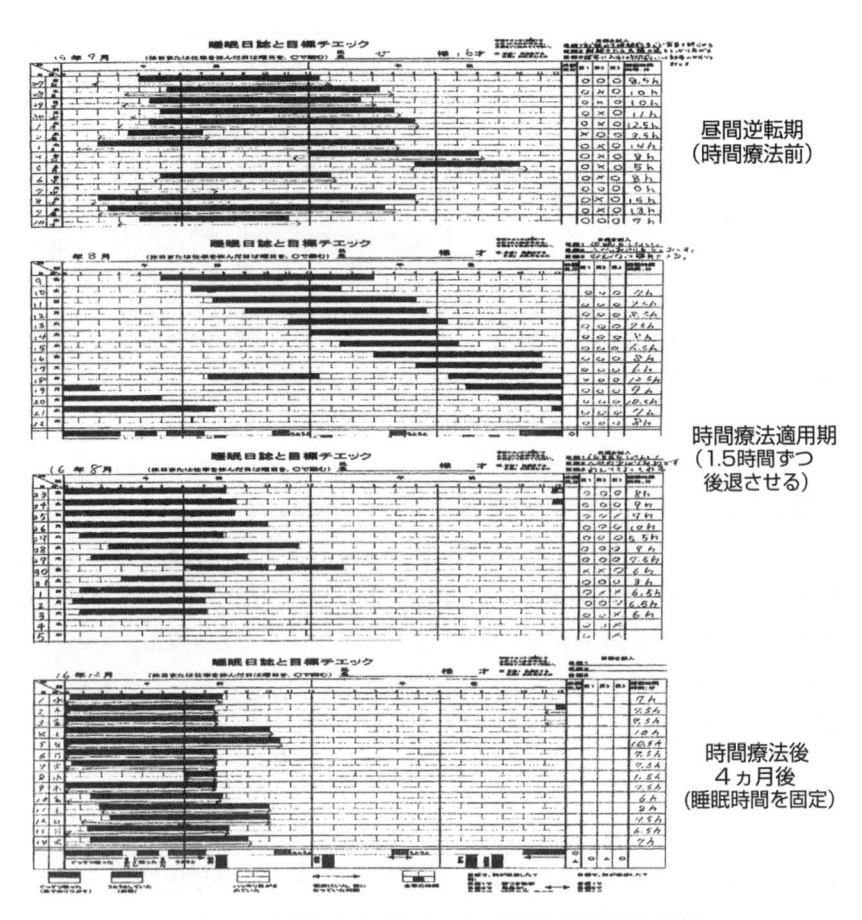

図13 時間療法を組み合わせた睡眠生活指導の改善例

リープマネジメントからの視点が重要になる必要がある。不登校の生徒のパ
タンはさまざまだが、生体リズム障害という観点でみれば、6〜8割とかな
りの部分が共通している。また、リズム障害が重いほど欠席日数が多く、不
登校症状の重症化、長期化と関係していることも報告されている。不登校の
心理的理由が解消した後も不登校状態から抜け出せない子供も多くみられ、
不登校の重度化、長期化を防ぐためにも心理的治療に加え、生体リズム治療
の視点が今後必要になってくると考えられる。不登校の長期化、重度化への
対処としては、社会的同調因子への接触を増加させるという意味から、教室

以外にも、保健室、適応指導教室、サポート校、塾への登校を施すことは有効である。しかし個人的な問題も伴うため、一人一人へのきめ細かな心理的、医学的な治療と合わせて、リズム障害の対応や理解も必要である［田中, 2006a]。

15.　睡眠改善技術の普及についてのこれからの課題

　睡眠健康の確保・改善の実現には、今後、日常生活レベルで実施可能なライフスタイルの改善に加え、睡眠改善を維持・定着させる支援体制、睡眠改善支援の技術をもつ人材の育成、在宅介護も見据えたコミニュティ形成が重要な意味を持つといえる。

（田中秀樹）

参考文献

Asada,T., et al., 2000, Associations Between Retrospectively Recalled Napping Behavior and Later Development of Alzheimer's Disease:Association with APOE Genotypes, *Sleep*, 23, pp.629-634.

Adachi, Y., et al. 2003, Brief behavior therapy for sleep - habit improvement in a work place by correspondence, *Sleep and Biological Rhythms*, 1 (2) , pp.133-135.

田中秀樹　2006a　「思春期の睡眠と心身健康―睡眠健康教育の必要性」、上島国利（編）『睡眠障害診断のコツと落とし穴』　中山書店, pp. 98-101.

田中秀樹　2006b　『高齢期の心を活かす』　ゆまに書房

田中秀樹、松下正輝、古谷真樹　2007　「認知・行動的介入による高齢者の睡眠健康改善」『生理心理学と精神生理学』, 25 (1), pp.61-71.

田中秀樹　2008a　「睡眠改善法（2）地域・教育現場における認知行動的介入の応用」堀忠雄（編）『睡眠心理学』北大路書房, pp.225–241.

田中秀樹　2008b　『ぐっすり眠れる 3 つの習慣』　KK ベストセラーズ（ベスト新書）

田中秀樹、田村典久、山本 愛、古谷真樹　2014　「高齢者の睡眠とヘルスプロモーション―快眠とストレス緩和のための習慣づくり―」『ストレス科学研究』29, pp.10-19.

Tamura, N., Tanaka, H., 2014, Effects of sleep education with self - help treatment for elementary schoolchild with nocturnal lifestyle and irritability, *Sleep and Biological*

Rhythms, 12 (3), pp. 169-179.

田村典久、田中秀樹　2014a　「睡眠教育パッケージを用いた睡眠授業が小学生の生活の夜型化、睡眠不足、イライラ感の改善に与える効果」『小児保健研究』, 73 (1), pp. 28-37.

田村典久、田中秀樹　2014b「小・中学校の養護教員に対する睡眠指導の効果：自己調整法と睡眠教育の比較検討」『行動療法研究』, 40 (2), pp.83-93.

田村典久、田中秀樹　2015　「重度の睡眠障害をもつ地域高齢者に対する快眠教室が、不眠、日中の眠気、QOL の改善に与える効果」『こころの健康』30 (2), pp.28-39.

古谷真樹、石原金由、田中秀樹　2015　「小学生における単発睡眠教育—聴講形態による比較—」『学校保健研究』, 57, pp. 18-28.

Morimoto, H., et al., 2016, Self-help therapy for sleep problems in hospital nurses in Japan: a controlled pilot study, *Sleep and Biological Rhythms*, 14 (2), pp.177-185.

田村典久、田中秀樹、笹井妙子、井上雄一　2016　「中学生に対する睡眠教育プログラムが睡眠習慣、日中の眠気の改善に与える効果−睡眠教育群と待機群の比較−」『行動療法研究』, 42 (1), pp. 39 - 50.

Tanaka, H., Tamura, N., 2016a, Sleep education with self-help treatment and sleep health promotion for mental and physical wellness in Japan. Review Article, *Sleep and Biological Rhythm*, 14 (1), pp.89-99.

Tamura, N., Tanaka, H., 2016b, Effects of a sleep education program with self-help treatment on sleeping patterns and daytime sleepiness in Japanese adolescents: a cluster randomized trial, *Chronobiology International*, 33 (8), pp. 1073 - 1085.

渡辺綾子、田中秀樹　2018　「妊婦に対する妊娠中における睡眠教育による、産後の不眠、睡眠満足度、抑うつの変化」『こころの健康』, 33 (1), pp.40-51.

図版出典

表1　田中秀樹　2006　『高齢期の心を活かす』　ゆまに書房

図2, 図6　田中秀樹　2002　「睡眠確保からの脳とこころのヘルスプロモーション、睡眠・ライフスタイルと脳・心身の健康」『地域保健』, 6, pp.5-26.

図3　田中秀樹、田村典久　2017　「認知症予防のための睡眠健康教育」, *Modern physician*, 37 (8), pp.871-875.

図4　田中秀樹　2004　「脳と心身のヘルスプロモーションとしての睡眠指導介入と自

己管理法」『診断と治療』, 92, pp.1219-1225.

図5　田中秀樹、平良一彦、荒川雅志、渡久地洋樹、知念尚子、浦崎千佐江、山本由華吏、上江洲榮子、白川修一郎　2000　「不眠高齢者に対する短時間昼寝・軽運動による生活指導介入の試み」『老年精神医学雑誌』, 11, pp.1139-1147.

【睡眠改善 Q&A】 クライアントからの質問とその回答例

【Q1】　私は出張でホテルに宿泊することが多いのですが、普段にくらべると寝つきが悪く、途中で目が覚めることも多いように思います。「枕が変わると眠れない」といわれていますが、普段の枕を持っていけば出張先のホテルでもうまく眠れるようになるでしょうか。

【A1】　出張先での特に最初の夜は、普段使っている枕を持っていってもうまく眠れるようになるとは限らないです。　出張先のホテルで普段に比べて寝つきが悪かったり、夜中に目が覚めたりするのはよくあることです。その理由として、枕が合わず寝心地が悪くて眠れない、ということも十分考えられます。しかし、そもそもホテル等、普段とは違う場所で眠るという行為自体が寝つきの悪さを引き起こす大きな要因となることが知られています。人間が持っている新しい環境にうまく適応するための自然かつ適切な生体反応といえます。誰もが経験し得るこのような現象を「枕が変わると眠れない」と例えていると考えられます。

　新しい環境でなかなか寝つけず朝の熟睡感も少ない、という経験は睡眠ポリグラフィの研究で、科学的にも証明されています。最初の測定夜は第2夜以降に比べて、寝つくまでに時間がかかり（睡眠潜時の延長）、夜中に目が覚める回数も増え、レム睡眠（REM睡眠）の出現潜時の延長や出現量の減少もあり、一晩の睡眠時間の減少や朝の熟睡感も低下することが報告されています。これを夜間睡眠の第一夜効果（first night effect）あるいは実験室順応効果といいます。

　私達の脳は寝ている間も、周囲の環境が安全かどうか、常に見張り番機構を立てて監視しています。特に新しい環境では、その機能はフル活動し、その結果、普段よりも脳の覚醒レベルが高くなり、周りの環境が気になってなかなか寝つけず、寝つけたとしても、いつ何時何かがあってもすぐ起きて対処できるように、脳は比較的高い活動状態を維持していると考えられます。

　その他、普段は家族がいるのにホテルで一人きりになる、普段は聞こえるはずの音が聞こえない、寝る前にいつもしている作業（入眠儀式）ができない、「眠れないかもしれない」、「明日朝早く起きないといけない」と考えてしまう、などの理由で心理的にも不安や心配になって寝つきの悪さ、熟睡感の低下が増強されることも考えられます。

　以上をまとめると、新しい環境で快適に眠るために、特に最初の1日目

の寝つきの悪さ等は、自然な生体反応としてあまり気にしすぎないことが大切だと思います。その上で、できるだけ普段通りに眠れるような快適な睡眠環境作りを工夫するとよいと考えられます。その方法の1つとして普段使い慣れた枕を持っていくこともよい方法かもしれません。

【Q2】 最近よく夢を見るのですが、これは睡眠が浅くなっているからなのでしょうか？特に悪夢というようないやな夢を見ているわけではないのですが、なぜ急に夢を見る日が多くなったのかが気になっています。

【A2】 人はたいてい、夢をみても忘れるようなしくみになっています。睡眠中や、その直前直後では、物事を覚えることに関する脳のシステムが十分に働いていないので、たとえ夢をみたという自覚を持っていても、すぐに忘れてしまいます。それでも普段、夢をみたと思ったり、内容を報告できたりするのは、たまたま夢をみているときに目覚めたか、脳の活動が覚醒（目覚め）のレベルにまで近づいていたからです。私たちがふつう夢と呼んでいる、ストーリー性があり、多くはある種の感情を伴った夢というのは、多くはレム睡眠中に見た夢であると考えられます。レム睡眠では脳活動が活発になっていて、起こしてみると夢みの報告が多いことが知られています。レム睡眠は、明け方であるほど長い持続時間を持ち、午前中（深部体温上昇期）に出現しやすいという特徴を持ちます。レム睡眠の夢は、強烈な感情や鮮明な印象を持つことが多く、覚えられていることの多い夢です。

　夢をよく覚えているようになった原因の1つとして、明け方に浅い睡眠が多くなっている可能性があります。明け方の浅い睡眠が多いと、脳の活動レベルが上がっている状態でレム睡眠が増えますので、結果として夢をよく覚えていることになります。夢をみないという人は、睡眠時間が短い人に多く、レム睡眠も少なく持続も短いことが多いのです。短い睡眠時間ではノンレム睡眠の出現が優先され、明け方に多く出現するレム睡眠が少なくなり夢みも減ります。また、日中に精神的・身体的なストレスが多い場合、生活が不規則になったりした場合には、睡眠の質が悪くなり、浅い睡眠や中途覚醒が増え、夢を覚えていやすくなるということがあります。夢みが急に多くなったのは、睡眠の状態が大きく変わった可能性があります。最近の生活を一度見直してみてはどうでしょうか。ちなみに夢の内容に悪夢が多い場合は、精神的なストレスが蓄積し心が対応できなくなりかけていることもあります。そのような場合は、ストレスに対しての適切な対処が必要になってきます。

【Q3】 5歳の男子です。寝ている間にすごくはっきりとした寝言を言ったり、睡眠中に起きて歩き回ったりします。しかし、翌朝はそのことをまったく覚えていない様子です。ただの寝ぼけだろうという言う人もいるのですが、脳の病気ではないかと心配です。

【A3】 　5歳のお子さんが、寝ている間に寝言や起きて歩き回るというご相談ですが、睡眠中に起きて歩き回るという特徴から睡眠時遊行症（夢遊病、夢中遊行）が考えられます。

　睡眠時遊行症は、睡眠中に起こる覚醒障害の1つで、ベッドの上に座ることから、歩き回わることまで複雑な行動がみられます。寝言が観察されることもあります。睡眠中の深い睡眠（徐波睡眠）から起こるため、完全に目覚めさせることは難しく、本人もそのことについては覚えていない場合が大多数という特徴があります。

　女児でも男児でも、歩くことが可能になったら、どの年齢でも出現します。4歳から8歳くらいがピークで、思春期以降には自然に消失していきます。睡眠時遊行症は、脳の一部が発達途中であるために起こると考えられていて、脳が成長を終えたときに自然に症状は出なくなります。そのため、一般的に、医療行為の必要はないようです。

　また、睡眠時遊行児は、非常に敏感な性格だったり甘えん坊だったりすることが多く、日中のストレスや疲れ、発熱、睡眠不足が加わった時に発症しやすいことが報告されています。このような時には、成人でも睡眠時遊行がみられることがあります。疲れや気がかりなことがないか、お子さんの様子に気をつけてあげてください。

　睡眠時遊行中に、無理に起こそうとすると、錯乱状態になって、暴れることがあります。寝言についても、寝ているときに話しかけたり、寝言に答えたりすると増えることがあります。お子さんが寝ている間に歩き回ったり、寝言を言ったりしていたら、そっと見守ってあげるようにしてください。その一方で、睡眠時遊行中は、本人は眠っているので、危険な場所に歩いていき、転んだりけがをしたりする可能性があります。足元に物を置かないなど気をつけてあげて下さい。

　また、小児の場合、睡眠時遊行症とともに夜驚症（睡眠時驚愕症、引き裂くような悲鳴や泣き喚いて急に覚醒するという特徴を示す）を併発する場合の多いことが知られています。夜驚症も睡眠中に起こる覚醒障害の1つで、対処法は睡眠時遊行症とほぼ同じです。

【Q4】　寝る前に手や足が火照って眠れないことがあります。なぜでしょうか？
　　　　このようなときにはどのようなことを工夫すれば、うまく寝付くことが出
　　　　来るようになるでしょうか。

【A4】　　　体温と睡眠は密接な関係があります。通常、午後〜夕刻に最高点、深夜
　　　　から早朝に最低点となる体温の概日リズムの中で、夜間睡眠は体温の下降
　　　　期の終盤から上昇期の初め頃に位置します。体温リズムにおける体温の下
　　　　降は、手や足の末梢皮膚血管が拡張し、身体の内部の温かい血液が皮膚表
　　　　層に運ばれ、そこから体温を放熱することで達成されます。したがって、
　　　　寝る前に手足が暖かくなることは、入眠過程の正常かつ重要な反応の１つ
　　　　です。一方、手足の火照りにより眠れなくなるという訴えは、更年期症状
　　　　を持つ女性を含め、中高年層で見受けられることが多いのですが、この原
　　　　因は、環境要因と感覚的要因の２つが考えられます。前者は、夏場などの
　　　　高温多湿環境が皮膚からの放熱を妨げているためであり、手足の皮膚血管
　　　　は拡張しますが放熱がうまくできず寝付かれない、という状態が火照りと
　　　　して知覚されます。この対処としては、エアコンなどで、室温・湿度を調
　　　　節し、扇風機などを使用して、緩やかな風が断続的に当たるように寝室の
　　　　環境を整えることで解消をはかることができます。後者は皮膚の温冷感の
　　　　問題であり、入眠過程の体温調節反応である手足の温度上昇を火照りと
　　　　して過敏に知覚してしまっていることが考えられます。このような過敏な温
　　　　冷感は、冷え性の訴えを持つ方など、自律神経活動の変調が原因である可
　　　　能性が高いと思われますので、規則的な生活習慣、バランスの良い食事、
　　　　適度な運動などにより自律神経の調子を整えることをお勧めします。また、
　　　　就寝前に自分にあったリラックス法を試みることも有効に作用する可能性
　　　　があります。

【Q5】　妊娠９ヵ月です。昼間に何時間も眠っているのに夜もすぐに寝られます。
　　　　半日は寝ている気がするのに、いつでもどこでもすぐ眠れるのはなぜです
　　　　か？こんなに何時間も眠っているにもかかわらず、眠りが浅い気がします。
　　　　夜も２時間おきのペースで目が覚めます。なぜでしょうか？

【A5】　　　妊娠は女性の心身に重大な影響を与えるイベントです。そのため、妊娠
　　　　に伴って睡眠も影響を受けると考えられます。今回ご質問のあった、妊娠
　　　　９ヵ月は妊娠末期にあたりこの時期になると、仰向けの寝姿勢では苦し
　　　　かったり、夜なかなか寝つけなかったり、夜間のお手洗い回数も増え夜中
　　　　にしばしば目が覚めるなど、夜間の睡眠時間が減少して、不眠を訴える妊

婦さんが 30％を超えます。妊娠末期の妊婦さんの眠りは普段よりは浅い
ものになり、常に寝不足の状態が生じている場合が多く、昼間に耐え難い
眠気が襲ってきたり、「ちゃんと寝ているはずなのに…」と疑問に思うほ
どいつでもどこでも眠れてしまうことがあります。

　睡眠に対して不満や不安が発生する理由としては、妊娠によるホルモン
分泌の変化や、心身の変化により深部体温などの生体リズムのメリハリも
低下し、覚醒・睡眠リズムにも支障が生じてきます。また、妊婦子宮の増
大により、睡眠中に心地よい姿勢が保てないこと、膀胱など内臓が圧迫さ
れることで頻繁に尿意が生じたり、胎動によって夜中頻繁に目が覚めたり
し、その結果、横になっている割には、なかなか睡眠に満足感が得られな
いと考えられます。

　妊娠末期の妊婦の睡眠不足感を解消する方法として、この不足感は妊娠
に伴う一過性のものであり、できるだけ気楽に構えて、睡眠が不足してい
ると思われる時は、午後3時頃までの時間帯に90分程度のお昼寝をとる
習慣をつけるなど、状況に合わせることが大切だと考えられます。また、
快適に寝付けるように、寝る約4時間前からはカフェインをとらないよ
うにしたり、ゆっくりお風呂に入るなど心身ともにリラックスすること、
そして、周りの人が理解して助け合うことも大切となります。

　妊娠中の過度の睡眠不足や生体リズムの乱れは、母胎への影響とともに、
胎児の発育にも影響しますし、産褥期のマタニティーブルーズの発症を増
大させます。妊娠中に、できるだけ睡眠不足を解消する睡眠習慣を身につ
け、生体リズムを乱さないような規則的な生活を心がけましょう。

【Q6】　睡眠時間は、長ければ長いほど良いのでしょうか？もしそうでなければ、
　　　　各個人に必要な(最適な)睡眠時間はどのようにしたら知ることが出来ま
　　　　すか？

【A6】　　睡眠時間は長ければ長いほど良いというわけではありません。高齢者を
　　　　含む大多数の成人で、必要とされる睡眠時間は7〜9時間とされています。
　　　　ちなみに、ティーンエイジャーで必要とされる睡眠時間は、8時間〜10
　　　　時間とされています。6時間未満しか必要としない人を短時間睡眠者、年
　　　　齢に特異的な標準値よりも2時間以上必要とする人を長時間睡眠者と呼
　　　　ぶこともあります。必要な睡眠時間は人それぞれ異なり、個人差のあるこ
　　　　とが知られていますが、短時間睡眠者は成人の1％未満と考えられていま
　　　　す。個人に最適な睡眠時間をどのようにして知ることができるかというと、
　　　　①日中に眠気がほとんどない状態で生活でき、②夜間睡眠の状態が良好で

あることが目安となります。

　まず①については、睡眠時間が不足していると、眠気を感じるだけでなく、作業能力（仕事の出来具合）が低下したり、脳の機能が低下することが報告されています。いつもの就寝時刻から 15 時間前後の時間帯に一過性に生じる眠気があります。これは生体リズムにより引き起こされる眠気ですが、睡眠が不足するとこの時間帯の眠気は極度に強くなり事故の原因にもなります。また②については、30 分以上寝つきに時間がかかったり、よく眠れたという感じがしない、睡眠中にしばしば目が覚めてしまうという場合には、睡眠時間が長すぎる可能性もあります。もしそうでなければ、睡眠障害の可能性もあります。適度に眠っているのに、日中に眠気が強く、起きている必要がある時に居眠りをしてしまうという場合には、睡眠時間の過不足の問題ではなく、睡眠時無呼吸障害群（sleep apnea syndrome: SAS）やナルコレプシーなどの睡眠障害の可能性もありますので、睡眠障害の専門医に相談するとよいでしょう。より相談者にわかりやすく伝えたいときは、翌日の体調や頭の冴え具合から、自分にあった睡眠時間を知るように指導します。たとえば、8 時間寝たときよりも、7 時間睡眠のほうが翌日の体調や頭の冴えがよければ、その人には 7 時間が望ましい睡眠時間です。まずは、自分にあった睡眠時間を知り、それを規則正しく守ることが体のリズムや健康にも重要だということを認識してもらいましょう。

【Q7】　ときどき眠れないときがあります。寝る前にタバコを一服すると寝つきが悪くなると聞きますが本当でしょうか。私は 1 日 15 本程度の喫煙者で、寝る前に一服する習慣があります。喫煙すると気持ちが落着き、寝つきが良くなるように思うのですが、喫煙は睡眠に悪い影響を与えるのでしょうか。

【A7】　夜寝る前に心身をリラックスさせることは、より良い眠りを得るために重要です。喫煙すると気持ちが落ち着くとおっしゃるように、タバコに含まれるニコチンは、吸った直後にはリラックスさせる効果があります。その後は、逆に精神活動が活発になる効果が数時間続きます。このため、日中に集中力を高めるためやストレス対処のために使用される方も多いでしょう。しかし、夜寝る前の喫煙は、ニコチンがもつ覚醒作用によって、寝つきを遅くさせることになります。さらに、ヘビースモーカーになると 2 から 3 時間で「ニコチン切れ」の状態となるため、夜中でも目が覚めてしまいます。再び眠ろうと一服すると、さらに目が覚めてしまい悪循環

に陥ってしまう危険性があります。日中の適度な喫煙も問題ですが、寝る前の喫煙は控えることを極力お勧めします。

　また、夜寝る前にアルコールを飲んで、リラックスしようとする方もいらっしゃるかもしれません。血中濃度が微量となる程度のアルコールには覚醒作用があり、その閾値はその日の体調により変動します。寝る前の一定量以上のアルコール摂取には、一時的に寝つきを良くする働きがありますが、しばらくすると利尿作用によって、目が覚める危険性があります。この時期のアルコールの血中濃度は、覚醒効果を示す濃度になっています。したがって、再入眠後睡眠が浅くなったり、一度起きたら眠れなくなったりすることもあります。アルコールを飲みながら喫煙というケースはよくありますが、この取り合わせは夜間後半の睡眠を特に妨げます。タバコもアルコールも "眠るための" 摂取は避け、就床 3 〜 4 時間前までを目安に楽しむことをお勧めします。なお、年をとるとニコチンやアルコールの体内での分解速度が遅くなりますので、より早い時間に終わらせた方が無難です。

【Q8】　病院で寝たきりの高齢者ですが、日中居眠りをしてしまい、夜間眠れず、暴れることが多いです。ベッドを窓際に配置し、日中に日光を多く浴びることができるようにしたり、家族や医療スタッフが出入りして刺激を与えるようにしたりしているのですが、日中の居眠り防止効果は見られません。このような高齢者の夜間の睡眠を改善する方法として、薬物を使用する以外で効果的な方法はあるのでしょうか？

【A8】　　病院や養護施設に入居（入院）している高齢者では、睡眠・覚醒リズムが崩れ、日中の居眠りが増加し夜間睡眠の質が低下するという報告がなされています。これには主として、日中の活動量の低下と夜間の看護が要因として挙げられます。

　加齢に伴い睡眠の質は悪化しやすくなります。高齢者の睡眠と日中の活動とは切り離せない関係にあり、日中に身体を動かした日の睡眠の質は良好となることが報告されています。病気などで安静が必要という人以外は寝かせきりにせず、できるだけ起こすようにするのが大切です。歩行が困難であれば車椅子で外に連れ出す、またはベッドの上での軽度の運動なども効果的でしょう。軽度の運動としては、座っていても寝ていてもできるADL（日常生活動作能力）運動が提案されています。運動する時間帯は、高齢者では夕方が良いとされています。重度認知症で ADL が低下していて寝たきりの場合など、午前中の座位保持を徹底させるだけでも注意力が

増加することが報告されています。

　　また夜間に看護をする際に発生する騒音や明るい光は、睡眠の構造を歪める要因になります。寝たきりになっている人の66%は1時間に1度は自発的に寝返りを打っているとも報告されており、床ずれを予防するための夜間の介入（おむつ交換や体位を替えること）が本当に必要なものか、回数が多すぎないか、確認する必要があります。また、可能であれば、睡眠の時間帯や行動のリズムが合致する人を同室にするなど病院や施設での配慮も必要です。夜間看護の仕方や回数について、病院のスタッフに相談すると良いでしょう。

　　こういった工夫は日中に活動し夜間に睡眠をとるという生体リズムの調整を促し、結果的に夜間睡眠の質を向上させ日中の居眠りも予防し、QOL（quality of life）やADL（activity daily living）を改善する可能性もあります。

【Q9】　最近、目覚めた後に強い眠気が残り、なかなか布団から出ることが出来ずに困っています。毎朝スッキリと目覚めるにはどうしたらいいでしょうか。

【A9】　　目覚めた後に強い眠気が生じる現象は、睡眠慣性と呼ばれています。睡眠時間が十分確保できているときは、睡眠慣性は数分以内で消失しますが、睡眠時間が不足し睡眠負債が蓄積していると睡眠慣性がなくなるまで数十分かかります。まずは、睡眠時間を十分にとることを心がけてください。それでも睡眠慣性が強く残るときは、「光」を利用しましょう。睡眠慣性は、強い光を浴びることによって減少します。その際、光の強さは、1,000ルクス以上が必要ですので、通常の室内照明では効果があまり期待できません。そこで、起床したらカーテンを開けて、太陽の光を浴びるようにしてください（太陽の光は、曇りの日であっても窓際で3,000ルクス程度はあります）。

　　この起床直後に浴びる光は、単に眠気を抑えるだけでなく、生体リズムにとっても非常に重要です。ヒトの体温や睡眠・覚醒リズムは、本来、24時間より少し長めの周期のリズムを持っています。そのリズムを24時間に同調させるのに、起床直後に光を浴びることが最も効果的なのです。逆に、夕方以降に強い光を浴びることは極力避けてください。特に夜間の強い光は、生体リズムを後退させるとともに交感神経の活動を亢進させ脳の興奮性を上昇させるため、寝つきを悪くし、その結果、睡眠不足を招き、起床時の気分の悪さにもつながります。

　　さらに、起床時の眠気が強いということであれば、ご自身の睡眠パター

ンを一度振り返ってみてください。その際には、前述のように睡眠の長さだけではなく、就床時刻や起床時刻が一定かどうか、つまり睡眠パターンの規則性にも注意してください。体温のリズムと睡眠は密接な関係があり、体温の低いときは眠りやすく（眠気が強く）、体温の高いときには眠りにくくなります。通常、体温は睡眠開始の2〜3時間前から下がりはじめ、睡眠の後半から、徐々に上昇し始めます。しかし、睡眠の規則性が乱れ、体温と睡眠パターンにズレが生じた場合には、睡眠の質も悪くなりますし、睡眠に対して体温パターンが後退していると起床時の眠気も強くなります。まずは、睡眠時間を確保するとともに、休日も含めて毎日できるだけ同じ時刻（±1時間以内の誤差）に起き、日中の長い仮眠は避けるように気をつけて、睡眠の規則性を保つよう努力してみてください。

　また、かならずしも誰にでも直ぐに出来るというものではありませんが、目覚ましなどに頼らず起きられるようになることも、気持ちよく目覚めるには効果的です。この方法を自己覚醒と呼びます。自己覚醒が出来るようになると、起床前から覚醒に向けて心拍数を上げるなど身体が準備をするようになります。その結果、目覚まし時計などによって強制的に覚醒させられる場合と比較して、起床時の眠気は抑えられます。その他にも、スマートフォンをベッドサイドに置き、起床予定時刻の少し前（多くは15〜30分）から寝返りなどの体動があったことを検知して、その直後に目覚ましを鳴らすスマホのソフトが流通しています。体動の直後は、浅いノンレム睡眠になっていて、この時期に目覚めると眠気が少ないことが知られています。このような睡眠グッズを使ってみるのも良いでしょう。本当は、ベッドサイドにスマートフォンを持ち込むことは、睡眠のためには望ましくないのですが。

【Q10】赤ちゃんは、眠って、起きて、のサイクルが短いけれど、ちゃんと熟睡できているのでしょうか？眠りの深さは目で見てわかるのでしょうか。もし分かるのならその方法を教えてください。

【A10】　生後2〜4週間の赤ちゃんの睡眠周期は40〜50分で、18〜24ヵ月頃には約60分になります。2〜4ヵ月までの赤ちゃんでは、昼夜の区別なく不規則に2〜4時間寝ては目覚めお乳を欲しがり、また眠るということを繰り返します。この短い時間の間に、レム睡眠とノンレム睡眠が繰り返し起こっています。眠っている赤ちゃんに睡眠のサイクルがあるということは、目で見ても分かります。生後3ヵ月くらいまでの赤ちゃんの睡眠は、大まかに動睡眠と静睡眠に区分されています。動睡眠で

は、目を閉じて体はじっとしていますが、ときにかなり動き、笑ったり、顔をしかめたり、体をねじらせたりする運動が間欠的に出現します。まぶたや手足の指先がピクピク動くこともあります。このとき、成人のレム睡眠と同様に、眼球が急速に動いたり、発声や不規則な呼吸運動が観察できます。一方の静睡眠では、同じく目を閉じて体はじっとしており、体の動きは見られず、呼吸運動も規則的です。成人のノンレム睡眠にあたると考えられています。生後３ヵ月くらいまでの赤ちゃんは、睡眠の約半分がレム睡眠という報告がありますので、赤ちゃんをよくよく観察していると、ぴくぴくと手足の指先が動いたりキョロキョロ目が動いたり、体の動きが頻繁に観察される時期を見つけることでしょう。この時期には、赤ちゃんもしっかり夢をみていると考えられています。

　個人差はありますが、赤ちゃんは生後３〜４ヵ月を過ぎる頃から、夜昼のリズムがはっきりしてきます。生後半年のうちには、昼目覚めて夜眠るという約 24 時間周期のパターンがはっきりしてきます。昼間の眠りが減少し夜に眠りが集中してくると、決まった時間に昼寝が出現するようになります。このとき、夜間に目が覚めたからといって、寝室を明るくしたり、昼間に寝ているからといって暗くしたりすると、体のリズムの規則性が失われることになります。そのような状態が続くと、脳・神経系や身体の発達が遅れる可能性も知られています。体のリズムの規則性をしっかり整えられるような赤ちゃんの環境が、その後の知的発達にも影響してくることになりますので、気をつけておくと良いでしょう。

索　　引

あ

い

う

え

お

か

【監　修】

白川修一郎　（しらかわ・しゅういちろう）〈日本睡眠改善協議会理事長〉

福田一彦（ふくだ・かずひこ）〈江戸川大学社会学部人間心理学科教授

・江戸川大学睡眠研究所〉

堀　忠雄　（ほり・ただお）〈広島大学名誉教授〉

【執筆者一覧】

第1章　　白川修一郎

第2章　　林 光緒　（はやし・みつお）

　　　　　〈広島大学大学院総合科学研究科人間科学部門行動科学講座〉

第3章　　小川景子　（おがわ・けいこ）

　　　　　〈広島大学大学院総合科学研究科人間科学部門行動科学講座〉

第4章　　福田一彦

第5章　　水野一枝　（みずの・かずえ）

　　　　　〈和洋女子大学家政学部服飾造形学科〉

第6章　　水野 康　（みずの・こう）〈東北福祉大学教育学部教育学科〉

第7章　　神川康子　（かみかわ・やすこ）〈富山大学名誉教授〉

第8章　　浅岡章一　（あさおか・しょういち）

　　　　　〈江戸川大学社会学部人間心理学科・江戸川大学睡眠研究所〉

第9章　　白川修一郎

第10章　　古谷真樹　（ふるたに・まき）

　　　　　〈神戸大学大学院人間発達環境学研究科〉

第11章　　駒田陽子　（こまだ・ようこ）〈明治薬科大学 リベラルアーツ〉

第12章　　田中秀樹　（たなか・ひでき）〈広島国際大学健康科学部心理学科〉

基礎講座 睡眠改善学 第2版

2019年2月25日　　第2版第1刷発行
2024年2月25日　　第2版第4刷発行

[監修]　白川修一郎・福田一彦・堀 忠雄
[著者]　白川修一郎 ほか
[編]　　一般社団法人　日本睡眠改善協議会　（https://www.jobs.gr.jp/）

[発行者]　鈴木一行
[発行所]　株式会社ゆまに書房
　　　　　〒101-0047　千代田区内神田2-7-6
　　　　　振替　　00140-6-63160
　　　　　tel. 03-5296-0491 / fax. 03-5296-0490
　　　　　https://www.yumani.co.jp

[印刷・製本]　新灯印刷株式会社
[カット・イラスト]　小椋芳子